乡村振兴·农业农村现代化研究成果

传统中药材蜘蛛香探究

赵昶灵　希从芳　赵鹏宇　主编

U0219719

中国轻工业出版社

图书在版编目（CIP）数据

传统中药材蜘蛛香探究／赵昶灵，希从芳，赵鹏宇
主编. — 北京：中国轻工业出版社，2024.8
ISBN 978-7-5184-4739-8

Ⅰ.①传… Ⅱ.①赵… ②希… ③赵… Ⅲ.①中药材
—研究 Ⅳ.①R282

中国国家版本馆 CIP 数据核字（2023）第 234050 号

责任编辑：贾　磊　　责任终审：白　洁
文字编辑：田超男　　责任校对：晋　洁　　封面设计：锋尚设计
策划编辑：贾　磊　　版式设计：砚祥志远　　责任监印：张　可

出版发行：中国轻工业出版社（北京鲁谷东街 5 号，邮编：100040）
印　　刷：三河市万龙印装有限公司
经　　销：各地新华书店
版　　次：2024 年 8 月第 1 版第 1 次印刷
开　　本：720×1000　1/16　印张：15
字　　数：275 千字
书　　号：ISBN 978-7-5184-4739-8　定价：80.00 元
邮购电话：010-85119873
发行电话：010-85119832　010-85119912
网　　址：http://www.chlip.com.cn
Email：club@ chlip.com.cn
版权所有　侵权必究
如发现图书残缺请与我社邮购联系调换
230518K8X101ZBW

本书编写人员

主　编

赵昶灵（云南农业大学）

希从芳（云南农业大学）

赵鹏宇（上海应用技术大学）

参　编

钟正阳（云南省文山壮族苗族自治州农业科学院）

孙自雄（云南省曲靖市麒麟区泽润绿叶生态农业园）

张金渝（云南省农业科学院药用植物研究所）

杨　斌（云南省农业科学院药用植物研究所）

徐绍忠（云南农业大学）

蓝　海（云南自然谷生物开发有限公司）

文国松（云南农业大学）

孟凡来（红河学院）

杨　迪（云南农业大学）

董陈文华（云南农业大学）

顾怀珊（云南农业大学）

兰振水（云南自然谷生物开发有限公司）

李晓鹏（云南省楚雄彝族自治州武定县猫街镇龙庆关村委会）

本书出版资助项目

1. （云南省）文山苗族壮族自治州农业科学院院校合作项目"滇东南石漠化地区特色饲草种质资源评价和优良种质筛选"（WYHZ2023-01）

2. 云南省科技厅重大科技专项"滇红花、川贝母等五种中药材种子种苗繁育基地建设关键技术研究及应用——子课题七：蜘蛛香种子种苗繁育基地建设关键技术研究及应用"（2018ZF010-1）

3. 云南省学位委员会办公室云南省研究生优质课程建设项目"生物化学与分子生物学（汉英双语教学）"（2021YJSYZKC04）

4. 云南自然谷生物开发有限公司自选项目"蜘蛛香规模化种植技术研究及推广"（2023-3-01）

前　言

IIIIIIIIIIIIIIIIIIIIIIIIII PREFACE IIIIIIIIIIIIIIIIIIIIIIIIII

蜘蛛香是我国用药历史长达 600 余年、包括汉族在内的多个民族常用的传统草药之一，素有"药王"和"神药"的美誉。

2018 年 1 月，在《国务院关于印发中医药发展战略规划纲要（2016—2030 年）的通知》（国发〔2016〕15 号）和《云南省人民政府办公厅关于促进医药产业健康发展的实施意见》（云政办发〔2017〕15 号）等文件的引领下，云南省农业科学院药用植物研究所牵头，联合云南农业大学等单位共同承担了云南省科技厅重大科技专项"滇红花、川贝母等五种中药材种子种苗繁育基地建设关键技术研究及应用——子课题七：蜘蛛香种子种苗繁育基地建设关键技术研究及应用（2018ZF010-1）"，为此我们组建了研发团队。在立项、研究实施以及人才培养的过程中，我们有幸得到了云南省文山壮族苗族自治州农业科学院等科研单位、云南省楚雄师范学院等高校、云南自然谷生物开发有限公司等涉蜘蛛香种植和初加工企业以及云南省楚雄彝族自治州武定县猫街镇龙庆关村委会基层领导和广大药农的热情配合和大力支持。在项目实施中，我们发现在世界范围内迄今无蜘蛛香的相关专著，这不仅迟滞了国内外蜘蛛香的研发进程，而且妨碍了全球蜘蛛香产业的发展。2020 年 6 月，我们率先编撰了《蜘蛛香的开发与利用》，并于 2020 年 12 月出版。该专著系统介绍了蜘蛛香在医药、水产养殖、食品、日用化学品、虫害防治、织物染色、酿酒和生物反应器等领域药用性与非药用性开发与利用的主要成果和现状，既归纳了蜘蛛香的单独运用又总结了蜘蛛香的配方运用。基于此，我们再接再厉、凝心聚力编撰了《传统中药材蜘蛛香探究》，期望本专著能为蜘蛛香的资源保护、规模化栽培、药理活性探索、活性成分生产、新产品研发和产业化发展以及我国中医药领域的人才培养和实现农业现代化作出贡献。

本书编写人员的 16 名成员来自 8 个单位，即云南农业大学农学与生物技术学院、上海应用技术大学生态技术与工程学院、云南省文山壮族苗族自治州农业科学院、云南省曲靖市麒麟区泽润绿叶生态农业园、云南省农业科学院药用植物研究所、云南自然谷生物开发有限公司、红河学院和云南省楚雄彝族自治州武定县猫街镇龙庆关村委会。

　　为编撰本书，编者殚精竭虑，渴望精益求精。但是，书中不妥和差错难免，敬请各位同仁和读者见谅并斧正！

编者

2023 年 11 月

目　录

CONTENTS

第一章 绪 论

一、中药材蜘蛛香的命名及其渊源

中药材蜘蛛香的拉丁名为 *Valerianae Jatamansi* Rhizoma Et Radix，英语名为 Rhizome of Broadleaf Common Valeriana。蜘蛛香的干燥根状茎粗大、肥厚，大量不定根主要着生于根状茎的向地侧，根状茎和不定根总体看起来酷似蜘蛛，且气味芳香；此外，根状茎横切面还具备蜘蛛网般的纹路。因此，该药材被形象地命名为蜘蛛香（王宗玉等，1980；中国科学院《中国植物志》编辑委员会，1986、2000；陈畅等，2012；Ma et al.，2021）。

二、中药材蜘蛛香的原植物属性

中药材蜘蛛香是植物界、种子植物门、被子植物亚门、双子叶植物纲、菊亚纲、桔梗目、败酱科、缬草属全株密被柔毛、多年生、雌雄同株的草本植物蜘蛛香（*Valeriana jatamansi* Jones）的干燥根状茎及其不定根以及全草（中国科学院植物研究所，1975；王宗玉等，1980；江西新中医学院，1986；中国科学院《中国植物志》编辑委员会，1986、2000；国家中医药管理局《中华本草》编委会，1999、2000；赵元藩，2003；石晋丽，2004；云南省药物研究所，2004；陈业高等，2005；Singh et al.，2010；黄宝康，2005；黄宝康等，2006；Ma et al.，2021）。其中，对于缬草属的"缬草"，《汉语大字典》的解释："多年生草本植物，羽状复叶，开淡红色小花"（汉语大字典编辑委员会，1992）。蜘蛛香既可通过果实进行有性繁殖，又可通过根状茎等进行无性繁殖（Kaur et al.，1999；Khajuria，2011）。

三、蜘蛛香的别名和同名异物现象

（一）蜘蛛香的众多别名及其渊源解析

蜘蛛香别名众多。在我国不同的地域，蜘蛛香被称为臭狗药、臭药、大救驾、豆菜根、豆豉菜根、鬼见愁、鸡屎臭药、九转香、老虎七、老龙须、雷公七、连香草、铃铃香、马蹄草、马蹄香、满坡香、满山香、猫儿屎、磨脚花、肾炎草、土细辛、乌参、香草、香草子、小马蹄香、心叶缬草、杏叶兔耳风、养心莲、养血莲和珍珠香等（杨济秋等，1958；广西僮族自治区卫生厅，1959；《常用草药治疗手册》编辑组，1969；云南省卫生局革命委员会，1971；广西壮族自治区革命委员会卫生局，1974；陕西省革命委员会卫生局、商业局，1974；《全国中草药汇编》编写组，1975；国家药典委员会，1978、2010、2015、2020；《四川中药志》协作编写组，1979；国家中医药管理局《中华本草》编委会，1999、2000；南京中医药大学，2006；兰茂，2007；秦云等，2010；Singh et al.，2010；中华人民共和国商业部土产废品局等，2012；Jugran et al.，2015）；在国际上，蜘蛛香还被称为"印度缬草（*Valeriana wacllihii* DC.）"、在印地语中被称为"木什巴拉（Mushkbala）"或"苏甘德拉（Sugandhbala 或 Sugandhawal）"、在梵语中被称为"塔加尔"、"图贾尔"或"塔伽（Tagar）"（Kaur et al.，1999；Walia et al.，2022；Sharma et al.，2022）。

蜘蛛香的若干汉语别名形象且直观地反映了蜘蛛香的香气属性和基生叶的形态特征。蜘蛛香带臭字的别名，如臭狗药、臭药和鸡屎臭药等，以及带香字的别名，如九转香、连香草、铃铃香、满坡香、满山香和香草等，均反映了蜘蛛香的全草、根状茎和盛开的花具备极为浓郁、浑厚的香气，有浓烈的鸡屎样的臭味，令人难以忍受（陈业高等，2005）；另一方面，蜘蛛香带马蹄、心和杏叶字眼的别名，如马蹄草、马蹄香、小马蹄香、心叶缬草和杏叶兔耳风等，则均反映了蜘蛛香的基生叶为马蹄印状、心形、心状圆形、肾形、卵状心形或杏叶形；蜘蛛香的别称为心叶缬草还因为在我国四大药用的缬草属植物，即黑水缬草（*Valeriana amurensis* Smir. ex Kom.）、欧缬草（*Valeriana officinalis* Linn.）、宽叶缬草（*Valeriana officinalis* Linn. var. *latifolia* Miq.）和蜘蛛香中，只有蜘蛛香的叶片呈心形（《全国中草药汇编》编写组，1975；王宗玉等，1980；中国科学院《中国植物志》编辑委员会，1986、2000；黄宝康等，2004、2006；胡晓娜等，2008；陈畅等，2012）；印度缬草则是蜘蛛香的植物学异名（黄宝康等，2004；黄宝康，2005；Singh et al.，2010；Sharma et al.，2022）。

（二）蜘蛛香的同名异物现象

蜘蛛香从古到今都一直存在明显的同名异物现象。如，我国古代有时称蜘蛛香为杜衡（*Asarum forbesii* Maxim）（李鹏，2014；关云琳等，2021），但是，据福建古代四大名医之一苏颂编撰的《本草图经》，中药材杜衡一般是指马兜铃科植物杜衡（*A. forbesii*）和小叶马蹄香（*Asarum ichangense* C. Y. Cheng et C. S. Yang）的全草、根状茎或根（陈玉燕等，2020）；湘鄂西民众俗称的蜘蛛香事实上是欧缬草（谷臣华，1989）；吉林民众俗称的蜘蛛香事实上是伞形科多年生草本植物大叶芹［*Spuriopimpinella brachycarpa*（Kom.）

Kitag〕（郭海等，2002；郑颖，2016）；目前，我国多地部分民众常提及的马蹄香（*Saruma henryi* Oliv.）事实上多为马兜铃科马蹄香属的植物（赵桦等，2006；张雪等，2020）。

四、蜘蛛香悠久的药用历史

在我国，蜘蛛香的药用历史已有 600 余年（汪毅，2017），迄今仍是被民众密切关注、民间药用基础极其广泛的传统中药材、药食同源植物、芳香植物和包括汉族在内的多个民族的常用传统草药之一（吴华欣，1985；国家中医药管理局《中华本草》编委会，1999、2000；石晋丽，2004；周宏宇等，2011；陈畅等，2012），素有"药王"和"神药"等美誉（宋容，2017）。

蜘蛛香被广泛记载于若干现代中医药典籍中，如 1974 年版和 1996 年版《云南省药品标准》、1977 年版《中华人民共和国药典：一部》和 2005 年版《云南省中药材标准 第 2 册 彝族药》（云南省卫生局，1974、1998；国家药典委员会，1978，云南省食品药品监督管理局，2005）；但是，随后的几版《中华人民共和国药典》却均未收录蜘蛛香；2010 年版、2015 年版和 2020 年版《中华人民共和国药典：一部》又重新收录了该药材，而且在这三版《中华人民共和国药典：一部》中，蜘蛛香均是唯一被收录的缬草类生药（黄仁泉等，2002；国家药典委员会，2010、2015、2020）；近年，蜘蛛香仍被视为常规的、重要的中药材之一，如 2019 年 6 月 10 日，上海市药品监督管理局颁布《上海市药品监督管理局关于发布实施〈上海市中药饮片炮制规范〉2018 年版的公告》，将蜘蛛香列为"根、根茎类中药饮片"之一。

五、蜘蛛香在国内外的广泛使用和良好市场前景

近二十年来，国内外蜘蛛香及其相关产品的研发与销售已轰轰烈烈地展开，蜘蛛香产业展示出十分广阔的市场前景（陈畅等，2012；赵昶灵等，2020）。

在国际上，蜘蛛香早已成为欧缬草的重要替代品之一，也是缬草制剂的主要商业来源之一（Singh et al.，2010）。在印度，蜘蛛香被纳入阿育吠陀和乌纳尼医学体系而且被用作民间药之一（Sah et al.，2010a；Das et al.，2013），用于治疗神经紊乱、歇斯底里、臆想症、情绪不安、癫痫、失眠、坐骨神经痛、皮肤感染、眼疾、肝病、毒蛇咬伤和蝎子蜇伤等（Wagner et al.，1980；Kaur et al.，1999；Prakash，1999；Bandana et al.，2020；李永彪等，2020a）。在欧洲，蜘蛛香的地下部提取物作为清热剂、抗痉挛药、利尿剂、温和镇静剂和兴奋剂等已有很长历史（李永彪等，2020a）；蜘蛛香也被用于治疗哮喘、舞蹈病、黄疸、弹震症、皮肤中毒和溃疡以及麻风病等；在传统

临床实践中，蜘蛛香常作为催眠草药，在欧美植物药市场中占有重要地位（Strachey，1918；Prakash，1999；Mathela et al.，2005a、2005b；都晓伟等，2006；Singh et al.，2010；张宁宁等，2015）。目前，以蜘蛛香为主要原料，用于缓解失眠、抑郁等精神障碍的保健品 Tagara 已在亚马逊网全球销售（Toolika et al.，2015；李永彪等，2020a；龙庆德等，2022）。此外，蜘蛛香也在虫害防治和日用化学品等众多领域被广泛利用（Jugran et al.，2019；赵昶灵等，2020；Ahmed et al.，2021）。

在国内，蜘蛛香已在医药、水产养殖、食品、日用化学品、虫害防治、织物染色、酿酒和生物反应器等行业、领域得到广泛的药用性与非药用性开发与利用（Jugran et al.，2019；赵昶灵等，2020）。国内民间，蜘蛛香已被广泛用于精神类疾病的干预和治疗，因其挥发油、环烯醚萜和黄酮类成分均具备良好的抗抑郁活性（李永彪等，2020a、2020b；Ma et al.，2021）；"砂仁复方制剂"等蜘蛛香参与配伍的众多药方疗效显著、深受患者青睐（郭雪艳等，2020；赵昶灵等，2020）；近年，以蜘蛛香为原料的中成药有云南云河药业股份有限公司生产的"香果健消片"、贵州顺健制药有限公司生产的"仙人掌胃康胶囊"和贵州健兴药业有限公司生产的"醒脾养儿颗粒"等（王强等，2021；郝佳旭等，2022；龙庆德等，2022）。目前，蜘蛛香最引人关注的是，其主要活性成分环烯醚萜类化合物被证实具备较强的抗肿瘤和抗病毒功效，因此蜘蛛香具有强劲的开发潜力，有望很快成为系列新型、高效和低毒的抗肿瘤、抗病毒药物（闫兴丽，2009；马丽娟，2010；沈伟锋等，2019；Tian et al.，2022），且可开发的剂型也多种多样，包括胶囊剂、片剂、酊剂、搽剂、滴丸或芳香水剂等（黄宝康，2005）。

六、蜘蛛香的濒危现状与人工栽培的迫切性

当前，随着全球范围内蜘蛛香的药理活性被深入揭示、蜘蛛香相关产品的研发连续取得新进展，蜘蛛香的药用价值和经济价值均日益高涨，导致蜘蛛香在国内外市场上的需求量不断增加，然而世界多个地域的野生蜘蛛香资源日趋减少甚至枯竭。事实上，在世界范围内，蜘蛛香早已属于濒危植物之一（Mabberley et al.，2014；Chakraborty et al.，2015；Pandey et al.，2020；Gautam et al.，2021；Mondal，2022）。生殖生物学研究表明，花内平衡故障导致的结实率低可能是蜘蛛香处于濒危状态的关键生态生理原因之一（Chakraborty et al.，2015）；但是，在印度等国，蜘蛛香濒临灭绝主要是由于根状茎药材被过度采挖（Bandana et al.，2020；Gautam et al.，2021；Thakur et al.，2022）。近年，体外培养已被强烈建议作为保护蜘蛛香资源以及生产蜘蛛香活性成分的重要措施（Singh et al.，2020；Gehlot et al.，2022；Pandey et al.，2022）。

在国内，由于蜘蛛香生长环境特殊、分布地域和产区有限，加上长期无限制、掠夺式的采挖，野生动物的取食，近年山地开发和城市化进程加快以及生态环境的破坏等，我国蜘蛛香野生资源的种群数量和再生能力均在急剧下降，现已远远不能满足市场的需求，故蜘蛛香药材在市场上的供需矛盾越发凸显（Mathur et al.，1991；刁英等，2010；宋容，2017；丁铃等，2018）；早在 1995 年，在我国"建议保护的珍稀濒危常用中药物种名单"中，蜘蛛香就被列为"三级（渐危），处于减少的重要常用中药物种"（贾敏如，1995）。因此，开展系统、完善的野生蜘蛛香栽培、驯化，完成蜘蛛香优良品种的选育，实现蜘蛛香的规模化、规范化大田栽培已迫在眉睫（黄宝康等，2004；何继祥等，2008）。

在世界范围内，蜘蛛香的人工栽培已有约 70 年的历史，如 Ilieva（1955）报道，在保加利亚的萨莫科夫地区种植了蜘蛛香；Wienschierz（1978）在德意志联邦共和国北部开展了蜘蛛香的大规模试点培育，探究了蜘蛛香"种子"（事实上是蜘蛛香的果实，但被普通民众俗称为种子）的生产和储藏、育苗、大田栽培、收获和根状茎的采后处理等技术；Singh 等（2022）研究发现了蜘蛛香优良种质资源 CSIR-IHBT-VJ-05（IC0630604 和 INGR20096）。但是，世界不同地域生态环境以及社会、科技和经济条件等差异悬殊，目前，关于蜘蛛香人工栽培的一般性的配套技术仍未见报道。

七、本书的内容、宗旨和意义

目前，随着国内外蜘蛛香产业的迅猛发展，蜘蛛香的规模化种植已成必然趋势，蜘蛛香药材的精深加工、蜘蛛香种质资源的有效保护和活性成分的高效获取和利用等已成为蜘蛛香行业公认的热点。尤其是在我国云南、四川、贵州和湖南等主要蜘蛛香野生资源分布区，蜘蛛香的种植已在农民致富、乡村振兴和农业现代化进程中发挥着越来越重要的作用。但是，关于蜘蛛香规范化栽培、加工、药理活性鉴定和活性成分的生物合成等方面仍有大量未知领域亟待探明。

所以，本书第一次立足于我国传统中药材蜘蛛香 600 余年的药用历史（汪毅，2017），梳理了国内外近、现代蜘蛛香的相关研究进展，系统总结了蜘蛛香的民间药用、民族药用、植物学特征、生命周期、生态特征、渐危现状、繁殖与育苗、规模化栽培、生药学鉴定、质量标准、炮制与加工、化学成分、环烯醚萜类成分生物合成关键酶基因、药理活性和活性成分的体外生产，旨在为蜘蛛香的高效的蜘蛛香种子生产、种苗繁育、大规模和规范化栽培、优质药材生产、药理活性的研发和活性成分获取提供理论和技术参考。

　　本书适合蜘蛛香种植户、种植企业、种苗和药材营销人员、药物研发人员、相关的药材生产企业、农林和中医药院校等相关专业的师生以及蜘蛛香相关产品的消费者等阅读、参考。本书不仅对弘扬传统中药材蜘蛛香具有积极意义，对国内外其他陆生草药的繁育、栽培、成分鉴定和产品研发以及活性成分的生产也有普遍性的借鉴价值（陈畅等，2012；赵昶灵等，2020）。

第二章　蜘蛛香的传统药用

第一节　蜘蛛香药材在我国古代主要著名
中医药典籍中的记载

一、蜘蛛香药材在《滇南本草》中的记载

在我国，蜘蛛香在公元 15 世纪前就被作为药材使用（吴华欣，1985；国家中医药管理局《中华本草》编委会，1999；石晋丽，2004；周宏宇等，2011）。蜘蛛香最早是以"马蹄香"的名字被记载在明代兰茂于 1436 年编著的《滇南本草》中，即："马蹄香，一名'鬼见愁'。形似小牛舌，叶根黑。采枝叶入药。味苦、性寒。主治妇人潮热，阴虚火动，头眩发晕，虚劳可疗。晒干烧烟，可避邪物"（图 2-1）（兰茂，1977、2004；陈羲之，2014），该记载首次归纳了蜘蛛香的名称（别名）、叶形、入药部位、性、味、主治和非药用等特征。

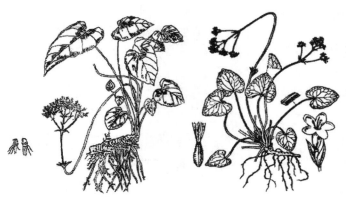

(1)《本草纲目》中　(2)《滇南本草》中　(3)《中华本草（第七册）》中绘制的果实、
　　绘制的根状茎　　　绘制的植株　　　　植株和花以及放大的1/2叶尖和叶柄段

图 2-1　中国本草类典籍中绘制的蜘蛛香

（资料来源：陈磊，2002；兰茂，2004；石晋丽，2004；

国家中医药管理局《中华本草》编委会，1999；万新，2007。）

二、蜘蛛香药材在《本草纲目》中的记载

蜘蛛香以"蜘蛛香"的名字被记载始于明代李时珍编著的《本草纲目》，即"蜘蛛香，出蜀西茂州松潘山中，草根也。黑色有粗须，状如蜘蛛及藁本、芎䓖，气味芳香，彼人亦重之，或云猫喜食之。取其根用药，主辟瘟疫，中恶、邪精，鬼气尸疰"、"（味）辛，（性）温"（图2-1）（李时珍，1979；尚志钧，1991）；该记载归纳了蜘蛛香的产地、生境、植物学特征、药材形态、气味、取食动物、入药部位、主治、药性和味道等特征。

第二节　蜘蛛香药材在我国现代中医药典籍中的记载

一、记载蜘蛛香药材的主要现代中医药典籍

大量全国性或地方性的现代中医药典籍都记载了蜘蛛香，如《贵州民间方药集》（杨济秋等，1958）、《广西中药志》（广西僮族自治区卫生厅，1959）、《贵阳民间药草》（贵阳市卫生局，1959）、《贵州草药》（贵州省中医研究所，1970）、《四川常用中草药》（四川省中药研究所，1971）、《云南中草药》（云南省卫生局革命委员会，1971）、《广西本草选编》（广西壮族自治区革命委员会卫生局，1974）、《陕西中草药》（陕西省革命委员会卫生局、商业局，1974）、《四川中药志》（《四川中药志》协作编写组，1979）、《中华本草》（国家中医药管理局《中华本草》编委会，1999）、《现代本草纲目》（黄泰康，2001）、《中国苗族药物彩色图集》（汪毅，2002）和《中华本草苗药卷》（邱德文，2005）等。此外，1977年版、2010年版、2015年版和2020年版的《中华人民共和国药典：一部》均收载了蜘蛛香药材（国家药典委员会，1978、2010、2015、2020）。上述典籍对蜘蛛香药材记载的详略程度不完全一致，大多只是简单介绍了蜘蛛香药材的形态特征、性味、归经和所治疗疾病的主要症状。

二、现代中医药典籍对蜘蛛香药材性、
味、归经和功效的归纳

蜘蛛香药材的性、味、归经、功效和主治已在若干现代中医药典籍中被较全面地归纳，但不同典籍的记述存在分歧，反映了我国不同地域在对蜘蛛香药材属性的长期探索以及在蜘蛛香药材的用药及其配伍方面存在明显的偏好和差异。

在性、味方面，《贵阳民间药草》称蜘蛛香药材"（味）辛、苦，（性）

温"（贵阳市卫生局，1959；秦晋之，2009）；《中药大辞典》称其"性温，味辛、苦"（江西新中医学院，1986）；2015年版和2020年版《中华人民共和国药典：一部》称其"（味）微苦、辛，（性）温"（国家药典委员会，2015、2020）。

在归经方面，《广西中药志》称蜘蛛香药材"入脾、胃二经"（广西僮族自治区卫生厅，1959），《四川中药志》称其"入肺、胃二经"（秦晋之，2009），但2020年版《中华人民共和国药典：一部》称其"归心、脾、胃经"（国家药典委员会，2020）。可见，入胃经是蜘蛛香药材最明确的归经属性。

在功效方面，《贵州民间方药集》称蜘蛛香药材"镇静，顺气，消食，治脘腹胀痛、胃气痛，又治惊风"（杨济秋等，1958）；《广西中药志》称其"除湿、散寒，治脚气水肿、脾胃食滞，外敷疮疖"（广西僮族自治区卫生厅，1959）；《贵阳民间药草》称其"治气胀、发痧、腹痛，止水泻"（贵阳市卫生局，1959；秦晋之，2009）；《云南中草药》称其"治消化不良、小儿咳嗽、小儿疳积、流感、疟疾"（云南省卫生局革命委员会，1971）；《陕西中草药》称其"活血，调经。治头痛、关节痛、月经不调、跌打损伤、疮疖"（陕西省革命委员会卫生局、商业局，1974）；2020年版《中华人民共和国药典：一部》称其"理气止痛，消食止泻，祛风除湿，镇惊安神"，主治脘腹胀痛、食积不化、腹泻痢疾、风湿痹痛、腰膝酸软和失眠（国家药典委员会，2020）。

第三节　蜘蛛香全株的民间药用和民族药用

一、蜘蛛香全株的民间药用

蜘蛛香是我国使用历史悠久的民间药食同源植物之一。

普通民众一般将蜘蛛香的根状茎直接加水煎煮服用或将根状茎晒干后磨成粉加水冲服（赵元藩，2003；云南省药物研究所，2004；陈业高等，2005），常用来治疗风湿麻木、筋肉酸痛、发痧、胃腹胀痛、心腹疼痛和腹泻以及用于镇静、消食和催眠等（兰茂，1977；陈磊等，2002a、2002b）。在我国西南地区，蜘蛛香的根状茎以及根一直作为民间常用的传统草药之一，尤其是在云南和贵州，蜘蛛香的根状茎以及根作为民间的经典草药之一，还被认为是这两个省的"道地中药材"之一（国家中医药管理局《中华本草》编委会，1999；陈羲之，2014；王晨舒等，2022）；云南民间用蜘蛛香的根状茎以及根治疗腹泻、心腹疼痛、风湿痹痛和筋肉酸痛等症已有数百年的历史（马静等，1987a、1987b；云南省药物研究所，2006；毛晓健等，2008），在昆明等地，每年端午节前后，民间喜爱在屋内外燃烧蜘蛛香植株，将其作为烟熏剂驱除害虫（郭济贤等，1997；石晋丽，2004）；贵州民间则广泛用蜘蛛香的根状茎以及根治疗心腹疼痛、风湿麻木和筋肉酸痛，并用于镇静、顺气、消食、止水泄等，还可用菜油调敷蜘蛛香粉末治疗蜘蛛疮等（陈磊，2002；陈磊等，2002b；贵州省药品监督管理局，2003）。

另一方面，蜘蛛香植株也被民众当作一种普通的野生蔬菜，其嫩茎、叶和花，既可直接炒食也可用开水漂烫后凉拌食用（赵元藩，2003）。

二、蜘蛛香全株的民族药用

多年来，除汉族外，蜘蛛香也是我国多个少数民族共用的、传统的民族药之一。调研表明，汉族一般以蜘蛛香的干燥根状茎与五味子｛五味子［Schisandra chinensis（Turcz.）Baill.］或华中五味子（Schisandra sphenanthera Rehd. et Wils.）｝的干燥、成熟果实一同浸（泡）酒服，用于预防、治疗失眠（吴华欣，1985）。同时，蜘蛛香在我国苗族、景颇族和纳西族等少数民族聚居区均有上千年的药用历史（黄宝康等，2006；肖桦等，2011a、2011b）；尤其是在云南、贵州、四川和广西等多民族聚居的偏远地区，蜘蛛香野生资源因环境适宜而储量较大，是白族、苗族和壮族等少数民族的常用传统草药之一（肖桦等，2011a、2011b；陈畅等，2012；关云琳等，2021）。

我国各少数民族对蜘蛛香的使用均具备明显的人文、地域特色，不同少数民族对蜘蛛香也有不同的称谓，蜘蛛香的用药部位、用量、用法、功效以及治疗疾病的种类在不同少数民族中也不尽相同（彭强等，2005；黄宝康等，2006；陈冲，2013；张虹等，2010；李元旦，2011）。如阿昌族将蜘蛛香称为"马蹄湘（Matixiang）"，该民族主要于秋冬采挖蜘蛛香的根状茎和根，再将干燥的根状茎和根与肉剁碎后共蒸熟，作为药膳让小儿食用，用于治小儿疳积；白族将蜘蛛香称为"修包子（Xiubaozi）"，该民族将蜘蛛香的根状茎和根水煎服，用于治疗胃痛、胃胀、消化不良、小儿疳积、月经不调和腰膝酸软等；布朗族将蜘蛛香称为"雅卜命（Yaboming）"，该民族将新鲜或晒干的蜘蛛香全草水煎服或泡水服，用于治疗咳嗽和吐血；布依族一般将蜘蛛香称为"巴冬（Badom）"，但贵州罗甸县的布依族却将蜘蛛香称为"雅定告"、贵州贵定县的布依族则将蜘蛛香称为"把绕热"（徐树芸，2006），该民族将蜘蛛香的干燥根状茎和根水煎服，用于治疗腹胀、食积、肠炎、痢疾、咳嗽和风湿，或将干燥根状茎和根的细粉以开水调和后敷在溃疡创面上用于治疗口腔炎；傣族将蜘蛛香称为"马蹄湘（Matisiang）"，该民族用蜘蛛香的干燥根状茎和根炖肉后食用，用于治疗小儿消化不良和黄疸等；侗族将蜘蛛香称为"高涝（Goalao）"，该民族将蜘蛛香的干燥根状茎和根水煎服，用于治腹胀、食积、肠炎、痢疾、咳嗽和风湿，或和布依族一样以开水调和干燥根状茎和根的细粉敷在溃疡创面上以治疗口腔炎；贵州的仡佬族称蜘蛛香为"压莫昂"、"嘎几马红"或"比比猛格"（徐树芸，2006），该民族也常将蜘蛛香的干燥根状茎和根水煎服，用于治疗消化不良、肠炎、胃胀痛和痢疾等；哈尼族将蜘蛛香称为"测约（Ceiyo）"和"拾毫边中（Shihaobianzhong）"，该民族将蜘蛛香的干燥根状茎和根水煎服，用于治疗消化不良和气胀及小儿疳积和腹泻（彭强等，2005；张虹等，2010）；景颇族将蜘蛛香称为"面起扫（Mianqisao）"，该民族将蜘蛛香的干燥根状茎和根（加红糖）水煎服，用于治疗消化不良、腹胀、腹痛、肝炎和疳积，特别值得注意的是，该民族还创造性地实现了对蜘蛛香的配伍使用，如治肝炎用蜘蛛香、密蒙花（*Buddleja officinalis* Maxim.）、土茯苓［光叶菝葜（*Smilax glabra* Roxb.）的干燥根状茎］和锅铲藤（*Passiflora wilsonii* Hemsl.）（半截叶、锅铲叶或镰叶西番莲）各10~15g进行水煎服，治疗疳积则用蜘蛛香、白头翁［*Pulsatilla chinensis* (Bunge) Regel］、绣球防风（*Leucas ciliata* Benth.）、万丈深［*Crepis lignea* (Vaniot) Babcock］各10g（加糖水煎服）；傈僳族将蜘蛛香称为"图巴枚枝（Tobameiji）"和"啊怒机已（Anujiyi）"，该民族将蜘蛛香的干燥根状茎和根水煎服，用于治疗消化不良和腹胀，或从高约10cm蜘蛛香植株采摘幼花梗，将其彻底干燥、研磨成粉，再与糯米共蒸饭食用，以药膳的形式治疗肺结核；苗族一般将蜘蛛香称为"葛嘎勒"，使用蜘蛛香的苗族主要集中在贵州省，蜘蛛香已被收载于《贵州省中药材、民族药材质量标准》（2003年版）、被作为贵州省的十大民族药之一（贵州省药品监督管理局，2003），该省不同地方的苗族同胞对蜘蛛香有不同的称谓，如关岭布依族苗族自治县的苗族称蜘蛛香为"阿斯道（Asitdao）"、毕节市的苗族称蜘蛛香为"薄街单（Ngox ghenb shik ndraol）"、镇宁布依族苗族自治县的苗族称蜘蛛香为"嘉曾给（Jiazenggtei）"、松桃苗族自治县的苗族称蜘蛛香为"锐八够（Reib bad goub）"、黔南布依族苗族自治州的苗族称蜘蛛香为"蛙共（Uab ghongs）"、黔东南苗族侗族自治州的苗族称蜘蛛香为"窝岗牙或窝岗俄（Vob gangb vas）"（杨再波等，2006），迄今为止蜘蛛香仍是"苗药"的主流品种之一，也是苗族应用历史悠久的习惯用药材之一，"解郁安神汤"等苗药的大多数处方或中成药均用到蜘蛛香，故蜘蛛香堪称"苗药经典"，被认为具备较好的镇静、催眠、理气、止痛、消炎、止泻、祛风和除湿功效（周秀芳等，2020），在临床上，苗族同胞将蜘蛛香的干燥根状茎和根水煎服或将其研磨成粉后用温开水吞服，用于治疗脘腹胀痛、呕吐、泄泻、食积、消化不良、肠炎、肝炎、发痧、腹泻、痢疾、风湿麻木、痹痛、筋肉酸痛、咳嗽和腰膝酸软等，该民族也将蜘蛛香根状茎和根磨成的粉用菜油调敷皮肤患处，用于治疗蜘蛛疮等，还和布依族、侗族一样将根状茎和根的细粉以开水调和后敷在溃疡创面上，用于治疗口腔炎，此外，颇具神秘色彩的是蜘蛛香还被贵州的苗族用作"隔药（'隔虎'，泛指能隔阻邪毒、避祛虫蛇的药物）"之一，他们将蜘蛛香干燥的根状茎和根装入自制的小荷包内，随身携带，用于治疗肚痛、"避邪"、"消灾"、驱虫、"除魔"、宁心、通闭和"避秽气"（王正芊等，1997；包骏等，1999；周凯林等，2002；贵州省药品监督管理局，2003；邱德文，2005；黄宝康等，2006）；纳西族将蜘蛛香称为"马蹄香（Matixiang）"或"鬼见愁"，该民族认为蜘蛛香有消炎、缓解疼痛、健胃和理气功效，故将干燥根状茎和根水煎服，用于治疗麻疹、偏头痛、感冒头痛、消化不良、腹泻和胸闷气堵等，治疗胸闷气堵、偏头痛时则一般将根状茎和根晒干打粉后蒸鸡蛋食用，还将蜘蛛香 15g、双参［大花双参（*Triplostegia grandiflora* Gagnep.）的根］10g 和红糖 30g 水煎服，用于治疗腰膝酸软，此外，也许是因为蜘蛛香有浓烈的气味，纳西族民间一直有蜘蛛香能预防和治疗蛊毒和避邪、驱鬼的传言（关云琳等，2021）；贵州三都县的水族称蜘蛛香为"哈仿（Ha^2 fa：k^7）"（徐树芸，2006；丁永芳等，2016），该民族将蜘蛛香的根状茎水煎服，用于治疗脘腹胀痛、呕吐、泄泻、小儿疳积、风寒湿痹、脚气水肿、月经不调、跌打损伤和疮疖等（丁永芳等，2016）；佤族将蜘蛛香称为"日克（Ribkee）"，该民族将蜘蛛香的干燥根状茎和根水煎服，用于治疗神经衰弱和腹胀（陈冲，2013）；瑶族将蜘蛛香称为"马呆架（Madaijia）"，该民族将夏、秋采收的蜘蛛香干燥全草用火塘灰炮熟后水煎服，用于治疗腹胀和腹泻；彝族将蜘蛛香称为"鸡屎臭药"，该民族将蜘蛛香的干燥根状茎和根水煎服，用于治疗消化不良、小儿疳积和腹泻等（彭强等，2005；张虹等，2010；蔡于罗等，2023），此外，云南哀牢山区的彝族医生用蜘蛛香治疗咽喉痛，《彝药志》也记载了可用蜘蛛香治疗产后腹痛（云南省楚雄彝族自治州卫生局药检所，1983；秦云等，2010）；壮族将蜘蛛香称为"香摆波（Xiangbaibo）"，该民族将蜘蛛香的干燥全草水煎服，或将蜘蛛香的新鲜全草炖肉服，用于治疗麻疹、感冒、风湿疼痛、消化不良、腹胀和胃溃疡及十二指肠溃疡等。在蜘蛛香的临床用量方面，白族、布依族、侗族、哈尼族、景颇族、傈僳族和纳西族等少数民族均认为 10~15g 为宜，但布朗族和佤族在使用蜘蛛香时的用量较大，为 15~30g（黄宝康等，2006；陈冲，2013；李元旦，2011）。总之，从上述叙述可以发现，将蜘蛛香的干燥根状茎和根用水煎服是多个少数民族使用蜘蛛香最基本、最普遍的方式，而且，阿昌族、傣族和傈僳族等少数民族均是将蜘蛛香作为药食同源植物使用。

第三章　蜘蛛香的植物学特征

第一节　蜘蛛香根的植物学特征

一、蜘蛛香根的植物学特征及植物生态学属性

蜘蛛香的根属于不定根，在根状茎上发生、形成。

蜘蛛香向地性生长的不定根主要着生于土壤中横走的根状茎的下表面，不定根形成的时间和生长速度与根状茎的生长、发育状况密切相关，根状茎的良好生长、发育是不定根得以发生、形成的前提；在同一根状茎上，若干不定根的发生在时间上常常是不同步的，且生长的速度也不完全一致，故不定根粗细不一，特别是在长度上常参差不齐，于是，所有根呈现为胡须状或油漆刷状；不定根在根状茎上着生的数量和密度不仅存在明显的株间差异，而且常因水分、光照、养分和土壤质地等生态因素而变化；此外，根状茎的两个侧面也偶有少量的不定根着生，这种形式的不定根最终也展示为向地性生长，并可导致根系横向拓展（陈磊，2002；赵元藩，2003；云南省药物研究所，2004；陈业高等，2005；何继祥等，2008；Ma et al.，2021）；不定根的中部和梢部常着生稀疏的根毛，根毛则由单个细胞或多个细胞组成（郜红利和谭玉柱，2013b、2013c）（图3-1）。

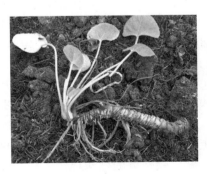

图 3-1　蜘蛛香横走的根状茎及其下表面、侧面着生的不定根

二、蜘蛛香根的形态、气味和味道特征

（一）形态特征

蜘蛛香的不定根细长，一般稍弯曲；新鲜根的形态与干燥根的明显不一致，新鲜根为饱满的长圆柱形，长 3~15cm，通常长约 7cm，直径为 0.2~0.5cm，稍弯曲或卷缩，有浅纵皱纹，质地脆，易折断（图 3-1）；干燥根会发生强烈的皱缩、扭曲，根长 3~8cm，直径约为 0.1cm，须状，呈黑褐色，易撞断（陈磊，2002；赵元藩，2003；云南省药物研究所，2004；陈业高等，2005；何继祥等，2008；Ma et al.，2021）。

（二）气味和味道特征

不论是新鲜的还是干燥的，蜘蛛香的根因含异戊酸（即异缬草酸）等挥发性成分而均有浓郁得令人难受的特异香气，被民众形象地描绘为鸡屎味样的臭味；同时，蜘蛛香根的味微苦、辛（陈磊，2002；赵元藩，2003；云南省药物研究所，2004；Ma et al.，2021）。

第二节　蜘蛛香茎的植物学特征

一、蜘蛛香茎的种类和性状特征

据分布空间、形态和解剖特征以及生理功能等方面的差异，蜘蛛香的茎可划分为地上茎和根状茎两类。

（一）地上茎的外观特征及其生态响应性

蜘蛛香的地上茎短，表面具纵向细棱；表面可分为背、腹两面，两面均常为绿色，偶尔为紫色，紫色源于花色苷的合成、多出现在背面；表面密被短柔毛，节处的柔毛更密；地上茎通常为 1 至数枝，丛生，在地表的空间分布较杂乱（江西新中医学院，1986；国家中医药管理局《中华本草》编委会，1999；中国科学院《中国植物志》编辑委员会，2000；陈磊，2002；黄宝康等，2004；石晋丽，2004；陈业高等，2005；黄宝康，2005；Singh et al.，2010；Ma et al.，2021）。

蜘蛛香地上茎的颜色和茎表面的绒毛数量常因产地不同而不同，如贵州省安顺市西秀区产蜘蛛香的茎为绿色，绒毛较多，而贵州省六盘水市六枝特区落别布依族彝族乡产蜘蛛香的茎带有紫色，绒毛较少（张雁萍等，2013b）。在营养生长阶段，地上茎的最大高（长）度决定了蜘蛛香植株的最高株高，但是地上茎的高（长）度与蜘蛛香的生态环境密切相关，如六枝特区落别布依族彝族乡产蜘蛛香的株高明显高于安顺市西秀区产蜘蛛香的株高（张雁萍

等，2013b）。

（二）根状茎的特征

1. 外观特征

蜘蛛香根状茎的颜色和形态等性状最早在《本草纲目》中被粗略记载：
"蜘蛛香（根状茎）黑色有粗须（不定根），状如蜘蛛及藁本、芎䓖"（李时
珍，1979；尚志钧，1991；国家中医药管理局《中华本草》编委会，1999）。
现代植物形态学和解剖学分析表明，蜘蛛香根状茎表面呈淡绿黄色、黄棕色、
暗棕色、灰棕色、黄褐色、褐色或灰黑色；根状茎肥厚、粗大、略弯曲，长
1.5~8.0cm，直径为0.5~2.0cm，一般在土中横走；稀见匍匐茎；根状茎呈
圆柱状、扁圆柱状、块状或块柱状，背部和腹部稍扁平，一般不分枝，偶尔
出现2~3个分枝，基部常稍膨大，有的顶端也略膨大，表面有紧密隆起的环
节和突起的点状根痕，节间紧密，节上着生多条粗细不一、呈须状的不定根，
端部具地上茎和基生叶以及基生叶叶柄的残基；此外，根状茎下表面（腹面）
和侧面或见不定芽（图3-1）（国家中医药管理局《中华本草》编委会，
1999；中国科学院《中国植物志》编辑委员会，2000；陈磊，2002；石晋丽，
2004；黄宝康等，2004；黄宝康，2005；关云琳等，2021；Ma et al.，2021）。
但是，根状茎的肥厚和粗大等外观特征与生境有关，如龙庆德等（2022）报
道，在贵州省六盘水市钟山区韭菜坪，高海拔地域产蜘蛛香的根状茎比低海
拔地域产的更粗壮。

2. 质地和断面特征

干燥根状茎质地硬而脆，易折断，横断面略平整，呈浅绿色，湿润后绿
色加深，但是，未完全干燥根状茎断面的质地较柔韧；在干燥根状茎的横断
面上，约20个筋脉点（维管束）排列成不连续环状，偶有根迹穿过皮层而形
成的淡色带，木栓层为暗褐色，维管束为黄褐色，其余均为暗棕色；在新鲜
根状茎断面上，除木栓层和维管束外，
其余均为浅黄色或淡绿黄色；髓宽广、
约占根状茎总横截面面积的2/3，髓部
无木栓化细胞包围的石细胞群；皮层和
髓中均可见大量的橙皮苷结晶（图3-
2），使蜘蛛香的根状茎药材能与其他缬
草类的明显区别（中国科学院《国家中
医药管理局《中华本草》编委会，
1999；中国植物志》编辑委员会，
2000；陈磊，2002；石晋丽，2004；黄
宝康等，2004；黄宝康，2005）。

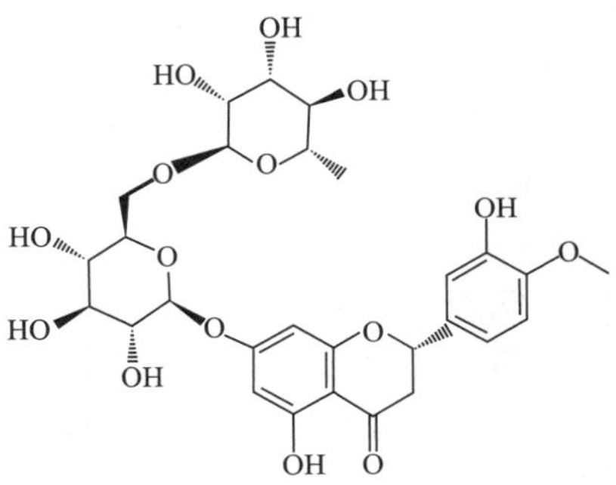

图3-2　橙皮苷的分子结构式

3. 气味和味道特征

蜘蛛香根状茎的气味最早在《本草纲目》中被记载为"气味芳香"（李时珍，1979；尚志钧，1991；国家中医药管理局《中华本草》编委会，1999）。事实上，不论是新鲜的还是干燥的，蜘蛛香的根状茎总是具备浓烈、沉闷的特异香味；此外，根状茎味道微苦（国家中医药管理局《中华本草》编委会，1999；中国科学院《中国植物志》编辑委员会，2000；陈磊，2002；石晋丽，2004；黄宝康等，2004；黄宝康，2005；关云琳等，2021）。

4. 质量和直径及其变异和相关性特征

在野生蜘蛛香群体中，根状茎的质量和直径在株间存在较大变异，且具备不一致的相关性。如丁铃等（2018）证实，贵州省毕节市七星关区林口镇自然群落中的野生蜘蛛香根状茎的干重、鲜重和茎粗的变异系数分别为96.92%、64.13%和29.20%，所以，根状茎药材干重的株间差异明显；同时，对于所有根状茎，鲜重与茎粗、干重之间以及茎粗与干重之间均呈极显著正相关，故茎粗、鲜重应是影响根状茎药材干重（即产量）的主要因素。

二、蜘蛛香根状茎性状的分类学意义

蜘蛛香根状茎的性状被用于蜘蛛香与缬草属其他种的区别与鉴定。研究表明，"根（状）茎横走、块茎状"是蜘蛛香独有的、与长序缬草（*Valeriana hardwickii* Wall.）、欧缬草、宽叶缬草、（中国）缬草（*Valeriana pseudofficinalis* C. Y. Cheng et H. B. Chen）和黑水缬草相区别的关键形态特征（陈磊，2002；石晋丽，2004）。

第三节　蜘蛛香叶的植物学特征

一、蜘蛛香叶片的种类、形态和显微特征

因着生位置和着生状态的差异，蜘蛛香的叶片被分为基生叶和茎生叶。

（一）基生叶的外观、大小、质量和叶片绒毛的显微特征

1. 基生叶的外观特征

蜘蛛香的基生叶发达，明显大于茎生叶，叶片薄，呈丛生状；叶片形态多样，包括马蹄形、心形、心状圆形、肾形和卵状心形，但是，基生叶的形态最早在《滇南本草》中被笼统地记载为"形似小牛舌"（兰茂，1977、2004）（图3-1）；叶片先端为短尖或钝圆，基部为心形或略呈耳形，两侧为圆耳形，民众据此将蜘蛛香俗称为"心叶缬草"、"马蹄草"和"马蹄香"等；叶缘要么呈微小波浪状、要么具疏浅的波状小齿，且微带紫色，被白色

短绒毛，有时无毛；叶片近轴面为浅绿色或暗绿色（图 3-3），远轴面为淡绿色或微带紫红色，近轴面和远轴面均被密而短的绒毛；主脉属于掌状网脉，近轴面的主脉凹陷、远轴面的凸起，基出脉有 5~9 条；叶柄呈淡绿色或淡紫色，具白色短绒毛，基部稍膨大，长 13~19cm，为叶片长的 2~3 倍（《全国中草药汇编》编写组，1975；郭济贤等，1985；国家中医药管理局《中华本草》编委会，1999；中国科学院《中国植物志》编辑委员会，2000；陈磊，2002；黄宝康等，2004；石晋丽，2004；黄宝康，2005；黄宝康等，2006；关云琳等，2021；Ma et al.，2021）。

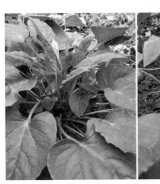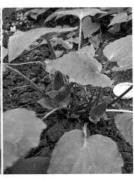

扫码查看彩图

（1）浅绿　　　　　（2）暗绿

图 3-3　蜘蛛香基生叶近轴面的颜色

2. 基生叶的大小、质量及其相关性特征和叶片大小的环境响应性

蜘蛛香基生叶的大小、质量均存在个体差异，叶片的长和宽分别为 2.0~10.0cm 和 1.5~8.0cm（国家中医药管理局《中华本草》编委会，1999；中国科学院《中国植物志》编辑委员会，2000），丁铃等（2018）证实，贵州省毕节市七星关区林口镇自然群落中的野生蜘蛛香的叶宽和叶重的变异系数分别为 28.93% 和 78.72%，叶长与叶重、叶宽，叶数与叶重、叶宽以及叶重与叶宽均呈极显著正相关。另一方面，基生叶的大小与生态环境有关，如贵州省安顺市西秀区产蜘蛛香最大叶的长、宽都略大于该省六盘水市六枝特区落别布依族彝族乡产蜘蛛香最大叶的长、宽（张雁萍等，2013b），在六盘水市钟山区韭菜坪，高海拔地域产的蜘蛛香叶比低海拔地域更细（龙庆德等，2022）。

3. 基生叶绒毛的显微特征

蜘蛛香基生叶的近轴面和远轴面均具备密而短的绒毛（茸毛）。据结构和功能的差异，绒毛可分为腺毛与非腺毛两类，腺毛多呈棒槌状，略弯曲，腺头具多个细胞，侧面观可见 4~8 个细胞，长为 96~112μm，直径为 23~38μm，腺柄则一般为单细胞，罕为多细胞，长 38~60μm，直径 16~30μm；非腺毛则多由单细胞构成，少数由 2~7 个细胞构成，先端渐尖，长 441~824μm，直径为 24~28μm，且具明显的疣点（图3-4）（郭济贤等，1985）。

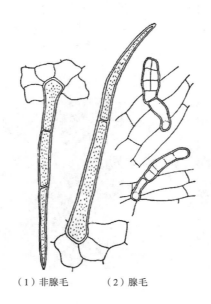

（1）非腺毛　　（2）腺毛

图3-4　蜘蛛香基生叶绒毛的显微特征（×182）

（资料来源：郭济贤等，1985。）

（二）茎生叶的外观特征

　　蜘蛛香的茎生叶明显不如基生叶发达，且数量较少；茎生叶具短叶柄，叶状总苞为 2 片；茎生叶常对生，每茎有 2 对，偶尔为 3 对。茎生叶的外观与其在植株上的着生部位密切相关，植株下部茎生叶的叶柄稍宽或近无柄，叶片为心状圆形、宽卵形或长卵形；植株上部或顶部的茎生叶无柄或近于无柄，叶呈抱茎状，常羽状深裂为 3~5 片，有时呈三出复叶状，单叶为卵状披针形，先端则为渐尖（《全国中草药汇编》编写组，1975；国家中医药管理局《中华本草》编委会，1999；中国科学院《中国植物志》编辑委员会，2000；陈磊，2002；黄宝康等，2004；石晋丽，2004；黄宝康，2005；黄宝康等，2006）。

二、蜘蛛香基生叶形态的分类学意义

　　基生叶形态以及长势在蜘蛛香与缬草属其他种的区别与鉴定方面具备重要意义。研究表明，"基生叶发达，心形"是蜘蛛香独有且与长序缬草、欧缬草、宽叶缬草、（中国）缬草和黑水缬草相区别的关键形态特征（石晋丽，2004），而"叶片心状圆形或卵状心形"是蜘蛛香区别于小缬草（*Valeriana tangutica* Bat.）、柔垂缬草（*Valeriana flaccidissima* Maxim.）、长序缬草、黑水缬草、宽叶缬草、欧缬草、（中国）缬草和毛节缬草（*Valeriana alternifolia* Bunge）的关键特征（万新，2007）。

第四节　蜘蛛香花葶、花序和花的植物学特征

一、蜘蛛香花葶的形态特征和花葶高度的生态响应性

蜘蛛香花葶（花梗、花茎）高 15~70cm；每根花葶具备 1~2 片叶，基部着生 1 对对生的苞片。花葶的高度决定了蜘蛛香在生殖生长阶段的最高株高［图 3-5（1）］（中国科学院植物研究所，1975；王宗玉和钮芳娣，1980；江西新中医学院，1986；国家中医药管理局《中华本草》编委会，1999；中国科学院《中国植物志》编辑委员会，2000；赵元藩，2003；石晋丽，2004；云南省药物研究所，2004；Singh et al.，2010；黄宝康，2005；黄宝康等，2006；Ma et al.，2021）。同时，生殖生长阶段蜘蛛香的株高还受海拔、水分供应状况、光照强度（简称"光强"）和土壤肥力等生态因素严重影响，如贵州省六盘水市六枝特区落别布依族彝族乡产蜘蛛香的株型较高大，且株高明显高于该省安顺市西秀区产蜘蛛香的株高（张雁萍等，2013b），在六盘水市钟山区韭菜坪，低海拔地域产蜘蛛香的株高也比高海拔地域的高（龙庆德等，2022）。一般，海拔较低、水分供应充足、光强偏低和土壤偏肥沃时，蜘蛛香的株高较高。

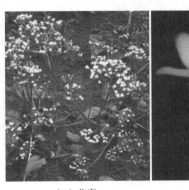
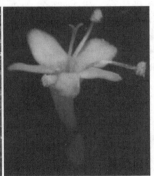

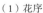（1）花序　　　　　　　（2）花

图 3-5　蜘蛛香的花序和花

二、蜘蛛香花序的形态特征和开花习性

蜘蛛香的花序属于顶生伞房状聚伞花序，直径 2~5cm；最内或中央的花最先开放，然后是接近花序外侧的花逐渐开放（图 3-5）（关云琳等，2021；Ma et al.，2021）。

三、蜘蛛香花的形态、气味和发育特征

蜘蛛香的花小，花朵直径为 1~3mm，花瓣长约 5mm；花白色，花瓣背面略带淡红色或红色，盛开时形如小白伞（图 3-5）；但是，花蕾和花瓣的颜色因产地而异，如贵州省安顺市西秀区蜘蛛香的花蕾为绿色，开白色花；而该省六盘水市六枝特区落别布依族彝族乡的蜘蛛香花蕾为绿中带紫，开花后花瓣先为紫色然后转变为白色（张雁萍等，2013b）。花的香味过于浓烈，令人难以忍受，这是蜘蛛香具备"臭狗药"、"臭药"和"鸡屎臭药"等含"臭"字别名的原因之一。小花基部也着生 1 对对生的苞片，苞片呈钻形、披针形或长钻形，绿色，前端及边缘带紫色，秃净无毛，中肋明显，最上部的小苞片常与果实等长。花萼紫绿色，在花蕾期内卷、不明显，在开花后展开、分裂为 10 余条细线形裂片，在结果后则形成瘦果先端多条白色、银白色或灰白色的羽状冠毛（图 3-6），冠毛是蜘蛛香果实能借助风、雨和动物等环境因素实现快速、大范围散播的关键器官。花冠呈筒状，白色或紫白色；筒部长约 3mm，先端一般 5 裂，稀为 6 裂，裂片具圆头，长 1.5~2.0mm，大小几乎相等；花冠基部常有微突或向下膨大成锯状。雄蕊有 3 枚，均着生于花冠筒的中部，且伸出于花冠外，花丝为白色，长约 2.5mm，花丝着生处有白色的长

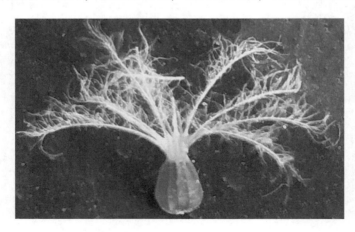

图 3-6　蜘蛛香果实的冠毛

绒毛，花药呈黄白色，内向，2 室，纵裂（图 3-5）。雌花小，长约 1.5mm，不育的花药着生在极短的花丝上，且位于花冠喉部；雌蕊伸长于花冠外；柱头为深或浅 3 裂，带紫色；花柱 1，白色，长 2.5~3.0mm，不伸出或略伸出花冠外；子房下位，绿色，有纵棱槽，3 室，仅 1 室发育，胎座悬垂，着生倒生胚珠 1 枚。两性花较大，长 3~4mm，雌、雄蕊与花冠等长（《全国中草药汇编》编写组，1975；江西新中医学院，1986；国家中医药管理局《中华本草》编委会，1999；中国科学院《中国植物志》编辑委员会，2000；陈磊，2002；赵元藩，2003；石晋丽，2004；云南省药物研究所，2004；黄宝康，2005；黄宝康等，2006；Singh et al.，2010；关云琳等，2021；Ma et al.，2021）。

四、蜘蛛香花粉粒的形态和扫描电镜特征及其分类学意义

（一）花粉粒的形态和显微特征

扫描电镜研究表明，蜘蛛香的花粉粒呈椭球形；两极平坦呈鼓状，极轴和赤道轴分别长约 44.1μm 和 30.9μm，"极/赤比"约等于 1.43；花粉粒具三孔沟，呈斜切口状，两端较少裂至极面，裂深约大于 3μm，宽约 2.06μm；花粉粒表面具刺状雕纹二型；14 枚/100μm，长约为 1.64μm；花粉粒基部呈瘤状，直径约为 2.27μm（图 3-7）（万新，2007）。

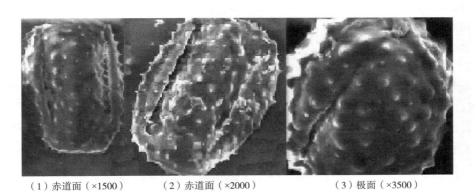

（1）赤道面（×1500）　　（2）赤道面（×2000）　　（3）极面（×3500）

图 3-7　蜘蛛香花粉粒的形态

（二）花粉粒形态和扫描电镜特征的分类学意义

在蜘蛛香与缬草属其他种的区别与鉴定方面，蜘蛛香花粉粒的形态和扫描电镜特征具备明显的分类学意义，"花粉粒两极平坦、呈鼓状，孔沟斜切口状，不朝向极轴"是蜘蛛香区别于长序缬草、欧缬草、宽叶缬草、（中国）缬草和黑水缬草的关键形态特征（万新，2007）。

第五节　蜘蛛香果实的植物学特征

一、蜘蛛香果实的植物学属性和外观特征

在植物学角度，蜘蛛香的果实应属于瘦果。但是，多年来，蜘蛛香的果实常常被普通民众俗称为种子，所以为了理解、交流和生产实践操作的方便，本书在叙述时也暂时将蜘蛛香的果实称为种子。每个果实内含真正的种子1枚。

幼嫩的蜘蛛香种子呈紫绿色，种子成熟时变为黄绿色至黑褐色、褐色，易从果柄上脱落，且脱落的种子常被风吹散或被人和动物携带至数十米之外；种子皮薄，细小，长仅约 2.0mm，宽仅约 1.1mm，每克种子有 1000～2500粒；种子扁平，呈卵形、狭卵形、长卵形、阔卵形或长柱状；种子顶端常有12 条、偶见 10 或 14 条，灰白色羽毛状宿存萼裂片（冠毛），冠毛长约4.5mm，基部约有 0.7mm 高的部分联合为一体（图 3-6）；种子基部偏斜内凹，一面（常被称为"背面"）有 3 条棱线（即脉线），偶见 4 条或 4 条以上，另一面（常被称为"腹面"）仅有 1 条棱线（图 3-8）；在横切面上，棱线由 5～8 个细胞形成绳索状排列，细胞长 25～35μm，宽 1.6～2.5μm；背面的 3 条棱线由 5～8 个细胞组成紧密的绳索状，细胞长 25～35μm，宽 7～15μm，细胞壁有疣状突起，并分布着纵向皱纹；腹面的 1 条棱线的细胞长40～60μm，较平直，排列不甚紧密，绳索状结构也不严密，细胞壁表面突起不明显。棱线以外的果皮细胞呈三角状隆起，并有鱼鳞样突起的纹路。棱间的表面被稀疏或密集的白色绒毛或刚毛或光滑无毛、光秃，绒毛长 140～165μm。非腺毛表面有稀疏的颗粒状突起，有的表面被稀疏不等的暗斑或暗点（图 3-6）；果实表面的气孔不明显或较少，主要分布在腹面；气孔略下陷，直径为 30～45μm；气孔口四周具备角质样放射状的、突起的纹理（江西新中医学院，1986；国家中医药管理局《中华本草》编委会，1999；中国科学院《中国植物

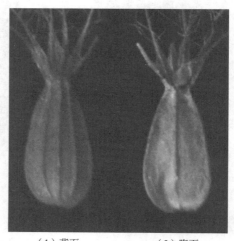

（1）背面　　　　（2）腹面

图 3-8　蜘蛛香果实
（俗称"种子"）的两面

志》编辑委员会，2000；陈磊，2002；石晋丽，2004；黄宝康，2005；黄宝康等，2006；万新，2007；关云琳等，2021；Ma et al.，2021）。

二、蜘蛛香果实外观特征的分类学意义

在蜘蛛香与缬草属其他种的区别与鉴定方面，蜘蛛香果实"被毛，基部内凹，黄色至黄褐色，较小，长约 2mm，一面偶见 4 条棱线"是蜘蛛香区别于（中国）缬草、欧缬草、黑水缬草、长序缬草和宽叶缬草的关键外观特征（万新，2007）。

第四章　蜘蛛香的生命周期、
生态特征及渐危现状

第一节　蜘蛛香的生命周期特征

一、蜘蛛香的生命周期及其环境响应性

蜘蛛香的生命周期分为营养生长和生殖生长两个阶段。一般，蜘蛛香在春季（3月、4月）现蕾、抽薹、开花（图4-1），花期为3~7月；果期为6~9月，结果后，花梗很快枯萎、死亡；在5~8月，地上茎和叶保持旺盛生长；但是，野外调研和栽培实践表明，蜘蛛香生殖生长的启动和持续时间与蜘蛛香的生长地点密切相关，我国少量地区的蜘蛛香存在春、夏和秋连续抽薹、开花和结果的特殊现象，如昆明地区大田种植的蜘蛛香在3月、7月和10月均可开花，在花后即开始结果（《全国中草药汇编》编写组，1975；江西新中医学院，1986；国家中医药管理局《中华本草》编委会，1999；中国科学院《中国植物志》编辑委员会，2000；陈磊，2002；赵元藩，2003；石晋丽，2004；云南省药物研究所，2004；黄宝康，2005；Singh et al.，2010；万新，2007；关云琳等，2021），故这些地区在蜘蛛香的种子种苗繁育与生产方面具备明显的效率优势。

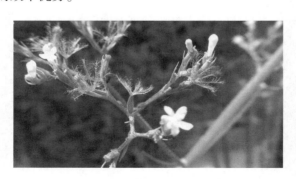

图4-1　蜘蛛香的开花和结实

二、蜘蛛香生命周期进程的地域性差异

蜘蛛香生命周期的进程常因生长、种植地域不同而略有变化，如 Singh 等（2010）发现，在 2001—2006 年，种植于印度喜马偕尔邦的帕拉姆普尔自然遮阳条件下的蜘蛛香品种"Himbala"的地下部鲜重和根长均在 7~8 月降雨量最大时显著偏高，但地下部干重却在 10 月时达最高；张雁萍等（2013b）发现，贵州省安顺市西秀区蜘蛛香的初蕾期、现蕾期、抽薹期、开花期、结果期、萌蘗始期和落籽期均比该省六盘水市六枝特区落别布依族彝族乡的早 1~3d，封株期和封行期则分别早 2d 和 4d，这是因为落别布依族彝族乡比西秀区更冷凉。可见，蜘蛛香生命周期的特定阶段具备因环境温度高而提前的趋势。

第二节　蜘蛛香野生资源的分布和生态环境特征

一、蜘蛛香野生资源的国内外分布

国内外大量调研表明，作为东亚、南亚和东南亚历史悠久的传统药用植物之一（Prasad et al.，2010），野生的蜘蛛香资源广泛分布在喜马拉雅至藏东南、横断山区、秦岭以南的华中北部主要受热带季风气候、亚热带季风气候和温带季风气候控制的海拔 1500~3000m、年降水量 700~2000mm、年均日照时间 1250~2500h 的地域，尤其是主要分布于中国、印度、尼泊尔、不丹、阿富汗和缅甸等国（中国科学院植物研究所，1975；中国科学院《中国植物志》编辑委员会，2000；陈磊，2002；云南省药物研究所，2004；黄宝康等，2006；蒋冲等，2013；Pandey et al.，2020b；Charmakar et al.，2021；关云琳等，2021；Sharma et al.，2022）。

在我国，蜘蛛香野生资源分布广泛，但各分布地的资源量不均衡。就分布地域而言，《本草纲目》最早记载："蜘蛛香，出蜀西茂州松潘山中"（李时珍，1979），该记载表明，在《本草纲目》成书时，野生蜘蛛香被发现分布于今天的四川省甘孜藏族自治州。近年，大量调研确证，陕西、河南、湖北、湖南、四川、贵州、云南、重庆、广西、甘肃、吉林、西藏、辽宁以及新疆等地均有野生蜘蛛香分布（中国科学院《中国植物志》编辑委员会，2000；陈磊，2002；赵元藩，2003；云南省药物研究所，2004；黄宝康，2005；黄宝康等，2006；肖丹等，2006；蒋冲等，2013；张军等，2021）；其中，贵州和云南是目前我国野生蜘蛛香的主要分布地（表4-1）（陈冲，2013）。就野生资源量而言，在云南、贵州、广西和湖北等省、自治区的偏远山区和少数民族聚居区，如云南省文山壮族苗族州砚山县、麻栗坡县和丘北县，云南省

宣威市宝山镇和湖北省恩施土家族苗族自治州各县市，蜘蛛香的野生资源较丰富（郜红利等，2013b、2013c）。近年，我国各地栽培蜘蛛香多从云南、贵州和四川等原产地引种（徐璐等，2018）。

表 4-1　　　　　　　　　　我国野生蜘蛛香资源的主要分布地

省、自治区、直辖市	蜘蛛香野生资源分布地域
重庆	涪陵、南川、丰都、江津、武隆
甘肃	天水、武都
广西	德保、乐业、凌云、隆林、那坡、南丹
贵州	贵阳市各区、开阳、修文、毕节七星关区、织金、黔西市、金沙、大方、六盘水市各区、盘州市、铜仁市、江口、思南、德江、安顺市平坝区、普定、遵义市各区、桐梓、凤冈、余庆、习水、赤水、仁怀、凯里、黄平、镇远、天柱、剑河、台江、黎平、榕江、从江、雷山、麻江、丹寨、兴义市、兴仁、安龙、贞丰、普安、望谟、都匀市、福泉市、荔波、贵定、瓮安、独山、平塘、罗甸、长顺、龙里
河北	涞源、滦平、兴隆
河南	伏牛山、鲁山、嵩县、太行山
湖北	宜昌市各区、长阳、五峰、秭归、恩施市、利川市、巴东、宣恩、来凤、鹤峰、竹溪、房县、随州市、神农架林区
湖南	湘西土家族苗族自治州、溆浦
江西	赣州市各区、建昌镇
陕西	巴山山区、华阴、略阳、勉县、宁陕、秦岭、太白山区
四川	古蔺、乐山、泸州市江阳区、茂县、西昌、雅安
西藏	贡觉、吉隆、江达、隆子
云南	昆明市各区、富民、嵩明、大理、大姚、德宏州、富宁、贡山、广南、鹤庆、会泽、丽江、巧家、师宗、维西、文山州各县、西双版纳、新平、漾濞、宁蒗、永胜、元江、元谋、昭通

（资料来源：黄宝康，2005；黄宝康等，2006；陈冲，2013。）

二、野生蜘蛛香的生态环境特征

蜘蛛香属于阴生植物，其阴生性尤其展示在苗期；但是，根状茎已膨大、旺长的成年植株对强光、干旱和高温等胁迫具备较强的耐受力。大量野外调研证实，野生蜘蛛香普遍分布于荫蔽、潮湿的环境，并要求土壤肥沃、疏松、富含有机质，且土壤以中性或弱碱性砂质壤土最为适宜。所以，野生蜘蛛香多生长在海拔 1800～2800m 的阴湿的田埂、河谷林下、河滩、溪边、沟边或路边草丛、山谷林中、山坡潮湿地、山顶的草地、林间或草甸、林地边缘开阔地、疏林或灌木林下和田埂边等，且在绝大多数情况下为零散分布（中国科学院《中国植物志》编辑委员会，1986、2000；陈磊，2002；赵元藩，2003；石晋丽，2004；云南省药物研究所，2004；黄宝康，2005；黄宝康等，2006；关云琳等，2021）。蜘蛛香正常生长、发育所需的光通量为 2500～3000lm，约为正常日光光通量的三分之一，所需温度为 15～30℃、空气相对湿度为 65%～80%（宋容，2017）。Mondal（2022）发现，当蜘蛛香从低海拔处被移栽到高海拔处时，植株的营养节外植体能"记忆"植株的根长等长度以及质量属性。

第三节　我国蜘蛛香野生资源的渐危现状

一、我国野生蜘蛛香目前属于"渐危物种"

尽管我国野生蜘蛛香资源的分布地域很广（表 4-1）、资源储备量大，但近三十年来，因大量、无序、过度的采集，农田沟渠的硬化，除草剂的广泛使用，快速的城市化，分布地植被被破坏导致生态环境恶化等原因，我国野生蜘蛛香的分布范围以及种群和个体数量均已锐减（于兆英等，1989；陈灵芝，1993；关云琳等，2021）；目前，单靠采集野生蜘蛛香已远远不能满足国内外市场对蜘蛛香药材日益增长的需求（刁英等，2010）。事实上，早在1995年，在"建议保护的珍稀濒危常用中药物种名单"中，蜘蛛香就被列为"三级'渐危'处于减少的重要常用中药物种"（贾敏如，1995）；也就是说，蜘蛛香在自然环境中已处于"受威胁"的状态，由于人为或自然的原因，蜘蛛香在可以预见的将来很可能成为"濒危物种"。

二、我国蜘蛛香野生资源处于渐危现状的主要表现

目前，我国蜘蛛香野生资源处于渐危状态主要表现在四个方面（贾敏如，1995）。第一，野生蜘蛛香的分布区较广，但蜘蛛香资源的数量在不断减少；第二，野生蜘蛛香的生态环境不断发生改变，严重影响蜘蛛香种群和个体的生存和发展；第三，对蜘蛛香的开发、利用过度，导致蜘蛛香原料资源特别是工厂生产所需的资源骤减；第四，因自然或人为的影响，野生蜘蛛香在可

预见的将来很可能进一步处于"濒危"状态。

我们近 10 年的调研表明，蜘蛛香野生资源处于渐危状态在贵州和云南表现得尤其明显。如 2014 年，贵州省六盘水市水城县（北纬 26°33′、东经 104°57′）的野生蜘蛛香资源锐减，来自浙江和云南的购货药商在该县已经"收不起来货"，收购量明显少于往年（唐艳，2014）；10 余年前，云南省西双版纳傣族自治州景洪市（北纬 21°27′～22°36′、东经 100°25′～101°31′）和普洱市（北纬 22°2′～24°50′、东经 99°09′～102°19′）均有野生蜘蛛香分布，但至 2019 年底，因植被破坏、道路和房地产等工程建设的大规模推进等原因，野生蜘蛛香已几乎绝迹；王晨舒等（2022）也报道，随着市场对蜘蛛香需求量的增加，蜘蛛香野生资源已濒临灭绝。

因此，大量学者一再呼吁，蜘蛛香属于"疗效确切、产量有限的民间药"之一，所以，"要注意保护野生蜘蛛香资源，可有计划或分区域地采收。禁止毁灭性的滥挖、滥伐和断子绝孙式的捕捉活动"（贾敏如，1995）。

第四节　蜘蛛香资源的超低温保存

一、超低温保存及其在蜘蛛香资源保存中的作用

超低温保存，又称超低温冷冻保存，是指在液氮（-196℃）中保存细胞、组织和器官的技术，广泛应用于动物、植物和微生物种质资源的长期保存，可实现花粉、愈伤组织、体细胞胚、合子胚、种子、离体分生组织和休眠芽等的长期安全保存（Parihar et al.，2023）。该技术可作为渐危物种蜘蛛香常规保护方法的补充方法（Sharma et al.，2021）。

二、蜘蛛香超低温保存的试验操作和效果评价

目前，蜘蛛香的超低温保存以 Sharma 等（2021）的试验最具代表性。Sharma 等（2021）以蜘蛛香芽尖为材料，用两种冷冻保护剂 PVS2 和 PVS3 实现玻璃化，通过用高效液相色谱检测缬草素、乙酰缬草素、二氢缬草素和 IVHD 缬草素的含量来评价再生植株。Sharma 等（2021）证实，当芽尖在 0℃下用 PVS2 处理 110min 后，在转移到液氮后可获得最高的芽恢复率（即 91.6%），这显著高于在任何测试时间内使用 PVS3 获得的最高恢复率（即 73.3%），同时，缬草素类含量在体外保存植株和冷冻保存的再生植株之间也没有差异。所以，Sharma 等（2021）认为，该超低温保存规程适合于蜘蛛香的长期保存。

第五章　蜘蛛香的繁殖与育苗

第一节　蜘蛛香的种子繁殖与育苗

一、蜘蛛香种子繁殖与育苗的先决条件——提高结实率

多年来，蜘蛛香从业者和普通民众均将细小的、在植物学上属于瘦果的蜘蛛香果实俗称为种子（图 5-1）。

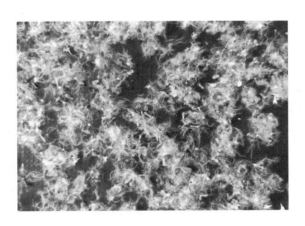

图 5-1　蜘蛛香被俗称为种子的果实
（白色绒毛为种子的冠毛）

蜘蛛香 63.49% 的结实是由自然授粉产生的，且只有 37.51% 的种子是通过自花授粉产生的；在自然条件下，野生蜘蛛香结实率偏低，单株产果量少，该现象既与蜘蛛香的花色有关也与传粉媒介稀少有关（Arun et al. , 2019）。蜘蛛香的花瓣绝大多数为白色，但花瓣外面偶尔略带淡红色或红晕，传粉可经风媒或虫媒实现。在花期通风条件佳或起风较频繁的地域，蜘蛛香的结实率略偏高。种植区尤其是较高海拔种植区的蜜蜂等传粉昆虫稀少，是蜘蛛香结实率偏低的关键原因之一（万新，2007）。

多年来，栽培驯化已被确认可提高蜘蛛香的结实率（江西新中医学院，1986；中国科学院《中国植物志》编辑委员会，1986、2000；国家中医药管理局《中华本草》编委会，1999；陈磊，2002；石晋丽，2004；黄宝康，2005；黄宝康等，2006；万新，2007）。在野生蜘蛛香的栽培驯化中，除了可通过改善水、肥和通风条件，控制病、虫和草害等来优化植株的生长发育，改善植株生殖生长来提高结实率外，近年，蜘蛛香从业者，尤其是在较高海拔地区的从业者，还尝试通过增加传粉昆虫来改善蜘蛛香的授粉效果。此外，Arun 等（2019）证实，到访昆虫不仅可显著提高蜘蛛香种子的活力，而且可提高种子的质量和发芽率。目前，放养蜜蜂已被作为提高蜘蛛香结实率的有效方法之一。王有为等（2006）建议，可将蜘蛛香的制种田设计在棚网中或在花期临近时对植株群体覆盖遮阳网，当约25%的花开放时，按照15~20 只/m² 的密度在网中投放意大利蜜蜂（*Apis mellifera ligustica* Spinola）；如制种田无棚网覆盖，则可放养中华蜜蜂（*Apis cerana* Fabricius）。实践证明，通过放养蜜蜂可明显提升蜘蛛香花的授粉效果，且简单易行、省时省力（王有为等，2006；万新，2007），同时，可为新产品"蜘蛛香蜂蜜"的开发奠定基础（赵昶灵等，2020）。

二、蜘蛛香种子的收集与保存

（一）蜘蛛香种子的收集

1. 蜘蛛香种子收集的困难

果柄上的蜘蛛香种子由绿略带紫转为黄绿、黑褐或褐色即意味着种子已成熟。但是，在野外开放环境中，成熟的蜘蛛香种子很难被高效收集到，主要原因有四个。第一，蜘蛛香部分花是不结实的，故结实率低，同时，种子的成活率也因不饱满等因素而低，万新（2007）报道种子的自然成活率甚至会低至 0.5%，所以，蜘蛛香的单株种子量少。第二，蜘蛛香的花序属于顶生伞房状聚伞花序，花的开放具有渐进性，故果期长；植株群体和单株种子的成熟均不同步，故收集种子不得不连续、长时间进行，可长达 4~5 个月（《全国中草药汇编》编写组，1975；胡定绶，1995）；如收集过早，种子未成熟，发芽率低甚至不发芽，如收集过晚，大量种子早已从果柄上脱落或被风吹走。第三，蜘蛛香种子一旦成熟就极易且很快从果柄上脱落；因种子长仅约2mm、宽仅约1.1mm（图3-6 和图5-1），1000~2500 粒种子的质量约 1g。所以，要快速寻找、收集掉落到地上、与其他植物脱落物以及土壤颗粒相混杂的种子是非常困难的。第四，蜘蛛香的种子易随风飘散，尤其在云南和贵州等高原地区，种子成熟时，大风频发，风力强劲，不仅大大加速了种子的成熟和脱落，而且将具备冠毛、在气流中有持久悬浮能力的种子吹得十分遥远，几乎无影无踪（江西新中医学院，1986；中国科学院《中国植物志》编辑委员会，1986；国家中医药管理局《中华本草》编委会，1999；陈磊，2002；石晋丽，2004；黄宝康，2005；黄宝康等，2006；万新，2007）。

2. 蜘蛛香种子收集的时间和主要方式

目前，在中国大多数蜘蛛香种植区，蜘蛛香种子的收集主要集中在 3 月下旬至 5 月上旬，且在晴天或阴天进行；收集可通过三种方式进行。

（1）手工收集 当种子进入成熟期时，采取徒手或用镊子等方式将充分成熟的种子摘下、装于牛皮纸袋或尼龙袋中，也可先将成熟种子和果柄一起摘取，置阴凉干燥处，将种子抖落后收集。在收集过程中，既可挑选出饱满的优质种子，也可对种子进行分级。很显然，手工收集的效率低、劳动量大，难以大规模实施。

（2）网袋收集 第一，借助尼龙网袋收集。当约 90% 的花凋谢、种子开始成熟时，用尼龙网袋从上往下套住花序，袋中设小木棍等支架将网袋撑开、使网袋不妨碍花序的正常生长和后续花朵的开放，将袋口在花序下面围绕花梗扎紧，成熟的种子会掉落在扎紧处；当种子积累至一定数量、植株开始倒苗前，轻轻弯曲花梗、倾斜网袋，同时松开扎口，抖动网袋，使种子从网袋内侧掉落、聚集到袋子底部，取下网袋即可完成收集（图 5-2）（王有为等，2006；万新，2007；姜宗庆等，2016）。第二，借助纱布袋收集。用医用纱布缝成（35～40）cm×（35～40）cm 大小的袋子，在开花后约 7d，将袋子套在花序上，将袋口在花序下围绕花梗扎紧；当种子呈黄褐色、花梗开始枯萎时取回袋子，让种子和果柄在袋中阴干 3～5d，将种子抖出，剔除果柄、叶片等杂物即可完成收集（王有为等，2006；万新，2007；姜宗庆等，2016）。

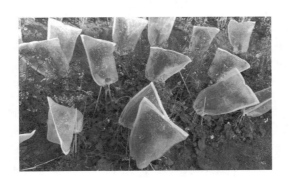

图 5-2 蜘蛛香种子的网袋收集

（3）车载吸尘器收集 将车载小型吸尘器吸口倾斜向上、对准成熟的种子及其果柄，种子连同部分果柄可被吸至吸尘器中；倒出吸取物，挑出种子，去除杂物即可完成收集。但是，该方式要求制种田附近有电源、在田间布置足够长的电线，且需拉电线的人和操作吸尘器的人等多人配合。所以该方式成本较高，不太适合大规模、长期的收集。

（二）蜘蛛香种子的保存

收集的种子应尽快晒干或风干，然后储存于通气良好的普通纸袋、牛皮纸袋、棉布袋、纱布袋和尼龙袋以及硅胶干燥器等材料或器物中，且置阴暗、干燥处。如需保存较长时间，则应冷藏种子。但是，种子最好即采即播。此外，即使储藏条件合适，种子储存也不宜超过 1 年，否则种子的活力会大幅下降（黄宝康，2005）。

三、提高蜘蛛香种子发芽率的预处理

大量研究认为，充分成熟的蜘蛛香种子不存在休眠期或休眠期很短；一般认为，种子在收集后只要环境条件适宜即可立刻进行播种（江西新中医学院，1986；中国科学院《中国植物志》编辑委员会，1986、2000；国家中医药管理局《中华本草》编委会，1999；陈磊，2002；石晋丽，2004；黄宝康，2005；万新，2007）。但是，Kaur 等（1999）报道，蜘蛛香种子也会长时间处于休眠状态，故在播种后萌发很慢，该现象可能与种子未充分成熟有关。实践表明，在收集后立即、直接播种的情况下，蜘蛛香种子的发芽率常很低，多数种子甚至不萌发（陈磊，2002；石晋丽，2004；黄宝康，2005；万新，2007）。所以，在播种前，为了提高发芽率，常对种子进行下列两种处理。

（一）恒温或变温处理

在为蜘蛛香种子供应适当水分的前提下，用特定的恒温条件或周期性的变温条件处理种子一段时间。如姜宗庆等（2016）报道，将种子进行常规消毒后以恒温或变温条件进行处理，前者是将种子置 25~30℃蒸馏水中浸泡 6~12h，后者是将种子置 5℃、10℃ 和 15℃温箱中 7d、14d 和 21~28d，两种方式均可提高种子的发芽率。

（二）高锰酸钾+赤霉素处理

在播种前，用高锰酸钾溶液和赤霉素溶液浸泡种子一段时间，前者的作用是杀灭种子上的、在播种过程中可导致种子发霉、腐烂的有害菌类，后者的作用是打破种子的休眠（蓝海等，2018）。但是，前人研究发现，赤霉素处理对蜘蛛香种子发芽率的提升效应是不显著的（江西新中医学院，1986；中国科学院《中国植物志》编辑委员会，1986、2000；国家中医药管理局《中华本草》编委会，1999；陈磊，2002；石晋丽，2004；黄宝康，2005；黄宝康等，2006；万新，2007）。云南自然谷生物开发有限公司的蓝海等（2018）发现，先用 0.3%~0.8%高锰酸钾溶液浸泡蜘蛛香种子 30~40min，然后取出种子、用布袋覆盖，再用高锰酸钾溶液淋于布袋上、渗浸种子 20min，最后用清水冲洗种子至水无色，再将种子用赤霉素溶液按 50~100mg/kg 用量浸泡 18~36h，可明显打破蜘蛛香种子的休眠、使种子的萌发率达 85% 以上，且种苗粗壮，根系发达。

四、蜘蛛香的播种和育苗

（一）播种、育苗时间的控制

在某些气候适宜的种植区，蜘蛛香的播种、育苗可常年、不间断进行，对成熟种子可即收即播，如在滇中地区，播种、育苗在一年内可实施三茬，每茬持续时间为 3~4 个月。

对于我国大部分蜘蛛香种植区，播种一般分为秋播和春播两种模式。在海拔不高于 1000m 的种植区，播种一般为秋播，即于 9~10 月完成，播种宜在立冬前后进行，以确保苗在入冬前能长出 3~5 片真叶而顺利越冬。对于海拔高于 1400m 的种植区，播种宜春播，即在 3 月中下旬~5 月中旬，当地温稳定在 5℃ 以上、土壤彻底解冻时进行。研究证实，秋播蜘蛛香的药材产量常高于春播的，可能是因为秋播可延长蜘蛛香的生育期，利于蜘蛛香的干物质积累。通常在播种后 3~4 个月、当苗长至 15~20cm 高时就应进行大田移栽（胡定绥，1995；万新，2007）。

（二）播种、育苗方式的设计

因规模、设备、成本和时间等因素的差异，目前蜘蛛香的播种、育苗主要有两种方式。

1. 培养皿+营养袋式

将预处理后的蜘蛛香种子按适当密度放于铺有 2 层滤纸的培养皿内；加适量蒸馏水、保证种子有 1/2~2/3 的体积未被淹没，盖上培养皿盖、置培养箱内，温度为 25℃，光强为 2000~3000lx，每天光照时间（光期）为 10~14h，不时轻微震摇、补充水，一般 5~7d 种子可发芽、长根（姜宗庆等，2016）。当芽长至 1.5~2.0cm 时，将种子转移至直径为 5~7cm、高约 10cm、填充了腐殖土的黑色塑料营养袋中，每袋约 5 粒，适量、适时浇水。当苗长至 15~20cm 高时进行移栽。

2. 苗床式

（1）苗床准备　因蜘蛛香属阴生植物，在苗期（从种子萌发至移栽大田后的 3~4 个月）特别忌强光、高温和干旱等非生物胁迫。在云南，强烈的中波紫外线是严重威胁蜘蛛香幼苗生存的最关键因子，如在旱季（11 月~次年 4 月）（陈宗瑜，2001），暴露在阳光下的蜘蛛香苗在 2~4d 内即被晒死。所以，蜘蛛香苗床须选取遮阳条件良好的地块或布置在遮阳棚或遮阳网内。通常，可在林间、白色塑料膜温棚或单层遮阳网苗圃内，选向阳、避风、湿润、肥沃、平整、土质疏松、排水良好的砂（质）壤土地块作为苗床用地。将土壤深翻 10.0~20.0cm，同时按 2500~3000kg/亩施加农家肥作为种肥。将苗床起垄，垄高 5.0~15.0cm，出于方便日常管理，每个苗床最好设为（1.0~1.5）m×（4.0~5.0）m，苗床间距设为 30cm，将床面耙平，使苗床床边紧实、土细而净、上松下实。

（2）播种　播种既可在苗床上开沟后进行条播也可在床面上直接撒播。播种时，是否事先添加基质与种子拌匀则主要取决于苗床土壤的肥沃程度。一方面，如苗床含腐殖土较多、土壤肥沃，则不必对种子添加基质。如采取条播方式，即在平整的垄面上以 8~10cm 间距开出 0.5~1cm 深的沟，将种子以 2~3 粒/cm 的密度均匀放置于沟内，再对种子覆盖约 0.5cm 厚的过筛细土，轻轻镇压后浇透水（万新，2007）。如采取撒播方式，则将垄面耙平、对垄面浇足底水，然后将种子以 3~4 粒/cm 的密度均匀撒在垄面，再覆盖约 0.5cm 厚的细土。另一方面，如苗床含腐殖土偏少、土壤较贫瘠，则最好事先对种子添加基质、拌匀后再播种，且最好采取撒播方式。基质可以是干净、消过毒的细沙、细土，也可以为特制的、添加了肥料的混合物，如由腐熟肥 20份、土 50 份和砂 30 份拌成的，可实现种子快速发芽，并促使种苗粗壮、根系发达的基质，其中，腐熟肥可由烟梗 6~10 份、雷公藤（*Tripterygium wilfordii* Hook. f.）8~12 份和百部 [*Stemona japonica*（Blume）Miq.] 8~12 份经发酵制成；一般，种子与基质按质量比 1:（20~40）拌匀，再均匀撒在苗床上，最后覆盖约 0.5cm 厚的基质（蓝海等，2018）。播种时如遇连续晴天，可于播种结束后在床面盖一层稻草，以保持苗床的土壤湿润，出苗后则须及时撤去稻草。通常，播种后 7~10d 即可出苗。

苗床播种须注意播种深度和播种量两个关键参数。首先，蜘蛛香的种子细小，故务必进行浅播，以保证种子停留在浅层或表层土壤中、能拥有良好的通气条件；在我国大多数种植区，播种深度常控制为 0.5~1.0cm。其次，播种量主要取决于种子的质量，多为 0.5~1.0kg/亩，如种子饱满、成熟度高，播种量可略降低。

（3）播种后苗床管理　播种后的苗床管理主要包括浇水、保温、施肥、除草和间苗。浇水是首要事务，浇水的频率和浇水量须据天气、土壤墒情和棚内湿度决定，以少量、多次为原则，确保苗床土壤持续湿润而垄面上不积水。一般，在出苗初期，宜每隔 5~6d 浇水 1 次，以后可每隔半月或 1 月浇水1 次。浇水最好以喷雾方式进行，切不可将种子从土中冲出，也不可冲起大量土粒将种子深埋。苗床温度宜保持在 18~22℃，在秋、冬季存在冷害、霜冻或播种时温度持续偏低的种植区，应在苗床上覆盖地膜以保温、保湿，至次年春天温度回升、出苗后，才在阴天或晴天傍晚撤去地膜。如幼苗成片变黄，多是因缺氮，可喷淋0.3%尿素（万新，2007）。在整个苗期，应及时拔除苗床杂草。当苗长至15~20cm高时即可进行大田移栽（万新，2007；何继祥等，2008），如不能及时移栽、苗床上苗的密度严重过高，应及时间苗，将多余幼苗移栽到其他苗床上。

第二节　蜘蛛香基于根状茎的分株繁殖与育苗

一、蜘蛛香根状茎的繁殖潜力

植物的根状茎简称根茎。根状茎属于变态地下茎之一，蔓生于土层下、储藏有丰富的营养物质，可存活一至多年，故能保证植物在地下以地下部器官的形式存活多年。根状茎具明显的节和节间，叶退化成非绿色的鳞片叶，但叶腋中的腋芽或根状茎的顶芽均具备形成新地上部器官的潜能，同时节上可产生不定根。所以，在适宜的条件下，根状茎可形成新的植株，从而实现植物的无性繁殖（强胜，2017）。

在自然条件下，蜘蛛香肥厚、粗大、圆柱形或扁圆柱形的根状茎是其繁殖器官之一。蜘蛛香根状茎具密集的节，节间均有密集的潜伏芽；如条件合适，每个芽都可生长、发育成一个完整的新植株（中国科学院《中国植物志》编辑委员会，1986、2000；国家中医药管理局《中华本草》编委会，1999；陈磊，2002；石晋丽，2004；黄宝康，2005；何继祥等，2008；关云琳等，2021）。因此，在大田种植中，蜘蛛香的根状茎可作为蜘蛛香分株繁殖的器官，故被民众俗称为"种根"，而由根状茎茎段形成的新植株则被俗称为"种苗"（图5-3）（《全国中草药汇编》编写组，1975；胡定绶，1995）。目前，在云南省丽江等地区，基于根状茎的分株繁殖已被作为蜘蛛香繁殖的主要方式（关云琳等，2021）。

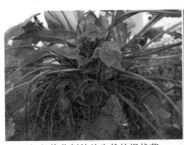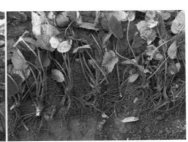

（1）待分割的丛生状的根状茎　　　　（2）从根状茎分割出的种苗植株

图5-3　蜘蛛香基于根状茎的分株繁殖

二、蜘蛛香根状茎的采集与种苗的准备

(一)根状茎采集的适宜时机

　　一般,当蜘蛛香植株地上部冠幅的最大直径达 20~30cm 时,地下部常已有大量根状茎形成,且部分根状茎节上的芽已开始生长、即将发育为新的植株(图 5-3),故此时是采集根状茎的适宜时机。实践发现,适度的强光和干旱可促进蜘蛛香根状茎的生长和膨大,也就是说,可提高蜘蛛香分株繁殖的效率。在种苗生产中,采集根状茎可在每年秋季土壤封冻前或翌年春季植株尚未萌发时进行,也可在秋季结合蜘蛛香药材的采收进行(万新,2007)。挖取蜘蛛香全株宜在阴天、植株器官的蒸腾速率较小、地块较干燥时进行,如不得不在晴天挖取,则宜在 9:00~11:00 或 15:00~18:00 气温偏低时进行。

(二)根状茎种苗的准备

　　用锄头、铁锹或其他工具从垄的旁侧开始、沿与垄向几乎垂直的方向、距离植株 5.0~10.0cm 的位置将植株完整挖出,挖掘深度为 15.0~20.0cm,轻轻抖落根状茎和不定根上的泥土、杂物,在挖掘和抖落的过程中须尽可能不弄断、不损伤不定根;然后,将相对独立的根状茎直接掰开或用不锈钢剪刀剪开,再将每条根状茎据芽、节和不定根的数量和分布剪成 2~4cm 长的茎段,即可获得种苗(图 5-3)(关云琳等,2021)。

　　种苗的准备常涉及四个关键点。第一,保证每个根状茎茎段上有芽 1~3 个、根节 1~2 个,且保留尽可能多的不定根(胡定绥,1995;何继祥等,2008);第二,在保证每个茎段有芽的前提下,切取的茎段越多,获取的种苗就越多,依托根状茎进行分株繁殖的系数就越大;第三,移栽时,如种苗的芽已长出较大茎、叶,应将茎、叶去掉约 1/3;第四,种苗应立刻移栽,如当天栽不完,应将其暂时假植于阴凉处、较湿润的土壤中。

三、蜘蛛香根状茎种苗的种植与培育

(一)苗床准备

　　蜘蛛香根状茎种苗苗床的准备过程与"蜘蛛香的播种和育苗"中的苗床准备完全相同。但是也有农户,如云南丽江地区,不作苗床,而将种根、种苗直接进行大田种植(关云琳等,2021)。

(二)种苗种植的时机和方法

　　1. 种植时机

　　制约根状茎种苗种植时机的关键因素是地温。一般,在早春,当地温稳定高于 3~4℃时,即可进行种苗种植(胡定绥,1995);而且,种植最好在阴

天进行，如不得不在晴天进行，须要求种植地具备良好的灌溉条件。

2. 种植方法

目前，根状茎种苗的种植多采取条种（栽）法。首先，在苗床平整的垄面上以 15~20cm 间距开出 2~4cm 深的横沟或直沟，将种苗按株距 5~10cm 均匀放入沟中，此时，可将种苗的不定根蘸取少许能促进根系形成和发育的生根粉后再放入（万新，2007；何继祥等，2008），或事先将种苗的切口蘸草木灰并适当晾晒（关云琳等，2021）；如苗的个头较大、苗较壮实，株距宜稍微加大，反之，株距宜稍微减小；放置种苗时须保证所有种苗上的芽向上、不定根向下。然后，刨起部分沟底细土将不定根尽可能舒展地埋入。最后，对不定根覆盖 0.5~1.0cm 厚的过筛细土，可用开第 2 沟的沟土覆盖于第 1 沟的不定根上，以此类推；覆土时须确保芽露出地面，且覆土厚度还应考虑栽种时间，一般，秋种宜深（即覆土稍厚）、春种宜浅（即覆土稍薄），种植过深或覆土过多，均会妨碍芽的生长，并导致根状茎快速腐烂。种完应立刻浇水，且首次浇水应浇足定根水。

（三）种苗种植后的苗床管理

种苗种植后的苗床管理主要注意两方面，一是确保苗床及时具备适当的遮阳条件，尤其是在种苗返青前，二是浇水须及时、足量。种苗的不定根恢复生长和吸收功能需要一段时间；强光和干旱是导致种苗生长停止甚至死亡的首要胁迫，适当遮阳和浇水是决定苗是否及时恢复生长、是否最终成活的关键。其余管理措施，如保温、施肥、除草和间苗等，均与"播种后苗床管理"的类似。一般，如种苗在秋季种下，第二年春才会出苗，如在春季种下，在春末、夏初即可出苗；当苗长至 15~20cm 高时，可进行移栽（万新，2007；何继祥等，2008）。

第三节　蜘蛛香的组织培养繁殖与育苗

一、蜘蛛香组织培养的内涵和理论基础

（一）蜘蛛香组织培养的内涵

蜘蛛香的组织培养，简称组培，也称为离体培养、试管培养，在内涵上有广义和狭义之分，所使用的培养基均以 MS（Murashige and Skoog）培养基为基础配制而成（Murashige et al.，1962；兰振水，2012；Gehlot et al.，2022）。在广义上，蜘蛛香组培是指，从蜘蛛香植株分离出符合需要的外植体，如形成层、花药、胚乳和皮层等组织，根尖、茎尖、叶、花、未成熟的果实和种子等器官，体细胞和生殖细胞等细胞以及原生质体等，通过无菌操

作，在人工控制条件下，在培养基上进行培养、形成愈伤组织，以生产蜘蛛香植株、活性成分或其他具经济价值的产品的过程（Pandey et al.，2020；Pandey et al.，2020a；Gautam et al.，2021）。在狭义上，蜘蛛香组培是指，用蜘蛛香的形成层、分生组织、薄壁组织和叶肉组织等组织进行组织层次的培养，以获得再生植株（毛自朝，2016；Gehlot et al.，2022；Morinaka et al.，2023）。

（二）蜘蛛香组织培养的理论基础

蜘蛛香组培的理论基础是细胞全能性。蜘蛛香植株的每个细胞都包含着蜘蛛香这一物种的全部遗传信息，从而具备发育成完整植株的能力；在合适的条件下，每个细胞都能发生脱分化，然后再在一定条件下发生再分化，最后形成一新植株（毛自朝，2016；Morinaka et al.，2023）。其中，脱分化是指，已分化的蜘蛛香器官、组织或细胞在离体培养时又恢复细胞分裂能力并形成与原有状态不同的细胞的过程，新形成的细胞群称为愈伤组织；再分化是指，在适宜的培养条件下，愈伤组织细胞又分化为胚状体或直接分化出根和芽等器官而形成完整植株（毛自朝，2016）。

二、蜘蛛香组织培养繁殖与育苗的主要步骤

（一）外植体的采集、清洗、消毒和分割

　　1. 蜘蛛香组培中选用的外植体

大量研究表明，蜘蛛香组培中可选用的外植体主要包括发育良好、无病虫害、无机械破损的顶芽、侧芽、叶柄、叶片、地上茎的茎段以及地上茎和根状茎的节等（Mathur et al.，1988；Mathur et al.，1991；Kaur et al.，1999；兰振水，2012；Singh et al.，2015；余乐等，2018b；Pandey et al.，2020；Pandey et al.，2020a；Gautam et al.，2021）。

　　2. 外植体的采集、清洗和消毒

为了减少污染发生的概率，外植体的采集最好在晴天或阴天、植株上无露水或雨水时进行。选取生长良好的植株，切割下外植体器官，将器官置自来水下冲洗 1h 以上，剥去外植体的表皮、老叶，轻轻刷掉外植体上的短柔毛。在超净工作台上用蒸馏水或含吐温-20 的蒸馏水漂洗外植体，将其放入 70%~75%乙醇（体积分数，下同）中浸泡 30~60s 消毒并浸润其表面，然后用无菌水冲洗 4~5 次，再用加了 1 滴表面活性剂的 5%~20%次氯酸钠将外植体进行表面消毒 5~30min、取出后用无菌水冲洗至少 3 遍，或用 0.1%~1.0%氯化汞（俗称升汞）将外植体浸泡消毒 2~16min、取出后用无菌水冲洗 5 遍以上，再将外植体在无菌水中振荡、漂洗，以彻底清除氯化汞；最后，用无菌滤纸吸干外植体上的水分（兰振水，2012；余乐等，2018b）。外植体也可

先用0.2%多菌灵（含0.1%吐温−20）浸泡6min，再用0.1%氯化汞浸泡3min，最后用无菌水漂洗进行表面消毒（Kaur et al.，1999）。

3. 培养前外植体的分割

在超净工作台上先切去外植体与消毒剂接触过的切面，再将外植体切成小块。一般，将幼嫩顶芽和地上茎茎段切成1~3mm长的小段，将根状茎侧芽切为0.5cm长的小块，将叶柄切为1.0cm长的小段，将叶片切为面积为0.25~1.00cm^{2}的小片。分割得太小会使外植体在培养中不易成活，太大则会削弱外源植物生长物质对外植体的作用（兰振水，2012；余乐等，2018a、2018b）。

（二）愈伤组织的诱导

1. 培养基的设计、配制、分装与灭菌

（1）设计　蜘蛛香"愈伤组织诱导培养基"涉及液体培养基和固体培养基，二者均以MS培养基为基本培养基（Murashige et al.，1962）。但是，迄今为止，不同研究者对"愈伤组织诱导培养基"设计与配制的报道仍不尽相同。其中，液体培养基一般为MS培养基加3.0mg/L萘乙酸（naphthalene acetic acid，NAA）和0.25mg/L激动素（kinetin，KT）（Mathur et al.，1991），MS培养基加16.1μmmol/L萘乙酸和0.93μmmol/L激动素（Mathur，1992），MS培养基加萘乙酸、2,4−二氯苯氧乙酸（2,4−dichlorophenoxyacetic acid，2,4−D）和激动素（邓君和谈锋，2000）；固体培养基则一般为MS培养基加入3%蔗糖（质量体积比）、100mg/L肌醇、6−苄基腺嘌呤（6−benzyladenine，6−BA）、吲哚乙酸（indoleacetic acid，IAA）或萘乙酸、0.8%琼脂（质量体积比）、调pH为5.8（Kaur et al.，1999），MS培养基加入3%蔗糖（质量体积比）和0.7%琼脂（质量体积比）、调pH为6.0，或MS培养基加2,4−二氯苯氧乙酸3mg/L、6−苄基腺嘌呤0.3mg/L、蔗糖3%（质量体积比）和琼脂0.7%（质量体积比）（pH 5.6~5.8）（Castillo et al.，2000；兰振水，2012；余乐等，2018a、2018b）。

一般愈伤组织多用固体培养基诱导，其中，琼脂浓度一般为0.6%~0.7%（质量体积比），pH一般为5.6~6.0（兰振水，2012；余乐等，2018a、2018b）；此外，实践发现，当培养基中2,4−二氯苯氧乙酸浓度相同时，6−苄基腺嘌呤的浓度越大，愈伤组织的诱导率越高；Pandey等（2020b）报道，1.5mg/L萘乙酸加15μmmol/L一氧化氮供体硝普钠（sodium nitroprusside，SoNP）能导致最高的愈伤组织诱导率，即约91.18%。

（2）配制　配制MS培养基时，一般先将各成分配成100倍母液，母液浓度一般为1.0mg/mL，使用时将母液稀释100倍。配制母液时，须充分考虑成分的溶解性特征，如配制生长素类物质的母液时，一般先用少量95%乙醇或 1.0mol/L 氢氧化钠溶解物质，而配制细胞分裂素类物质的母液时，须先用 1.0mol/L 盐酸溶解物质。母液的吸取最好用微量可调移液器进行；培养基 pH 的调节则常用 1.0mol/L 盐酸和 1.0mol/L 氢氧化钠。

（3）分装与灭菌　将培养基用三角瓶分装后，用封口膜或牛皮纸封闭瓶口，并用橡皮筋或绳子扎紧，再放入高压灭菌锅于 121℃ 灭菌 20~30min；冷却，待培养基凝固后备用（兰振水，2012；余乐等，2018a、2018b）。

2. 外植体的接种与愈伤组织的诱导

将外植体小块接种在愈伤组织诱导培养基中，一般每瓶接种 5 个小块；培养室温度设为 25~27℃ 或（25±2）℃，光照强度设为 2000~3000lx，每天光期设为 10~16h；一般，小块在培养 7d 后即可形成愈伤组织（Kaur et al.，1999；余乐等，2018a、2018b）。

实践证实，不同外植体在愈伤组织形成速度和发生褐变的可能性方面均存在明显差异，如根状茎侧芽在培养 6~8d 后开始膨大，30d 后可形成较多愈伤组织；叶柄在培养 5d 左右基部先膨大，随后顶端膨大，叶柄颜色由绿变浅，30d 后可形成较多愈伤组织，但特别容易发生褐变；叶片在培养 7d 时在叶缘处产生晶状体，在培养 23d 左右可形成大量愈伤组织，但容易出现不同程度的褐变。

（三）分化诱导培养

1. 出芽诱导

目前，诱导蜘蛛香愈伤组织出芽效果最好的分化诱导培养基：MS 培养基加 5.0mg/L 激动素或 6-苄基腺嘌呤和 1.0mg/L 吲哚乙酸（Mathur et al.，1988），MS 培养基中加 1.0mg/L 激动素和 0.25mg/L 萘乙酸（Mathur et al.，1991），MS 培养基中加 6-苄基腺嘌呤 2.0mg/L、吲哚丁酸（indolo butyric acid，IBA）0.2mg/L 和水解乳蛋白（lactoalbumin hydrolysate，LH）800.0mg/L（兰振水，2012；余乐等，2018a、2018b）和 MS 培养基中加 3.0μmol/L 6-苄基腺嘌呤（Singh et al.，2015）等。Pandey 等（2020a）和 Pandey 等（2020）报道，MS 培养基中加 2mg/L 苄氨基嘌呤（benzyl amino purine，BAP）可促进出芽；Pandey 等（2020a、2020b）报道，10%椰子水是诱导出芽的最佳生长调节剂，培养基中增添硝普钠可促进芽丛的形成，10%椰子水加 15μmol/L 硝普钠能实现最高的出芽率，即出芽率约 89.32%，而且，在不需要单独的生根培养基的条件下，椰子水和椰子水加硝普钠就能实现大量生根。

诱导出芽时，先将愈伤组织转接到分化诱导培养基中实施初代培养，培养时的温度、光强和每天光照时间（光期）均与愈伤组织诱导培养时的完全相同。培养 7d 后，愈伤组织上开始出现萌芽，15~20d，小芽明显长出。当芽长至 1.0~1.5cm 长时，切取芽段和愈伤组织，接种到增殖培养基（即在 MS

培养基中加入 6-苄基腺嘌呤 1.5mg/L、激动素 0.5mg/L 和吲哚丁酸 0.2mg/L 中，培养 10~15d，愈伤组织上形成不定芽的芽丛。15~20d，芽分化出苗时，及时通过分离芽丛以及切割茎段等扩繁方式进行继代培养一至数代；其中，如芽丛的芽太小，可先切割芽丛、获得芽丛小块，将小块在 MS 培养基中培养到稍大时，再分离小块进行继续培养（兰振水，2012；余乐等，2018a、2018b）。

在上述初代培养中，可采取以下措施防止或减轻外植体及其愈伤组织的褐变。第一，尽可能选取幼嫩的、旺盛生长的外植体；第二，通过调整培养基的无机盐成分和植物生长调节物质浓度以及培养温度和及时实施继代培养等手段改善培养条件、优化培养流程；第三，在培养基中添加半胱氨酸和抗坏血酸等抗氧化剂以及 0.1%~0.5% 的活性炭等，Pandey 等（2020b）报道，培养基中添加硝普钠能显著减少愈伤组织的褐变，使组织得以恢复和再生；第四，在培养过程中进行连续转移，即每培养 2~24h，立刻将外植体转移到新的培养基上，如此连续处理 7~10d（王法章等，2016）。

2. 生根培养

当继代培养连续进行了数代、使无根苗足够多、能达到边繁殖边生根的目的时，须将部分无根苗及时转接到生根培养基上，否则苗会发生黄化、老化或因培养瓶中过分拥挤而导致无效苗、弱苗增多，既降低组培育苗的效率，又造成育苗中的巨大浪费和成本上扬。

生根培养基一般为 MS 培养基中加 1.0mg/L 激动素和 0.25mg/L 萘乙酸（Mathur et al.，1991），MS 培养基中加 5.0mg/L 激动素和 1.0mg/L 吲哚乙酸（Mathur et al.，1991），MS 培养基中加 0.89~2.22μmol/L 6-苄基腺嘌呤或 0.93~4.60μmol/L 激动素（Mathur，1992），1/2 或 1/4 MS 培养基加 0.5~2.0mg/L 萘乙酸或吲哚乙酸（兰振水，2012；余乐等，2018a、2018b）。已发现，在生根培养中，苗的根数、根长和生根率均随萘乙酸浓度的增加而增加。类似地，Gautam 等（2021）报道，50mg/L 的萘乙酸处理 30min 对顶芽的生根诱导效果最佳。

无根苗在生根培养基上培养 30~35d，长出数条浓密而粗壮的不定根，甚至形成根丛，且苗高 4~5cm、根长 3~4cm 时，应将培养瓶转移到自然光下 2~3d，使苗长得壮实，然后打开瓶口封闭物 1~2d，使苗适应较低湿度的自然环境，最后炼苗，使苗完全适应外界条件（兰振水，2012）；实践证实，炼苗后的组培苗在移栽大田后的成活率可高达 95% 以上（余乐等，2018a、2018b）。

在上述继代培养中，无根苗可能因培养基中细胞分裂素水平偏高以及培养瓶中空气湿度过大、透气性差等原因而发生玻璃化，不宜被诱导生根。该现象可采取以下措施来解决，如，增加光照的强度和时间；促进培养瓶通风，最好进行二氧化碳施肥；降低培养温度或进行变温培养；增加培养基的溶质水平，以降低培养基水势（water potential，ψ_w）；降低培养基中细胞分裂素的含量，适量加入脱落酸（abscisic acid，ABA）和聚乙烯醇等以及减少培养基中含氮化合物的用量（高弘扬，2018）。

（四）炼苗

1. 基质准备

炼苗常在特殊基质中进行。基质一般为珍珠岩、蛭石和沙子等具备良好通气性、保湿性、易灭菌且不利杂菌滋生的颗粒状物质与草炭土、腐殖土和堆肥等能增加黏着力、具备一定肥力的物质混合而成。常见的基质配方为沙子∶土壤∶堆肥（1∶1∶1）（Kaur et al.，1999）、珍珠岩∶蛭石∶草炭土（或腐殖土）（1∶1∶0.5）、珍珠岩∶草炭土（1∶1）、沙子∶草炭土（腐殖土）（1∶1）（兰振水，2012；余乐等，2018a、2018b）。基质在使用前应进行灭菌处理，如高压灭菌或烘烤灭菌等，也可在基质中掺入75%的百菌清可湿性粉剂200~500倍液灭菌；最后，将基质分装在软塑料钵或育苗盘中，浇透水，备用（兰振水，2012；余乐等，2018a、2018b）。

2. 组培苗栽植

组培苗在炼苗基质中的栽植一般在18~22℃进行。用一根棍子在基质中捅出深约1.5cm的小孔，从培养瓶中取出已长根的苗，用自来水洗去根上的残留培养基、以防培养基导致杂菌滋生，也可将苗放在50%多菌灵1000倍液中浸泡10min（兰振水，2012；余乐等，2018a、2018b）。尽量不对苗造成机械损伤，因为苗受伤，尤其是不定根的折断等损伤，是苗在栽植后死亡的重要原因之一。将苗插入孔中，把苗周围的基质压实，浇水少许，将苗移入空气相对湿度达90%以上的环境中。一般，栽植15~20d，苗即长出新叶及新根（兰振水，2012；余乐等，2018a、2018b），当苗高达15~20cm时，即可进行大田移栽（万新，2007；何继祥等，2008）。

3. 组培苗栽植后的管理

在组培苗栽植后的管理主要涉及五个方面。

第一，空气相对湿度的控制。控制的原则为"先高后低，逐步降低"。在栽植后的5~7d，将基质和床面浇透水，最好在床面搭设小拱棚，浇水以喷雾方式进行，保持拱棚的薄膜上出现水珠、空气相对湿度达70%~80%；5~7d，如苗长势良好，应逐渐减少浇水频率和浇水量，并将拱棚两端打开以通风；约15d后，揭去拱棚薄膜甚至拆去拱棚，进一步减少浇水频率和数量，促进苗长粗壮。在炼苗过程中，不可浇水过多，且在浇水后应迅速沥除过多的水（兰振水，2012；余乐等，2018a、2018b）。

第二，适宜温度的维持。组培苗生根和正常生长的适宜温度均为 18～20℃。温度过低会使苗生长缓慢或死亡，所以在冬、春季地温较低时，应考虑覆盖地膜或用电热线等手段加温苗床；但是，温度过高，不仅会使苗蒸腾过旺，而且也会促进菌类的迅速、大量滋生（Mathur et al.，1988；余乐等，2018a、2018b）。

第三，适宜光强的设置。在栽植初期，须保证光强较弱，如在拱棚上加盖遮阳网或报纸等、防止阳光灼伤苗和增大苗的蒸腾速率。在苗正常生长后，应逐渐增强光强，在栽植后期，可直接用自然光照射，以强化苗光合性能和抗性，但是，光强最好控制在 4000lx 左右，因为光强过强会加大苗的蒸腾失水（兰振水，2012；余乐等，2018a、2018b）。

第四，病原菌的防治。组培苗在炼苗前处于无菌环境，在炼苗过程中处于开放式的有菌环境，苗被病原菌侵染的可能性很高。所以在炼苗时，应合理使用杀菌剂，如使用"多菌灵"或"托布津"等的 800～1000 倍液喷施，一般 7～10d 喷施一次（兰振水，2012；余乐等，2018a、2018b）。

第五，施肥管理。组培环境营养丰富而完善；在栽植于炼苗基质上后，苗必将面临缺肥的风险，故应及时施肥。一般可在浇水时在水中加入尿素，形成 0.1% 尿素溶液，也可用 1/2MS 培养基大量元素的水溶液作为追肥。但是，施肥的强度应随苗生长进程的推进而逐渐降低（兰振水，2012；余乐等，2018a、2018b）。

三、蜘蛛香组织培养繁殖与育苗的优势和局限性

（一）优势

与基于种子或根状茎的繁殖与育苗相比，蜘蛛香的组培繁殖与育苗主要有六个优势。第一，各种植地均可实施，工作场所占地面积小，便于苗的工厂化、规模化生产，且生产周期短、生产效率高；第二，有助于解决野生植株结实率偏低、单株产果量少的难题；第三，在一年四季均可进行，苗的生产不受时间、气候和自然灾害等的限制，苗整齐，壮苗率高；第四，无污染，无重金属积累，不受农药和有害生物等的负面影响；第五，有望在培养过程中通过高产细胞株和芽变等的筛选和复壮技术培育出新品种；第六，可保持母本的所有遗传特征，利于野生和栽培种质资源的保护与保存（陈文武等，2006；余乐等，2018a、2018b；刘晓鹏等，2019）。

（二）局限性

蜘蛛香组培的理论和操作涉及细胞学、植物学、植物生理学、植物生物化学、遗传学、作物栽培学、作物育种学和植物病理学等多个学科，故要求从业者必须具备雄厚的理论知识和成熟的操作基本功。蜘蛛香组培繁殖与育

苗的步骤繁多，每个步骤都直接关系到育苗成败；操作既需要超净工作台和灭菌锅等专业设备，又要求严格的无菌环境，前期成本投入显然较高。

现有实践表明，蜘蛛香的组培繁殖与育苗多数还停留在研究阶段或层次上，且在多数情况下仍是手工操作，费时、费力、高耗能，在应用于生产方面还存在诸多不足，如组培苗的生产时间可长达 90d（Kaur et al.，1999），生产成本是常规苗的 1~3 倍，组培的成功与否常取决于操作人员的经验，污染率常偏高，苗移栽到大田后的成活率非常低，且有的实验结果难以重复（兰振水，2012）；尤其是组培苗药理活性成分的积累量也不如大田苗的高，如 Kaur 等（1999）证实，苗龄 6 个月的组培苗和大田苗根的总缬草素含量分别约为 2.80% 和 2.83%（以干重计），宋容（2017）认为，组培苗的有效成分不能充分形成，故组培苗生产药材的品质较差，而且可能含对人体有害的物质，所以，目前组培繁殖不值得在生产中推广。

事实上，目前蜘蛛香组培繁殖与育苗成本过高，而且普遍存在配套技术难以保障及经济效益偏低等问题，故难以在全国范围内推广，只有拥有一定研发实力的企业或科研院所才开展蜘蛛香组培繁殖与育苗的探究，而且相关工作多出于研究的需要而非出于种苗规模化生产的需要。

第四节　蜘蛛香基于地上茎茎节的繁殖与育苗

一、蜘蛛香地上茎茎节繁殖的理论基础和内涵

高等植物茎上着生叶或分枝的部位称为节，节上还可开花、结果；研究表明，节可作为植物无性繁殖的器官之一（费永俊等，2002），如 Kumar（1981）以水稻品种"PR106"为材料，建立了用水稻茎节进行无性繁殖获得大量植株的技术。现在，用蜘蛛香地上茎茎节实施人工土壤配方栽培、获得植株已被尝试作为蜘蛛香种苗生产的方便、低成本、高效的手段之一，该手段可避开组织培养等高成本过程（Sharma et al.，2022）。

二、蜘蛛香地上茎茎节繁殖与育苗的实践

迄今，蜘蛛香地上茎的茎节繁殖以 Sharma 等（2022）的研究最有代表性。Sharma 等先从蜘蛛香侧枝上获取有 1 个和 2 个节的地上茎切段，将其插于由珍珠岩、泥炭苔和蛭石（1∶1∶1，质量比）配制成的人造土壤中，以灌溉方式为土壤补充 N、P 和 K（20∶20∶20，质量比；浓度为 1g/L）、PSB 粉（浓度为 2.5g/100mL）和棘孢木霉（*Tricoderma asperellum*）粉末（浓度为 2.5g/100mL）；有 2 个节的切段成苗率高达（87.383±2.483）%，而有 1 个节的切

段的成苗率为（63.883±2.77)%；向节中注射 0.25mg/L 的 6-苄氨基嘌呤
2μL 可强化根数等植株的早期生长特征；植株在第 49 天即可形成；4 个月大
的植株可产生约 10 个额外的节，这些节可用于下一轮种苗的生产，而植株无
需额外的驯化和炼苗步骤即可直接被移植到大田中，且存活率超过 90%，所
以一次获得地上茎节就可实现连续的、数量以指数级增加的大规模无性繁殖。
同时发现，上述茎节形成的苗在低海拔环境生长 235d 后显著产生更多的叶
片、更大的叶柄长度、地上部生物量和根产量，但是叶片长度和宽度更小，
总根状茎产量不高。

第六章　蜘蛛香的规模化栽培和药材收获

第一节　蜘蛛香的规模化栽培

一、蜘蛛香规模化大田栽培

（一）大田栽培用地的选取与整治

1. 栽培用地的选取

（1）选地时的蜘蛛香生态属性考虑　据蜘蛛香基本而关键的生态属性和我国蜘蛛香野生资源的分布范围，蜘蛛香的大田栽培用地宜在陕西、河南、湖北、湖南、四川、贵州、云南、重庆、贵州、广西、甘肃、吉林、西藏、辽宁以及新疆等省、自治区、直辖市选取（表4-1）（中国科学院《中国植物志》编辑委员会，2000；陈磊，2002；赵元藩，2003；云南省药物研究所，2004；黄宝康，2005；黄宝康等，2006；肖丹等，2006；蒋冲等，2013；张军等，2021），其中，云南、贵州、广西和湖北具备最理想的栽培用地（表4-1）（陈冲，2013；邰红利等，2013c）。具体而言，栽培用地应选取海拔1800~2800m，背阳、背风、土层深厚、土壤肥沃、疏松、富含腐殖质、中性、微碱性或弱碱性，地下水位较高或地势低洼、灌溉与排水方便，针阔混交林或杂木林下的阴湿、凉爽的缓坡地（即坡度一般不超过25°）或平地，其中土壤以砂（质）壤土、壤土为最佳，忌黏重土，也忌干旱频发又无灌溉条件的地块（中国科学院《中国植物志》编辑委员会，1986；陈磊，2002；赵元藩，2003；黄宝康等，2004；石晋丽，2004；云南省药物研究所，2004；彭强等，2005；黄宝康等，2006；肖丹等，2006；万新，2007；马丽娟等，2010；关云琳等，2021）。

特殊地，以山地为主、地形高度差悬殊的云南高原，在满足地势较平缓（即坡度不超过30°）、具备灌溉条件和土壤肥沃的前提下，森林植被良好的阳坡、有森林覆盖的东坡和西坡以及遮阳条件较差的阴坡（即北坡）均可被选为栽培用地（关云琳等，2021）。但是，背风坡因焚风效应而发生干旱的概率较高，故一般不作为栽培用地。

（2）选地时的蜘蛛香植物生理学属性考虑　蜘蛛香有两个关键的植物生理学属性严重制约着栽培用地的适宜性及其生境的改良成本。

①阴生性：蜘蛛香属于阴生植物。对于刚脱离苗床、炼苗基质或刚栽植在大田的幼苗，对植株威胁最大、短时间内即可导致植株死亡的关键非生物胁迫为强光。尤其是在云南低纬高原，因阳光中的中波紫外光强烈，移栽于大田、直接暴露在阳光下的幼苗在 3~5d 内即全部被晒死；如果强光加上干旱，幼苗在 1~2d 内即死亡。因此，如栽培地不具备天然的遮阳条件，在幼苗移栽后的 2~3 个月内，必须使用遮阳网和简易遮阳棚等为幼苗创设阴生环境，同时应适当增加灌溉的强度和频率。李桂琼等（2021）以滇中地区遮阳和露地栽培条件下的蜘蛛香叶片为试材发现，与遮阳栽培相比，露地栽培会使叶片可溶性蛋白质含量降低 11.30%，但叶片过氧化氢酶、过氧化物酶和超氧化物歧化酶比活力以及丙二醛含量分别升高了 11.43%、30.90%、21.58% 和 18.48%；叶片可溶性蛋白质含量和过氧化氢酶比活力在遮阳和露地条件下的差异均未达到显著水平，而过氧化物酶和超氧化物歧化酶比活力以及丙二醛含量的差异均达到显著水平。所以，在露地栽培条件下，叶片可溶性蛋白质含量下降、细胞脂质的过氧化损伤加剧，但过氧化氢酶、过氧化物酶和超氧化物歧化酶比活力会同时提高而强化叶片细胞的酶类抗氧化能力。

②浅根性：蜘蛛香具备典型的浅根性。不论在多年的野生状态还是在 1~3 年的大田栽培期内，蜘蛛香根状茎的生长与伸长几乎始终以在土中横走的形式进行，根状茎部分甚至全部一直暴露在土表，且暴露在土表的根状茎呈现绿色，这导致根系分布在土壤的浅层甚至表层；事实上，即使在疏松的土壤中，植株地下部在土壤中分布的最大深度一般也仅为 15~20cm。迄今为止我国各地栽培实践均表明，蜘蛛香根状茎及其不定根在土壤中的穿透能力非常弱。此外，蜘蛛香根系在土壤中的分布深度还与土壤水分的供应状况、空气相对湿度和光强等因子密切相关，水分供应有限、相对湿度较低和光强较强时，根系分布稍深，反之，分布稍浅。显然，蜘蛛香的浅根性可有效减少根状茎在生长、膨大过程中受到的土壤阻力，这对药材产量的形成和提高是有利的。所以，栽培用地的土壤须疏松，最好是砂壤土，种植过其他作物、有机质丰富的熟土或富含砂质的壤土；结构致密、土层坚实、透水、透气性均差的生土或黏重土是绝不适合种植蜘蛛香的（全国中草药汇编编写组，1975；万新，2007）。

（3）选地时的社会人文因素考虑　蜘蛛香是我国多个民族使用的传统药材之一，因此，选择栽培地时应充分考虑土地的相关社会人文因素。除了须全面考虑相关政策、法律、法规、村规、民约、环保、土地行政隶属关系、用地合同及其审批程序等因素外，还应充分考虑、尊重当地的民风、民俗、交通、经济和文化发展等现状，将切实增加当地民众收入、改善民众福祉、促进当地经济建设和社会发展、增强民族团结作为蜘蛛香规模化大田栽培的核心任务，与当地党组织、政府、社会团体和民众等达成栽培致富的共识，以获得当地民众的热心支持和积极参与。

2. 栽培用地的整治

（1）栽培环境整治和设施建设

①环境整治：环境整治可结合选地及时进行。在选地时应勘明地界，设立标识牌、警示牌和防护栏；在地块中修筑简易道路；对于坡度较大的地块，应在地块上端存在垮塌和滑坡等安全隐患处沿等高线用树桩、铁丝等材料布置防护栏；清除地块中多余的林木，修整树冠，集中堆放枝叶，将其运走或在非防火期将其就地妥善烧毁。

②设施建设：设施建设的首要任务是建造灌溉设施，包括蓄水池、水窖和灌溉系统等，其次，须搭建储存工具、农药、除草剂、肥料和蜘蛛香药材等物资的简易工棚或仓库等。

（2）栽培用地土壤的整治与优化

①土壤整治：栽培用地土壤整治的核心是耕地，主要涉及耕地时机和耕地操作两方面。

第一，适宜耕地时机的选择。一般，耕地宜在旱季或降水较少时，尤其是头年秋、冬季，最晚在播种前的一个月进行；其中，头年秋、冬季翻耕具有明显的病虫害防控优势，因为此时翻耕可借助冬天的自然低温冻死部分病原菌、地下害虫及其越冬虫卵，从而有效减少蜘蛛香的病虫害发生概率。

第二，耕地的主要操作要领。翻耕可用人力、畜力或借助机械进行，深度一般为 20~30cm；翻耕时，须拣除所有杂草及其宿根、树根、石块、塑料垃圾、残留地膜以及前茬作物的秸秆、叶片和根系等残留物（关云琳等，2021）。

②土壤优化：栽培用地土壤的结构和肥沃程度常是不均匀的，地下害虫的发生率也不同，故土壤常需优化，优化的核心是施基肥和土壤消毒。

第一，施基肥。基肥可有效改善土壤的结构、强化土壤的基础肥力。实践证实，针对土壤较贫瘠的栽培用地，施基肥已是蜘蛛香规模化大田栽培中必不可少的农事环节；猪粪等基肥可有效增加根状茎粗、根状茎的一级分蘖数、株高、地上茎高、地上茎粗、叶片大小和植株干重等（张雁萍等，2013a）。施基肥一般可结合翻耕实施，即翻耕时对地块施 250~300g/m² 复合肥、15000kg/hm² 腐熟干猪粪或 37500kg/hm² 腐熟厩肥（张雁萍等，2013a、2013b）；或每亩（1亩=666.6m²，下同）施腐熟的农家肥 1000kg，且均匀施过磷酸钙40kg，也可撒施草木灰和腐殖土（关云琳等，2021）。施肥时，先将肥料均匀撒于土表、再翻入土中通过刨、翻和耙等操作将肥与土拌匀。

第二，土壤消毒。对于地下害虫易发生的栽培用地，须适当进行土壤消毒或撒上一层低毒的杀虫剂，再深翻、耙碎（关云琳等，2021）。

（3）起垄、挖穴　将翻耕和施了基肥的栽培用地土壤整细、耙平后，起高5~10cm、宽1~1.5m的垄（张雁萍等，2013a）。垄面一般整理成利于排水的瓦背形；垄的走向须因地制宜，如栽培地的坡度较小，可垂直于等高线起较直的垄；如坡度较大，最好沿等高线起拐弯的垄；垄长据地形、栽培和栽培后大田管理的方便而定，一般不超过10m。此外，如土壤过于贫瘠或是生土，起垄时可再次施肥，即按约75000kg/hm²将腐熟的农家肥均匀拌于土中或翻入垄面下20cm处；最后，浇足水、修正垄面、使其平整。但是，有些农户，如丽江地区的，习惯于不起垄直接种植蜘蛛香，只将地块平整（关云琳等，2021）。

起垄完毕，按株行距在垄面挖穴（即打塘掏窝），穴的直径和深度一般均为3~5cm；如不起垄，则直接在地面挖穴或开沟（关云琳等，2021）。

（4）挖排水沟　如栽培用地因地势低洼等原因而存在淹、积水甚至洪涝隐患，起垄完成后，须在地块四周挖出深与宽均不低于1m的大排水沟，并在若干垄间据坡向和积水发生概率挖出深约30cm、宽约40cm的小排水沟，以构建覆盖整个栽培用地的排水体系。

（二）蜘蛛香幼苗的大田移栽

1. 蜘蛛香幼苗大田移栽的一般要旨和基本操作

（1）幼苗的筛选、分级和处理　大田移栽前，须对苗进行筛选、分级和处理。筛选和分级是指，鉴定、挑选出较强壮且长势较一致的苗作为待移栽苗、以确保苗在移栽后的高成活率，而将小苗、弱苗返回苗床重新栽种，并将病苗和受到严重机械损伤、难以成活的苗丢弃、销毁。处理是指，为了减少苗的蒸腾失水，将苗的叶掐除部分或全部，并将地上茎也掐去1/4~1/3。

（2）移栽的时机与时间

①移栽时机：当大田栽培用地的整治完成后，如季节和生态因素合适，幼苗移栽的时机主要取决于苗的生长发育状况；一般，当种子繁殖、分株繁殖或组培繁殖生产的幼苗高15~20cm且长势良好时，即可进行大田移栽。

②移栽时间：在全国范围内，幼苗的大田移栽一般在4~5月进行，但移栽时间的确定须同时考虑栽培地块的灌溉和温度条件。在云南丽江，移栽一般在2月底进行（关云琳等，2021）。

第一，灌溉条件。幼苗移栽时须首先充分考虑栽培用地的灌溉条件、灌溉成本以及苗因失水而萎蔫、死亡的风险。所以，出于降低灌溉的工作量和成本以及提高苗的成活率，最理想的移栽时间应是雨后土壤墒情良好时的阴天；当然，如地块灌溉条件良好，移栽也可在晴天、土壤较干燥时实施。很显然，气温较低、苗蒸腾速率较慢的早晨和傍晚是较好的移栽时段。

第二，温度条件。一般，当地温稳定高于 3～4℃ 时，可进行幼苗移栽（胡定绶，1995）。移栽时，特别是在早春移栽时，降雪和倒春寒等造成的低温会导致苗大面积发生寒害，所以移栽结束时，应浇水少许，并及时覆盖适量松毛、稻草或农膜等防寒、保温、保湿和抑制杂草生长（关云琳等，2021）。

（3）大田栽植的密度和深度

①栽植密度：我国大多数栽培区蜘蛛香的株行距通常为（15～20）cm×（20～30）cm。但实践发现，每窝（塘）栽植的苗数应据苗的壮实程度进行适当调整，如苗大而壮，每窝栽 1 株，如苗小而弱，每窝栽 2～3 株；所以总的栽植密度为 8000～12000 株/亩（胡定绶，1995；张雁萍等，2013a、2013b；余乐等，2018a、2018b；关云琳等，2021）。

②栽植深度：因蜘蛛香具备浅根性，幼苗的栽植深度一般为 2～4cm。如栽植过浅，根状茎和不定根均难以快速入土生长、深扎，既导致苗易因强光和干旱等胁迫而死亡，又会导致根系在浇水、灌溉时易被冲出土壤；相反，栽植过深会导致苗的地下部因通气不畅而难以及时恢复生长甚至稍有积水即快速腐烂。

（4）移栽操作　移栽时，先将穴或沟里的苗扶正，让不定根舒展向下；如根状茎已形成，让根状茎的地上茎端（农户俗称"芽头"）略向上、远端略向下，即保持根状茎在土壤中处于横走状态；然后，对不定根和根状茎覆盖 3～5cm 厚的细土，轻提植株、使土中的不定根进一步舒展，略压实或踩实细土，确保根与土壤充分接触、芽头露出土面；最后，尽快浇透定根水，如条件允许，覆土后在苗四周浇少许人畜粪水（万新，2007；兰振水，2012；关云琳等，2021）。

（5）移栽后遮阳条件的提供　蜘蛛香幼苗强烈需要阴生环境，强光及其加剧的干旱会导致刚移栽在大田中的幼苗快速死亡。所以，移栽完成后的第一个关键操作是确保大田及时具备遮阳条件。对于不背阳、全裸露、不具备遮阳条件的地块或原生植被不能为幼苗提供足够遮阳条件的地块，在移栽完成后，特别是在晴天频发、干旱少雨的情况下，应用竹竿或树枝等简易材料设置支架、再覆盖一层黑色遮阳网或用树枝、稻草、麦草和玉米秆等材料尽快构建简易遮阳棚；在植株生长 3 个多月后，拆去遮阳棚、以促进根状茎的形成和膨大。一般说来，遮阳棚的设置意味着移栽结束、进入大田管理阶段（万新，2007；兰振水，2012）。通常，幼苗在移栽后 15～20d 可长出新叶和新根。

2. 蜘蛛香幼苗的大田栽培模式

出于对蜘蛛香阴生性的把握和高土地利用率的追求，目前，蜘蛛香的大田栽培主要以两种模式实施。

（1）平面栽培　蜘蛛香的平面栽培是指，在同一个面积较大、相对集中的栽培地块内，除了种植或保留发挥遮阳作用的林木类植被外，只种植蜘蛛香而不种植其他任何农作物或药用植物。这是目前在我国各栽培区普遍流行的栽培模式，如云南生绿云生物科技有限公司和云南自然谷生物开发有限公司等均采取该模式。该模式的主要优点是启动的门槛低，技术投入和劳动力成本均少，大田管理单一、方便，故适合刚进入蜘蛛香种植行业、投资规模较小的人员或企业。但是，该模式对土地的利用率显然是偏低的。

（2）立体栽培　蜘蛛香的立体栽培是指，在同一个面积较大的栽培地块内，除了种植或保留发挥遮阳作用的林木类植被外，还通过间作和套种等方式合理搭配、种植其他株高和冠幅高于蜘蛛香，并最好可对蜘蛛香提供遮阳效果的作物或药用植物；该模式可归属于蜘蛛香的"林下种植"范畴。其中，间作是指在同一地块上、于同一生长期内按行或带相间种植两种或两种以上的作物；套种也叫套作、串种，是指在进入生长后期的前茬作物的株行间及时播种或移栽后茬作物，不仅可阶段性地充分利用土地空间，而且能延长后茬作物的生育期、提高土地的复种指数和地块上蜘蛛香和其他作物、药用植物的年总产量（董钻等，2018）。

目前，立体栽培是在我国蜘蛛香的个别种植区正在尝试的、具创新性的栽培模式，主要优点有三方面。第一方面，该模式可充分利用闲置林地种植包括蜘蛛香在内的多种中药材、作物，从而构建起具地域特色的林下经济，有效地增加药农、企业的收入（宋容，2017）；第二方面，该模式便于集中管理，可充分利用土地、空气、光能、水分和热量等自然资源，高效解决多种药用植物、作物的采光和通风等问题，尤其是可大大提高土地的利用率，同时获得种植其他药用植物、作物的最大生态效益和经济效益；第三方面，该模式将蜘蛛香种植于接近其野生环境的环境中，利于开展蜘蛛香药材产量和质量形成规律的探究（耿其勇等，2017）。

但是，蜘蛛香的立体栽培显然对从业人员或企业有特殊要求，并具备明显的局限性。一方面，该模式要求实施者具备较深厚的药用植物栽培学、作物栽培学、土壤肥料学和植物生态生理学等多个学科的理论知识和技能，同时实施者还须深入了解当地的若干作物和药用植物种或品种的栽培现状、生态特征和经济价值等，从而实现对作物和药用植物种、品种的合理配置；另一方面，该模式的日常管理显然比平面栽培要复杂得多，劳动力成本也明显高于平面栽培。所以，目前立体栽培暂未被普遍推广（周万燕，2014；耿其勇等，2017；宋容，2017）。

迄今，蜘蛛香的立体栽培以贵州省遵义县万佳彰中药材有限公司的实践最具代表性。2014 年，该公司的周万燕报道了蜘蛛香与三种药用植物构建的立体栽培模式，即将乔木类阳生药用植物黄柏（*Phellodendron chinense* Schneid.）、藤本类阴生药用植物三叶青（*Tetrastigma hemsleyanum* Diels et Gilg）、以根状茎入药的蜘蛛香和以块根入药的天麻（*Gastrodia elata* Bl.）进行立体套种；其中，黄柏以 10 年为一期，于冬、春季种植，采用穴状整地，每穴（30~40）cm×（30~40）cm×（40~50）cm，行距为 5m，株距为 4m，每穴施农家肥 4~5kg 作为底肥，填入松土，栽入 50~70cm 高的黄柏苗，浇足定根水，在土上覆盖遮蔽物；三叶青以 4~5 年为一期、在种植黄柏一年后种植，在黄柏株距的正中开穴，每穴（30~40）cm×（30~40）cm×（25~30）cm、施有机肥 1~2kg，用细土填平，扦插入 10~12cm 三叶青的健壮枝条 2~4 条，深度为 5~8cm，压紧土，浇水，当苗高 40~50cm 时依托黄柏主茎搭设架子 2~3 层、以引导三叶青的藤攀爬；蜘蛛香以 1~2 年为一期，在种植天麻前，取两行黄柏中间、宽 2m 处的地块整地，整地深度为 20cm，施有机肥 1000~2000kg/亩、复合肥 15~20kg/亩，待天麻种植后进行蜘蛛香苗的移栽，栽植深度为 2~4cm，密度约为 1 万株/亩；天麻以 1 年为一期，于冬、春季种植，也采用穴状整地，穴位于两行黄柏的正中间，每穴（30~40）cm×（30~40）cm×（50~60）cm，株距为 2m，穴挖好后用生石灰灭菌，穴底放 3~5cm 厚的落叶腐殖土，放入天麻种、菌材和密环菌 [*Armillaria mellea*（Vahl）P. Kumm.]，再覆盖 10~15cm 厚的腐殖土，最后覆松土填平。在上述种植的全过程中，可进行机械化施肥、除虫和采收。实践证明，该蜘蛛香相关的立体栽培模式可大大节省药材种植的土地面积，可有效解决不同种药用植物生长发育中的采光、通风和遮阳等问题，并可同时获得种植四种药材的经济收益（周万燕，2014）。

（三）蜘蛛香规模化大田栽培的田间管理

1. 植株管理

（1）补苗和间苗

①补苗：幼苗被移栽到大田后，少数苗会因自身羸弱、大田局部干旱、局部区域光照过强、温度偏低、病虫害、动物取食和机械损伤等原因变成生长几乎停滞的僵苗、黄化苗、病苗和破损苗等，最终死亡。因此，在移栽完成后的 1~2 周内，应及时发现上述不能成活的苗，将其拔出、集中销毁，并立刻在其穴中补种正常苗。

②间苗：间苗主要是针对两种情况。第一，栽培地块局部区域的苗密度

过大，严重妨碍植株群体的生长和药材产量和质量的形成；整地不规范、不均一，地块局部区域水、肥供应过于充沛等均会导致少数植株的生长过旺；同时，降水和灌溉不均匀、局部洪涝、人畜践踏、土地塌陷和车轮挤压等均可改变局部区域的株行距，导致植株群体密度过大。第二，在生长旺季，部分植株的根状茎分蘖过多、生长过旺，导致单根根状茎细小，产量和品质下降。所以，应及时间苗，移出多余的植株另种他处，并疏除部分弱小的萌蘖苗，以保证植株群体的密度和长势基本一致（关云琳等，2021）。

（2）摘蕾、掐花、摘花薹和打顶

①摘蕾、掐花和摘花薹：蜘蛛香的关键经济器官是其根状茎及其不定根；蜘蛛香花芽分化、开花和结实等生殖生长事件的启动、发生必然对其包括根状茎和不定根在内的所有营养器官的生长、发育产生严重的抑制效应，尤其不利于根状茎、不定根产量和质量的形成（毛自朝，2016）。所以，除少量用于留种的植株外，对于其他植株，当花蕾出现时，应及时摘去花蕾、花甚至部分花序，该操作俗称为摘蕾、掐花或摘花薹，目的是及时抑制甚至消灭开花植株的生殖生长，最大限度地促进以根状茎为中心的地下部器官的生长和物质积累，确保药材产量和质量的形成（胡定绥，1995；万新，2007；毛自朝，2016；关云琳等，2021）。

②打顶：因多样化的大田生态龛，蜘蛛香植株地上部和地下部的生长速度和物质积累常不协调，尤其是，在过于遮阳或遮阳时间太长以及水、肥供应持久充足的条件下，叶、叶柄和地上茎等地上部器官经常旺长，必然严重抑制地下部器官的生长、发育和干物质积累（毛自朝，2016），导致根状茎的生长、发育严重滞后，有的根状茎甚至停止发育、最终不能形成合格的商品药材。所以，当地上部器官生长偏旺时，须及时去掉部分顶芽、叶片或地上茎，该农事操作俗称为打顶，目的是适当抑制地上部的生长、促进地下部的生长、发育和物质积累，构建植株合适的根冠比、实现根状茎的顺利形成和良好发育，最终获得合理的药材产量（万新，2007）。

2. 水分管理

（1）灌溉　蜘蛛香幼苗的耐旱性很差，土壤含水量稍低时，苗的嫩叶、芽和花甚至整个地上部会很快萎蔫，干旱略持续，叶和地上茎即发生永久萎蔫，如干旱加剧，地上部器官生长急剧减慢，甚至枯死，根状茎和不定根也随后死亡（图6-1）（中国科学院《中国植物志》编辑委员会，1986；陈磊，2002；石晋丽，2004；黄宝康等，2006；万新，2007；关云琳等，2021）。所以，及时灌溉是蜘蛛香大田管理中的第一要务（关云琳等，2021）；除了在移栽时灌足、浇透定根水外，即使苗成活后，也应据天气和土壤墒情确定合理的灌溉频率；通常，移栽完成后每隔 5~6d 灌溉 1 次，约 1 个月后则每隔

0.5~1 个月灌溉 1 次（万新，2007）。实践表明，我国各蜘蛛香栽培地的灌溉频率和灌水量存在明显差异，如，湖北省恩施州高山地区春、秋季一般雨水充沛，故常不需要对大田蜘蛛香苗进行灌溉；相反，干季的云南晴天频繁、西南风猛烈，大田蜘蛛香苗始终面临严重的干旱胁迫，故灌溉相关开支已成为云南大田栽培蜘蛛香的重要成本之一（云南省药物研究所，2004）。

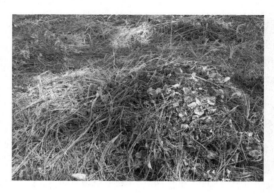

图 6-1   持久干旱导致大田栽培蜘蛛香植株的大部分地上部器官死亡

（2）排水   当暴雨等降水的强度过大、频率过高、发生洪涝灾害或排水沟淤堵、垮塌等造成栽培地块局部或全部积水甚至淹水时，弱小的蜘蛛香植株会快速死亡，较大植株的根状茎会发生腐烂，均导致药材的产量锐减、品质严重下降甚至彻底失去药用价值。所以，当栽培地块发生积水、淹水时，须立刻展开排水作业，尽快疏通、拓宽或增挖排水沟，或用抽水设备快速除去地块上的积水、淹水（关云琳等，2021）。

3. 光强管理

因为光强既影响植株的生长又制约着活性成分的含量，所以植株在大田进入正常生长后，须控制光强在合适程度，以协调植株的生长和活性成分的积累。研究表明，在遮阳（即 50% 全光照）条件下，植株的株高、叶数、叶面积、相对含水量和生物量等生长参数以及缬草酸等主要活性成分都较高；在全光照条件下，总类黄酮、单宁和酚类成分含量均较高（Pandey et al.，2021a）。

4. 土壤管理

（1）松土   灌溉、降水和施肥等田间管理均会导致栽培地土壤发生不同程度的板结，势必妨碍植株根际环境的通气状况，所以须经常对栽培地块进行松土作业。实践发现，松土应主要注意两个方面，一方面是根状茎及其不定根根系始终分布在土壤的浅层甚至表层，所以，松土切忌过深，否则很容易弄伤根状茎及其不定根，既严重妨碍根的吸收能力，又降低根状茎药材的商品级别（万新，2007）；另一方面是当植株封行（即封垄）后，植株地上部会相互郁闭，根状茎及其不定根会密布于行间，此时松土作业将不可避免地大量损伤根状茎和不定根，所以封行后一般不宜再松土。

（2）培土　当根状茎尤其是不定根因生长过旺或因降水、灌溉、垄上土壤塌陷和人、畜践踏等因素而大部或全部露出土面时，根状茎易受机械损伤或被大灰象甲（*Sympiezomias velatus* Chevrolat）等害虫或老鼠等取食，且根状茎因受光照射而不规则变绿会大大降低根状茎药材的外观品质，同时根系对水分和养分的吸收能力也受到严重削弱，所以须及时沿种植行进行培土或覆土起垄，一般是用 0.5~1cm 厚的细土完全覆盖裸露的根状茎及其不定根，或覆盖山基土或腐熟的农家肥（关云琳等，2021）。

5. 追肥管理

（1）追肥的时机和数量以及肥料种类　大田蜘蛛香常需追肥，但是，关于追肥的时机和数量以及肥料种类有不同报道，如《全国中草药汇编》编写组（1975）认为，在 4 月、6 月和 11 月，于每次中耕除草后应各施人畜粪水1 次；何继祥等（2008）认为，应在 4 月、6 月和 8 月于每次除草后使用人畜粪水 1 次；万新（2007）认为，全年要追肥 2 次，第 1 次在幼苗返青后（约在 3 月）、株高 5~10cm 时，第 2 次在 6 月底，施肥量均为 5kg 尿素（或 10kg 复合肥）/亩；兰振水（2012）认为，在滇中地区应施腐熟粪水 1~2 次；张雁萍等（2013a）认为，在补苗时应对弱苗施 1% 尿素作为偏心肥，在移栽后3~4 个月时，对所有植株施尿素 165kg/hm^2 和复合肥 165kg/hm^2，7~8 个月时，再施复合肥 840kg/hm^2；余乐等（2018a）认为，应用腐熟粪水浇灌 1~2次；关云琳等（2021）认为，雨季可按 10kg/亩追施磷、钾肥，但要控制氮肥施用。可见，追肥应立足于栽培地的气候、土壤肥力和肥料的可获得性等因素，并据植株长势、长相和药材产量和质量的形成规律进行。

此外，Walia 等（2022）发现，增施二氧化碳并提高温度可使根长和根体积分别增加约 16.85% 和 48.99%。

（2）追肥的方法　目前，追肥主要有两种方法，分别为针对所有植株的"开沟条施"法和针对个别植株的"环状施肥"法。前者是指在距植株约10cm 处开出深 10~15cm 的沟，后者是指在距离植株 5~10cm 处挖出深约5cm、围绕植株的环形沟。然后，在沟中撒入肥料或浇灌粪水后盖土（李莉，2014）。

6. 杂草、病害和虫害的防治

（1）杂草防治　不同栽培地降水的时间、强度和频率不同，土地整治时宿根性杂草被清除的程度不同，栽培地及其周围植被的构成等也不同，所以，不同栽培地杂草发生的时间、速度和数量不同；实践发现，杂草与蜘蛛香植株还存在对生存空间的竞争，杂草多少几乎与植株旺盛程度呈负相关，如当植株在大田生长的中、后期实现封行后，杂草一般都会减少（张雁萍等，2013b）。

除草主要涉及两个因素。第一，除草时间。一般，如移栽在 3 月完成，4 月、6 月、8 月和 11 月须及时进行除草（《全国中草药汇编》编写组，1975；兰振水，2012；关云琳等，2021），除草可结合中耕松土进行（万新，2007）；如劳动力充裕，除草可多次且及时进行，即见草就拔（除）。第二，除草方法。杂草可人工拔除，也可使用除草剂清除，前者针对面积较小、杂草较少的地块，且在劳动力较充足的情况下实施，后者是指，在移栽完成后甚至在整地时，用赛克津、氟乐灵、敌草胺和恶草灵等除草剂配制成药土，将药土撒施在垄面上、垄沟中，该方法对马唐［*Digitaria sanguinalis*（L.）Scop.］和牛筋草［*Eleusine indica*（L.）Gaertn.］等杂草均有较好的防治效果（周成河等，2006）。

（2）病害防治　尽管 Wang 等（2022b）在蜘蛛香中发现了辣椒绿脓症正托斯波病毒（capsicum chlorosis orthotospovirus，CaCV），但是不论是野生还是栽培，蜘蛛香病虫害均较少。目前，全国各地栽培的蜘蛛香均未发生大面积、流行性和毁灭性的病害，已发现的主要病害有五种。

①叶斑病：叶斑病是大田栽培蜘蛛香最常见的病害，如贵州省安顺市西秀区华西办门口村木碗组和六枝特区落别布依族彝族乡的栽培蜘蛛香都存在轻微的叶斑病。叶斑病的主要症状为褐色斑点首先出现在叶片的近轴面（即正面），然后出现在叶片的远轴面（即背面），病株长势明显减弱（张雁萍等，2013b）。

叶斑病的主要防治措施为用多菌灵、百菌清或甲基托布津粉剂等喷施叶片正、反面。

②花叶病：蜘蛛香的花叶病属于病毒性病害，在我国各栽培区普遍存在，一般在夏季发生，以幼苗发病更明显；叶片症状为色泽浓淡不均，叶面皱缩、扭曲，发病植株矮小，严重时，植株地上部几乎停止生长。

花叶病的主要防治措施为选用无花叶病病毒的繁殖材料或植株作为种源；发现病株及时拔除、烧毁；及时、彻底地防治蚜虫和螨类等害虫，以减少或消灭花叶病病毒的传染媒介。

③根腐病：蜘蛛香根腐病是包括真菌在内的多种病原导致的土传的真菌和细菌病害，常于夏季雨水多时或灌溉水多时发生；病株叶片发黄、根部腐烂，数日后植株成片枯萎、死亡。

根腐病的主要防治措施为选择排水良好的种植地块；及时排除栽培地块

的淹水、积水；植株发病初期，用1%硫酸亚铁对病穴进行消毒或用50%退菌特1000倍液、50%多菌灵800~1000倍液浇灌病株；在病株周围撒草木灰或石灰；发现病株及时拔除，集中烧毁或深埋，并用5%石灰乳浇灌病穴消毒。

此外，蜘蛛香还偶发白粉病和轮纹病，主要防治措施为及时疏除过密的萌蘖苗和基部叶片等（关云琳等，2021）。

（3）虫害防治　大田栽培的蜘蛛香一般不会受到害虫的大面积为害，目前发现的害虫主要有下列五种。

①蚜虫：在春末和夏季，尤其是在冬季温暖、春天回暖早和雨水均匀的年份，蜘蛛香地上部器官（叶、叶柄、地上茎、花梗和果梗）极易发生较严重的蚜虫危害，蚜虫的成虫和幼虫成片聚集在叶片远轴面和嫩梢等器官的表面吸取汁液，导致器官发生皱缩、扭曲，如叶片向远轴面卷曲、皱缩，同时，器官的生长受到严重抑制，甚至停止生长；调研发现，蚜虫对嫩芽和花的危害最大，会严重妨碍开花、结果；但是高温、高湿不利于蚜虫危害的发生。

防治蚜虫的主要措施为彻底清除栽培地附近的杂草、以消灭越冬蚜虫；用吡虫啉、吡蚜酮、噻虫嗪、噻虫啉、乐果和毒死蜱等进行喷杀，也可喷施敌敌畏或灭蚜松乳剂的2000倍液。

②大灰象甲：大灰象甲的为害主要在于，多在夏、秋以幼虫和成虫大量取食蜘蛛香地下部器官，使植株枯萎、黄化、生长减慢或枯死。

防治大灰象甲的主要措施：第一，该害虫的成虫常躲在植株的根际土缝内，翻开土块即可看见，故可在清晨或傍晚进行人工捕杀；第二，按5~8kg/亩取新鲜萝卜（*Raphanus sativus* L.）条或其他蔬菜加90%敌百虫100g，用少量水拌成毒饵，于傍晚撒于地面进行诱杀。

③地老虎：地老虎的为害主要在于，在春、夏和秋取食、咬断蜘蛛香地下部器官。

防治地老虎的主要措施：第一，杂草是地老虎早春产卵的主要场所，也是其幼虫迁向蜘蛛香的桥梁，故在蜘蛛香播种或幼苗移栽前对种植地块进行翻耕、晒垡和细耙，可有效消灭地老虎的卵和1~2龄幼虫；第二，翻耕土地前，用90%敌百虫、2.5%敌杀死或2.5%功夫等喷雾或灌塘；第三，翻耕土地时，人工捕杀幼虫；第四，移栽后用50%辛硫磷可湿性粉剂制成毒土或颗粒剂撒于植株行间，也可用2.5%敌杀死和2.5%功夫等进行植株行间喷雾。

④蝼蛄：蝼蛄的为害主要在于咬食蜘蛛香地下部器官。

防治蝼蛄的主要措施：第一，用灯光诱杀成虫；第二，用90%晶体敌百虫50倍液与饵料配成毒饵诱杀成虫；第三，用90%敌百虫1000倍液灌根、毒杀幼虫和成虫。

⑤叶蜂：为害蜘蛛香的叶蜂主要是列斑黄腹三节叶蜂（*Arge xanthogaster*

Cameron）；叶蜂幼虫会群集性啃食叶片和幼嫩地上茎，导致叶片破碎、枯黄、地上茎倒伏、枯死，该虫害有爆发性特征。

防治叶蜂的主要措施为用 S-氰戊菊酯或氯氰菊酯喷施地上部器官尤其是叶片远轴面。

二、蜘蛛香的规模化设施栽培

（一）蜘蛛香设施栽培的内涵

1. 蜘蛛香设施栽培的含义和特征

蜘蛛香的设施栽培属于设施农业或可控环境农业中的设施园艺范畴，是指在环境安全型温室中光照、温度、相对湿度和通风等可控的条件下，采用工程技术的手段进行蜘蛛香的高效种植。设施栽培是资金、技术和劳动力密集型的、工厂化的、代表未来发展趋势的新种植形式，可打破季节和地区条件（如冬季温度过低、早春温度回升较慢）对蜘蛛香种植的限制，实现蜘蛛香药材的全年、稳定生产；显然，该栽培模式具备高投入、高成本、高产出、使用土地少、技术含量高和管理复杂等特征（高寿利，2010；宋容，2017）。

2. 蜘蛛香设施栽培的核心设施——环境安全型温室

蜘蛛香设施栽培中的核心设施是环境安全型温室，该类温室以物理植保技术、环境控制技术和生物防治技术为核心技术，能确保植株避免恶劣气候的影响、在整个生育期不出现生理障碍。特别重要的是，在病、虫和草害的防治中，不使用农药或其他化学药品，从而确保蜘蛛香药材无农药残留（高寿利，2010；陆琳，2014）。

据建筑形式，环境安全型温室可分为单体温室和连栋温室两大类。温室的骨架材料可以是竹竿、木棍、钢管或水泥桩，覆盖材料可以是经济的农膜、较贵的玻璃或聚碳酸酯板材。很显然，骨架、覆盖材料不同，温室的造价、稳定性、使用寿命、运行费用、要求的技术和管理水平等方面就存在很大差异（陆琳，2014）。

经济成本由大到小的常见温室类型有连栋温室（覆盖材料为玻璃、聚碳酸酯板或塑料）、日光温室、塑料大棚和小拱棚；实践证明，用竹和/或木棍搭建的塑料大棚、小拱棚最经济、最易建造、应用最广泛（宋容，2017）；药企或个体农户应据财力、栽培规模、技术和管理水平等合理选用特定类型的温室。

（二）蜘蛛香规模化设施栽培的主要实践模式

在冬季温度过低或早春温度回升较慢的蜘蛛香栽培区，蜘蛛香的设施栽培被认为是颇具潜力、代表未来发展趋势的栽培模式。目前，蜘蛛香的设施栽培已初步尝试了三种模式。

1. 简易大棚栽培

用简易大棚可在低经济成本的情况下便捷地实施蜘蛛香的设施栽培。宋容（2017）报道了用竹竿、竹片搭建简易大棚，大棚外部宽 6m，长 25m，高 5m；大棚内部高 4.5m；大棚内部中间为 0.8m 宽的纵向通道，两边各为 2m 宽、用竹片铺成的、用于盛放种植盘的竹床，床的竹片用布条固定，床分为两层，分别距地面 2.8m 和 1.5m；床外侧是 0.6m 宽的通道；在大棚的四周挖宽 0.5m、深 0.5m 的排水沟，用于排泄雨水和储存喷灌用水；棚中安装喷灌系统，大棚顶部每间隔 5m 安装 1 个旋转喷头，以便在高温时洒水降温，在每张床的正上方每间隔 1m 安装 1 个雾化喷头，用于浇水、增湿和降温；大棚外部盖一层塑料膜，塑料膜外面再盖一层 80%~95% 遮光率的遮阳网，塑料膜和遮阳网距地面的一端均安装卡槽和手动升降杆；在大棚内部和四周的水沟中撒生石灰粉灭菌、消毒 1~5d，在棚内地面铺一层防草布；将栽培基质泥炭土在烈日下暴晒 7~10d 灭菌消毒后分装在种植盘上，厚 3~8cm；把苗（主要为组培苗）放入 50% 多菌灵可湿性粉剂 800 倍液浸泡 10~50s，按株行距（3~7）cm×（3~7）cm 移栽于种植盘上，填土压实，用雾化喷头浇透水；棚内温度维持在蜘蛛香可正常生长的 15~30℃，冬天放下塑料膜、保证温度在 6℃ 以上；当温度超过 28℃ 时，及时通过旋转喷头洒水；空气相对湿度则控制在 65%~80%，可通过雾化喷头浇水增湿；夏天须尽量保证大棚内通风；光强控制在 2000~3500lm/m²，即约为正常日光强度的三分之一；在蜘蛛香生长期间不需要使用任何化肥、化学农药；通过人工捕捉蜗牛等害虫；在种植 3 个月以内，特别是在 5~9 月高温期间，如偶发茎腐病，可喷施多菌灵等环保有机生物农药 1 次，但在采挖前 60d 内禁止使用任何农药；种植 4 个月以上时，药材的有效成分已基本形成，在培养过程中积累的、对人体有害的残留物已排泄殆尽；种植 6 个月以上时，有效成分已充分形成，残留物已充分排泄，故可进行药材的采收。

2. 温室无土培育实验基台栽培

温室无土培育实验基台由余乐等（2018a）设计，基台上设保护柜；保护柜内部上方设加温灯、下设培养台、左侧设暗槽，暗槽内安装柜门；培养台的中部上方设支撑环台，外侧安装螺钉、内部下方设滑槽；中部有培养孔的盖板设于支撑环台的中部；滑槽内设滑轮，滑轮上方安装培养盒；内槽设于培养孔右侧，内槽内安装弹簧，弹簧左侧固定移动杆，移动杆左侧固定卡环（图 6-2）。该实验基台的基本特征包括：第一，以卡环固定蜘蛛香根状茎，可防止植株因倾倒、根部脱离营养液而枯萎死亡；第二，伸缩结构能固定根状茎直径不同的植株；第三，盖板可从培养台取出，从而方便将完成培育的植株移走；第四，通过滑轮与滑槽构成的移动结构可将培养盒从培养台中抽出，从而便于更换、补充盒内的营养液；第五，柜门可方便打开，便于对植株进行管理；第六，加温灯可确保植株生长发育所需的温度条件；第七，培养台清洗和更换方便；第八，实现了无土栽培，不仅能保证环境整洁，而且可节省栽培空间（余乐等，2018a）。

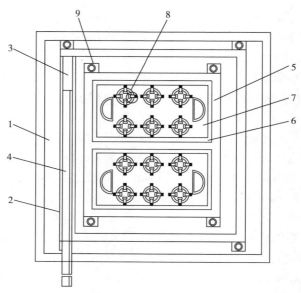

1—基座；2—保护柜；3—暗槽；4—柜门；5—培养台；6—支撑环台；7—盖板；8—培养孔；9—螺钉。

图6-2　蜘蛛香温室无土培育实验基台的基本构成
（资料来源：余乐等，2018a。）

3. 气培

气培（aeroponic cultivation），又称气雾培、雾气培或雾培，始于1976年，是指在温室中将植物根系悬挂于能避光的容器内，用喷雾装置将营养液压缩、雾化后直接喷到根系上培育植物的技术（张静娴等，1991）。气培设施主要由栽培系统、营养液供给系统和计算机自动控制系统组成，设备主要包括计算机、苗床、营养罐、管道、喷雾器、水泵、电磁阀和消毒器，涵盖植物栽培学、植物营养学和计算机三大学科（练从龙等，2020）；该技术将植物根系避光悬于空气中，定期自动化地将消毒后的营养液向根系均匀喷雾，根系可从营养液摄取足够的养分和水分、从空气获取充足的氧气；气培是当前世界上最前沿、最适合于工厂化高效培育植物的无土栽培技术，适于立体设计，可充分发挥根系的生长潜能，非常适合根类药材的工厂化、标准化生产，不仅能节省能源、水分和成本，减少营养液的浪费，而且可增产、提高空间利用率和土地产出率，但气培植物很少发生病虫害，故不需施用农药（张静娴等，1991；练从龙等，2020）。

Partap 等（2020）开展蜘蛛香的气培试验，他们设计的气培设施由一个全自动控制单元组成，该单元满足灌溉和施肥以及光周期、温度和相对湿度等其他参数的调节；该设施含 1000L 的营养液储罐；气培室长 1.5m、宽 0.5m、深 0.4m，室内完全黑暗，以保护根区免受光照；水平平台上的种植孔直径为 75mm，株行距为 15cm×25cm；营养液为 0.96g 霍格兰氏 2 号基盐混合物（TS1094，Hi-Media，Mumbai，印度）溶于 1L 反渗水中，营养液 pH 为 6.8~7.0；紫外灯用于营养液的消毒；雾滴直径为 50μm。Partap 等（2020）认为，蜘蛛香的气培可全年提供优质生物量生产便捷的后续根收获。在试验中，Partap 等（2020）发现，0.5mg/L 酵母提取物处理可获得最大的株高（36.83cm）、叶片数（17.67 片）、小根数（37.33 根）和小根长（6.90cm）以及光合速率 [5.4053μmol/（m^2·s）]，1.5mg/L 酵母提取物处理获得最大的叶片长（6.95cm）和气孔导度 [0.0656mmol/（m^2·s）] 以及叶片中最高的乙酰氧基缬草酸含量（1.02mg/g DW），100μmol/L 茉莉酸甲酯（methyl jasmonate，MJ）处理导致叶片中的缬草酸（valerenic acid）和羟基缬草酸（hydroxy valerenic acid）含量最高（分别为 2.47mg/g DW 和 8.37mg/g DW），150μmol/L 茉莉酸甲酯处理获得最大的叶片宽（5.43cm）、呼吸速率 [0.9046mmol/（m^2·s）]、根中最高的乙酰氧基缬草酸含量（2.38mg/g DW）以及缬草酸（1.78mg/g DW）和羟基缬草酸含量（7.89mg/g DW）。

（三）蜘蛛香设施栽培的局限性

蜘蛛香设施栽培在资金、技术和劳动力等方面均为密集型，必然要求高投入、高技术含量和精细管理；所以，设施栽培的门槛比大田栽培的高得多（高寿利，2010；宋容，2017；Partap et al.，2020）。目前，我国蜘蛛香的设施栽培仍处于零星布局、各自实施的刚起步状态，相关的基础理论知识亟需构建，大量操作环节还不规范、不统一，系统性的操作规程、标准也亟待建立。

第二节　蜘蛛香药材的采收、干燥和储藏

一、蜘蛛香药材的采收

（一）大田栽培蜘蛛香药材的采挖

1. 采挖时机

胡定绶（1995）认为，药材的采挖时机与其质量密切相关，如采挖过早，

植株生长、发育不充分、不成熟，根状茎药材的产量和挥发油等有效成分的含量均低；如采挖过晚，地下部器官会过于老化，根状茎多而细，商品药材的档次下降。现在一般认为，在养分充足的条件下，蜘蛛香在大田生长 1~2年、根状茎长度不低于 5.0cm、直径不低于 1.0cm，不定根长不低于 10.0cm、直径不低于 0.2cm 时即可于秋、冬季（即 9~12 月）叶片变黄、干枯后实施药材采挖（关云琳等，2021）。

2. 采挖时间

不同栽培区的气候、土壤、光照和热量等生态因素及水肥管理等农艺措施不同，故在不同栽培区收获到符合入药质量标准的蜘蛛香药材所需栽培时间的跨度不同，加上移栽时间也不尽一致，所以，各栽培区药材的采挖时间也必然不尽相同（张雁萍等，2013b）。如《全国中草药汇编》编写组（1975）记载，蜘蛛香药材要在大田栽培 3~4 年后才能收获，且一般于每年10~11 月进行采挖；何继祥等（2008）认为，蜘蛛香应在栽培 1~3 年后收获，且应于 12 月采挖；兰振水（2012）认为，在云南，蜘蛛香应在大田生长2 年才能采挖，且在 12 月~次年 1 月采挖。此外，为了减轻后续药材干燥操作的难度，药材的采挖应尽可能避免在雨、雪天进行，以获得含水量较低的新鲜药材。

3. 采挖后的预处理

从大田挖取蜘蛛香全株后，须及时进行预处理，即剔出根状茎和不定根；除去根状茎上残留的地上茎和叶及其他杂质；用清水洗净根状茎和根；将根状茎按大小和外观进行分级，以粗壮、坚实和香气浓者为佳品（《全国中草药汇编》编写组，1975；邰红利等，2013c）。

（二）设施栽培蜘蛛香药材的收获和预处理

设施栽培可常年进行，完全不受季节、恶劣气候和地区等条件的限制。所以，基于连续的种苗繁育和移栽，药材采收可实现常年化。当根状茎长度不低于 5.0cm、直径不低于 1.0cm，不定根长不低于 10.0cm、直径不低于0.2cm 时，药材即可收获，后续预处理则与大田栽培药材的一致。

二、蜘蛛香药材的干燥

药材在采挖、采收后，除极少量以新鲜状态清洗干净后即刻出售或被消费者服用外，绝大部分药材需尽快干燥，以除去药材的大部分水分，防止药材霉变并方便后续的储藏、运输、炮制、加工和用药等。实践发现，经干燥后，药材的含水量应控制在 8% 以下；通常，如以干重计，药材的产量为400~600kg/亩。

（一）自然干燥

　　蜘蛛香药材的自然干燥是指将药材晒干或置阴凉通风处阴干、风干。自然干燥操作简单、实施方便、成本低，不需要特殊设备，在水泥地面、沙滩、平房顶、药匾、竹席及各类架子上均可进行；但是，该干燥方式占地面积大、易受天气影响（如遇阴雨天时药材易腐败变质）、耗时长，干燥后药材因挥发油等有效成分损失大而品质较低，且药材在暴露的环境中易受污染；此外，药材因含挥发性成分较多而不宜通过曝晒干燥，通常优选阴干（莫志江，2000；桑迎迎等，2010）。

（二）人工干燥

　　蜘蛛香药材的人工干燥基于人为的干燥环境实现；因实现药材脱水方式的差异，人工干燥主要分为两种。

　　1. 加热干燥

　　加热干燥是指利用直火热风式、蒸气式、电热式、远红外线式和微波式等干燥设备加热药材，实现干燥；该干燥方式不受天气影响、比自然干燥卫生，且能大大缩短干燥时间（熊耀坤等，2015）。因蜘蛛香药材含芳香油类挥发性成分，药材加热干燥的温度不宜超过 30℃；此外，干燥后的药材需放凉后再包装或储藏，否则余热会导致药材回潮，使药材在包装、储藏过程中易发霉、变质。

　　2. 冷冻干燥

　　冷冻干燥，简称冻干，是指利用超低温技术冷冻蜘蛛香药材，再在真空条件下使药材中的冰晶升华，从而使药材脱水、干燥。该干燥方式在低温下进行，可最大限度地防止药材中的热敏性化合物氧化、降解或变性；干燥后，药材的色泽保真度高、有效成分损失少、味浓。但是，干燥设备的投资和运转费用较高，干燥过程耗时，实时、快速监测药材含水量的手段缺失，且干燥终点的判断仍较困难（桑迎迎等，2010）。

三、蜘蛛香药材的储藏

（一）建设药材储藏库

　　为了满足蜘蛛香产业的规模化、可持续发展以及主动适应我国中药材储藏现代化的需要，实施蜘蛛香药材的科学储藏应建立规范的储藏库甚至仓储物流园。为了减少药材的中间流通环节、实现药材的产销对接，并有效规避药材掺杂、使假和价格大起大落等不良贸易现象的发生，政府应加大政策和财政扶持力度，与药企、高校和科研院所等达成共识，建设药材的规范化、集约化和现代化的产地储藏库以及相应的信息平台，引入现代仓储管理的先进理念和方法、实现药材储藏管理的信息化，以构建"蜘蛛香药材储藏的现代化标准体系"、不断完善药材储备制度、有效整合区域性药材资源、在国内外合理配置，保证蜘蛛香用药的安全、稳定、有效、可控和可追溯（王栋等，2013）。

（二）严格验收入库药材

蜘蛛香药材的入库验收主要涉及三个方面：第一，取样检验、核定药材的含水量，确保入库药材的含水量不高于其安全含水量（约为8%），含水量偏高的药材不得入库，须重新干燥；第二，检查药材表面和内部是否发霉，杜绝霉变药材入库；第三，检查药材表面和内部以及包装物是否有虫迹，杜绝储藏环境的害虫来源（王栋等，2013）。

（三）控制药材的储藏条件

储藏库应干燥、通风、阴凉和干净。药材可装于麻袋、布袋、竹筐或木箱等干燥、通气良好的器具中进行堆放，须保证药材距地面40cm以上，以避免药材吸潮；为保持库房干燥，可多点投放生石灰吸潮；如自然通风不能满足需要，应配置换气扇；储藏库温度不能高于30℃，否则易使药材散失香气、泛油、霉变或被虫蛀；如储藏库中还有其他中药材，可将蜘蛛香药材单独堆放、以防止药材之间发生串味（王栋等，2013）。

（四）加强药材在储藏中的监管

药材入库后，须定期检查，做到防尘、防虫蛀、防变色、防风化、防发霉和防泛油等。其中，防虫的要领是控制虫的繁殖和传播途径，有虫出现时须及时密封药材，或用氯化苦、磷化铝和二氧化硫等熏蒸（国家药典委员会，2020；王栋等，2013）。在条件允许时，可用气调储藏、低温冷藏和气幕防潮等技术，以高效防止药材的劣变。

第七章 蜘蛛香药材的生药学鉴定及质量标准

第一节 蜘蛛香药材的传统（经验）法鉴定

一、蜘蛛香根状茎和根药材的颜色和形态特征及其鉴定学意义

（一）蜘蛛香根状茎药材的颜色、形态特征及其鉴定学意义

1. 根状茎药材的颜色和形态特征

最早，蜘蛛香根状茎药材的颜色和形态在《本草纲目》中被记载为"黑色有粗须，状如蜘蛛及藁本、芎䓖"（李时珍，1979）。干燥根状茎药材（图7-1）长1.5~8.5cm，直径0.5~2.0cm，呈褐色、黄褐色、灰褐色、暗褐色、灰棕色或暗棕色。药材为扁圆柱状，稍弯曲，不分枝或偶有分枝。上、下表面均扁平，具紧密隆起的环节，节处有数量众多的、细的不定根或突起的点状、蹼状根痕。有的药材顶端略膨大，且具茎生叶和基生叶的叶柄残基；

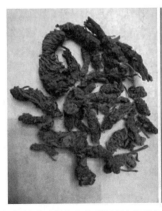
（1）外观（根状茎上残留有少许根）

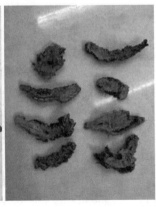
（2）纵剖面

扫码查看彩图

图7-1 蜘蛛香的根状茎药材

有的上表面也有茎和叶柄的残基，但下表面的细根或点状根痕较多。长期以来，在市场上和临床使用中，根状茎药材均以粗壮、坚实、黄色且香气浓者为佳品（吴家荣，1976；国家药典委员会，2020；明东升等，1993a；林杰等，1995；狄宏晔等，2007c）。

　　2. 根状茎药材外观特征的鉴定学意义

　　蜘蛛香根状茎药材的颜色和形态等外观特征在蜘蛛香根状茎药材与缬草属其他种根状茎药材的区别与鉴定方面具备重要意义。如陈磊（2002）发现，"根状茎呈扁柱状，背腹部扁平"是蜘蛛香根状茎药材独有的，可与黑水缬草、（中国）缬草和宽叶缬草根状茎药材相区别的关键特征之一；类似地，石晋丽（2004）也证实，"根状茎圆柱状、粗壮，稍弯曲"是蜘蛛香根状茎药材特有的，可与长序缬草、黑水缬草、（中国）缬草和宽叶缬草根状茎药材相区别的关键特征。

（二）蜘蛛香根药材的颜色和形态特征

　　蜘蛛香根药材是指从根状茎下表面和侧面剪下并经干燥的灰棕色或黄棕色不定根，数量比根状茎多得多。根为长圆柱形，稍弯曲或扭曲，整体呈杂乱卷曲的须状或线团状，多数细长，长3~15cm，直径1~3mm，末端直径约为2mm。根的表面性状因根的粗细而异，粗根表面较光滑，细根表面则有浅的纵向皱纹。在多年的民间用药、民族用药历史中，根药材质量被直观地认为比根状茎药材的差（吴家荣等，1976；国家药典委员会，1978、2010、2015、2020；明东升等，1993a；林杰等，1995；石晋丽，2004；狄宏晔等，2007c）。

二、蜘蛛香根状茎和根药材的质地、折断面特征及其鉴定学意义

（一）蜘蛛香根状茎药材的质地和折断面特征及其鉴定学意义

　　1. 根状茎药材的质地和折断面特征

　　蜘蛛香根状茎药材的质地坚实，不易折断，折断面略平坦、平整，呈黄棕色或灰棕色；在折断面上，木栓层呈暗褐色，筋脉点呈黄白色或黄褐色，且为点状，约20个筋脉点断续排列成不规则的环状，折断面的其余部位均呈暗棕色；髓部面积也特别大（吴家荣等，1976；明东升等，1993a；林杰等，1995；石晋丽，2004；狄宏晔等，2007；国家药典委员会，2020）。

　　2. 根状茎药材折断面特征的鉴定学意义

　　蜘蛛香根状茎药材的折断面特征在蜘蛛香根状茎药材与缬草属其他种根状茎药材的区别、鉴定方面具备重要价值。如陈磊（2002）发现，"根状茎横断面观髓部无黄白色圆点，中心结实，无空隙"是蜘蛛香根状茎药材独有的，

可与黑水缬草、（中国）缬草和宽叶缬草根状茎药材相区别的关键特征之一。

（二）蜘蛛香根药材的质地和折断面特征

蜘蛛香根药材的质地硬而脆，易折断，折断面平坦，呈灰棕色。在断面上，点状木质部呈现灰白色（吴家荣等，1976；明东升等，1993a；林杰等，1995；石晋丽，2004；狄宏晔等，2007；国家药典委员会，2020）。

三、蜘蛛香根状茎和根药材的气味与味道特征

（一）蜘蛛香根状茎和根药材的气味特征

蜘蛛香根状茎药材的气味最早在《本草纲目》中被记载为"气味芳香"（李时珍，1979）。2020年版《中华人民共和国药典：一部》称蜘蛛香根状茎和根药材"气特异"（国家药典委员会，2020）。大量现代研究表明，蜘蛛香根状茎药材的髓部气味十分浓郁，具备缬草样的独特的腐酱香气。总的说来，根状茎和根药材的气味均浓郁、特异，像鸡屎臭味，令人难以忍受（吴家荣等，1976；明东升等，1993a；林杰等，1995；石晋丽，2004；狄宏晔等，2007；国家药典委员会，2020）。

（二）蜘蛛香根状茎和根药材的味道特征

《本草纲目》最早记载蜘蛛香根状茎药材"（味）辛"（李时珍，1979；尚志钧，1991），《贵阳民间药草》和《中药大辞典》则称蜘蛛香根药材"（味）辛、苦"（贵阳市卫生局，1959；江西新中医学院，1986；秦晋之，2009），《中药大辞典》也称蜘蛛香根药材"味辛、苦"（江西新中医学院，1986），2020年版《中华人民共和国药典：一部》称蜘蛛香根状茎和根药材"（味）微苦、辛"（国家药典委员会，2020）。大量现代研究表明，蜘蛛香根状茎和根药材的味微苦、辛（吴家荣等，1976；明东升等，1993a；林杰等，1995；石晋丽，2004；狄宏晔等，2007；国家药典委员会，2020）。

第二节　蜘蛛香药材的显微鉴定

一、蜘蛛香的核型特征

缬草属植物的染色体属于小染色体，且分为 $x=7$ 和 $x=8$ 两种情况。但是，蜘蛛香的核心核型特征：染色体数目为 $2n=32$，其基数为 $x=8$，故一般认为蜘蛛香为四倍体（图7-2）（陈训等，1997；Sharma et al.，2022）。但是，Rani等（2015）报道，喜马拉雅西北地区的蜘蛛香具备不同的细胞类型（$2n=16$、32和64），即存在二倍体（$2n=16$）和八倍体（$2n=64$）。所以，蜘蛛香具备较高的遗传多样性，在形态和地理分布方面均存在显著变化，而

且，蜘蛛香的异常细胞类型必然具有减数分裂异常特征，表现为细胞混合、染色体黏性、无定向二价体以及滞后体和桥的形成，导致异常的小孢子发生、大小不等的可育花粉粒的产生和花粉育性的降低（Rani et al., 2015）。

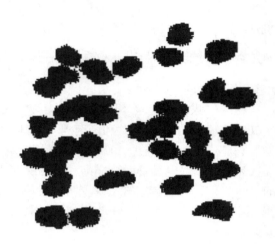

图7-2　四倍体蜘蛛香的染色体核型
（资料来源：陈训等，1997。）

在缬草属植物中，染色体数目与植株的体积和芳香油等次生产物的含量密切相关，如宽叶缬草的染色体数目最多，为 $2n = 8x = 64$，即宽叶缬草的染色体为8倍体，这是宽叶缬草的植株体积大于蜘蛛香植株体积、芳香油含量高于蜘蛛香芳香油含量的细胞遗传学原因。因此，宽叶缬草是未来蜘蛛香品种选育中可利用的良好种质资源之一（陈训等，1997）。

二、蜘蛛香根状茎和根药材的显微特征及其鉴定学意义

（一）蜘蛛香根状茎横切面的显微特征及其鉴定学意义

1. 根状茎表皮和下表皮细胞的显微特征

在横切面上，蜘蛛香根状茎的表皮和下表皮细胞均为方形或类长方形，排列不完全整齐，且多发生木栓化、外侧细胞壁稍增厚（图7-3）。其中，表皮细胞仅有1列，呈淡棕色或淡黄棕色，外壁明显增厚，且发生木栓化或微木质化；较粗大的根状茎还发生表皮细胞分化，产生木栓层，木栓层细胞一般为2~5列，少数多至8列，其细胞壁也发生木栓化或微木质化，有的木栓层外已无表皮细胞；此外，根状茎内皮层和髓的薄壁细胞以及叶基的表皮细胞中还含橙皮苷结晶（图7-3），表皮上有时还可见非腺毛或腺毛（明东升等，1993a；林杰等，1995；石晋丽，2004）。

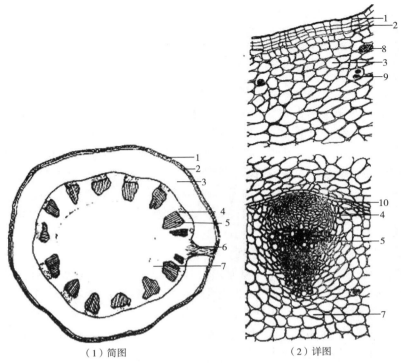

（1）简图   （2）详图

1—表皮；2—木栓层；3—皮层；4—韧皮部；5—木质部；6—根痕；7—髓；
8—含淀粉粒薄壁细胞；9—橙皮苷结晶；10—内皮层。

图7-3 蜘蛛香根状茎横切面的显微特征

（资料来源：林杰等，1995；明东升等，1993a；石晋丽，2004。）

2. 根状茎皮层的显微特征及其鉴定学意义

蜘蛛香根状茎皮层的面积宽广，由数十列在切向上稍延长的薄壁细胞组成，皮层厚度约占根状茎横切面半径的1/3～2/5。薄壁细胞间隙明显，细胞内含大量淀粉粒、挥发油油滴及淡黄色的橙皮苷结晶（图7-3）。而且，皮层中还常见根迹维管束或叶迹维管束，但无石细胞群（明东升等，1993a；林杰等，1995；石晋丽，2004）。

在皮层的所有显微特征中，无石细胞群具有重要的鉴定学意义，该特征使蜘蛛香根状茎药材易与（中国）缬草、黑水缬草和宽叶缬草的根状茎药材相区别（明东升等，1993a；邓君等，2000）。

3. 根状茎内皮层的显微特征

蜘蛛香根状茎的内皮层明显（图7-3），由1～2列扁平的细胞组成。细胞呈类方形或类长方形，细胞壁呈微木质化，且具备凯氏带增厚（明东升等，1993a；林杰等，1995；石晋丽，2004）。

4. 根状茎中柱鞘的显微特征

蜘蛛香根状茎的中柱鞘结构简单，由 1~2 层略圆、扁长、排列整齐的薄壁细胞构成（图 7-3）（明东升等，1993a；林杰等，1995；石晋丽，2004）。

5. 根状茎维管束的显微特征

蜘蛛香根状茎的维管束属于外韧型。

在根状茎的横切面上，10~20 个维管束断续排列成不规则的环状。维管束的韧皮部由较小的筛管和薄壁细胞组成。木质部由一般为角形的导管、木纤维和木薄壁细胞组成（图 7-3）。导管单个散在或数个集聚成群，主要为网纹导管和单纹孔导管，少见螺纹导管和具缘纹孔导管，导管长 80~240μm，直径 14~48μm，壁厚 2~6μm，端壁平置或倾斜，有的导管两端渐狭呈梭形，单穿孔明显，呈圆形或椭圆形，有的导管中间侧壁上也有穿孔。木纤维数个集聚，长为 110~280μm，直径为 10~20μm，壁厚 2~8μm，胞腔较大，纹孔口相交成十字形，也有斜纹孔互列，孔沟明显；木薄壁细胞为数个或十几个集聚，呈类长方形、类圆形或不规则形，长为 55~140μm，直径为 40~65μm，壁厚 2~5μm，胞腔大，纹孔类圆形或类椭圆形，疏密不均匀（图 7-3）（明东升等，1993a；林杰等，1995；石晋丽，2004）。

6. 根状茎髓的显微特征及其鉴定学意义

蜘蛛香根状茎的髓面积大，髓的半径约占根状茎横切面半径的 1/2~3/5；髓既无环髓薄壁细胞环，也无石细胞。薄壁细胞呈椭圆形、类圆形，细胞间隙明显，富含淀粉粒、挥发油油滴和众多淡黄棕色、针簇状、排成扇形、多达 2~3 簇的橙皮苷结晶（石晋丽，2004）。淀粉粒众多，呈类圆形、长圆形或卵形，脐点为点状、裂隙状或人字形状，有的淀粉粒可见层纹，复粒由 2~4 个大小相等或不等的分粒组成，以 2 分粒型复粒为最多（图 7-3）（中国医学科学院药物所，1982；陈科力等，1993；明东升等，1993a；林杰等，1995；国家中医药管理局《中华本草》编委会，1999；石晋丽，2004；国家药典委员会，2020）。但是，明东升等（1993a）和邓君等（2000）在蜘蛛香皮层和髓部没发现橙皮苷结晶，这也许和被检蜘蛛香植株生长较旺盛，且偏嫩有关。

正如皮层一样，在蜘蛛香根状茎髓部的所有显微特征中，无石细胞群同样具有重要的鉴定学意义，该特征也使蜘蛛香根状茎药材易与（中国）缬草、黑水缬草和宽叶缬草的根状茎药材相区分（明东升等，1993a；邓君等，2000）。

（二）蜘蛛香根的显微特征

在蜘蛛香根的纵切面上，根的上端呈中空，下端中央则具有髓（林杰等，1995）。

在蜘蛛香根的横切面上，表皮细胞仅有 1 列，呈类长方形或类方形，且为深黄棕色。细胞多沿切向延长，外壁稍厚，存在木栓化并微木质化。外皮层细胞也仅有 1 列，呈类长方形，较表皮细胞小，排列较紧密。皮层面积宽广，皮层厚度占横切面半径的 2/3~4/5，皮层细胞呈圆形、椭圆形，内含众多淀粉粒。内皮层由 1 列细胞组成，细胞排列略不整齐，壁稍发生木栓化，且可见凯氏带。维管束为外韧型，呈断续的环状排列，且形成层不明显。韧皮部细胞小，壁薄。与根状茎的木质部类似，根的木质部也由导管、木纤维和木薄壁细胞组成。导管主要为网纹导管和单纹孔导管，螺纹导管和具缘纹孔导管则很少见到。导管单个散在或数个聚集，长为 100~240μm，直径为 19~38μm，壁厚 2~5μm，端壁平坦或倾斜，有的导管两端渐狭、呈梭形。木纤维数个集聚，长为 90~280μm，直径为 10~20μm，壁厚 2~5μm，胞腔较大，纹孔口相交成十字形，或斜纹孔互列。木薄壁细胞呈类长方形、类圆形或不规则形，数个聚集，长为 55~140μm，直径为 40~55μm，壁厚 2~5μm，胞腔大，纹孔呈类圆形或椭圆形，且分布不均匀。此外，与根状茎的髓不同，根的髓较小，细胞间隙明显，细胞中含多个淀粉粒（图 7-4）（明东升等，1993a；石晋丽，2004）。

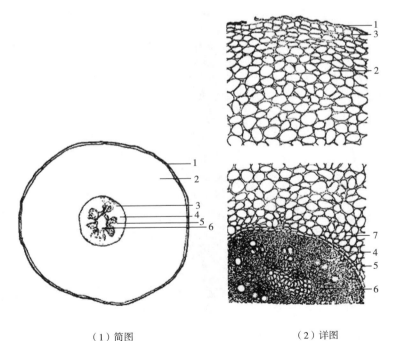

（1）简图　　　　　　　　　　（2）详图

1—表皮；2—皮层；3—微木栓化细胞；4—韧皮部；5—木质部；6—髓；7—内皮层。

图 7-4　蜘蛛香根横切面的显微特征

（资料来源：明东升等，1993a；林杰等，1995；石晋丽，2004。）

三、蜘蛛香及其根状茎和根药材的组织解离特征

(一) 蜘蛛香根状茎和根药材导管的解剖学特征

　　蜘蛛香根状茎药材和根药材导管的主要解剖学区别是导管壁具备不尽一致的增厚形式。根状茎尤其是较粗大根状茎中的导管除了具备螺纹等常见增厚外，还具备孔纹或网纹增厚，而根中（也包括叶柄基部）的导管则常具备螺纹、双螺纹、环纹或梯纹增厚［图7-5（7）和图7-6（1）~（4）］。但是，较大的根状茎药材和根药材导管中均常含有淡黄色的物质［图7-5（7）和图7-6（1）~（4）］（林杰等，1995）。

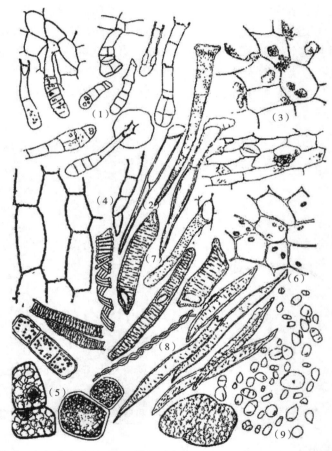

（1）腺毛　（2）非腺毛　（3）叶柄表皮细胞　（4）根表皮细胞　（5）薄壁细胞　（6）根状茎木栓细胞　（7）导管　（8）纤维　（9）淀粉粒

图7-5　蜘蛛香根状茎和根药材的组织解离和粉末

（资料来源：林杰等，1995。）

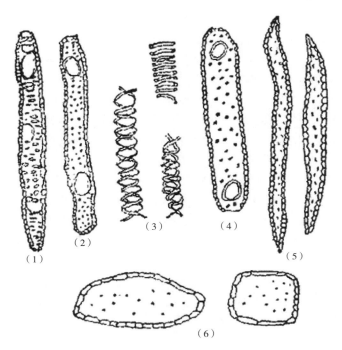

（1）网纹导管　（2）单纹孔导管　（3）螺纹导管　（4）具缘纹孔导管　（5）木纤维　（6）木薄壁细胞

图 7-6　蜘蛛香根状茎的解离组织（×240）

（资料来源：明东升等，1993a。）

（二）蜘蛛香药材的纤维特征

　　蜘蛛香药材的纤维存在于较粗大根状茎的木质部中，多成束存在，呈无色或淡黄色，长梭形，末端尖、斜尖或平截，长为 204~410μm，直径为 25~30μm，壁发生木质化或微木质化，纹孔呈裂缝状、十字状或人字形［图 7-5（8）和图 7-5（5）］（林杰等，1995）。

（三）蜘蛛香药材的淀粉粒特征

　　蜘蛛香药材的淀粉粒大多数为单粒，呈圆形、长圆形、广卵形或蚌壳形，有的一端具尖的突起。淀粉粒直径为 3~20~38μm，脐点多数为点状或裂缝状。有的淀粉粒隐约可见层纹。复粒较少，且复粒由 2~3~5 分粒组成［图 7-5（9）］（林杰等，1995）。

（四）蜘蛛香根状茎药材的木栓细胞特征

　　蜘蛛香根状茎药材木栓细胞的表面观呈类多角形，横断面观呈类长方形，壁稍厚、淡棕色，且发生木栓化或微木质化，细胞中常含棕褐色物质，有的物质呈颗粒状［图 7-5（6）］（林杰等，1995）。

（五）蜘蛛香根药材的表皮细胞特征

蜘蛛香根表皮细胞的表面观呈类长方形或长方多角形，细胞壁呈微波浪状弯曲，且发生微木质化或木栓化［图7-5（4）］（林杰等，1995）。

（六）蜘蛛香药材的薄壁细胞特征

蜘蛛香药材的薄壁细胞存在于叶柄基部和根状茎及根中。细胞呈类圆形、长圆形、类方形或不规则形，有的含淡棕褐色物质，有的含细小的方晶，有的含扇形的橙皮苷结晶，有的含黄色的细小油滴或充满圆形的糊化淀粉粒的痕迹［图7-5（5）和图7-6（6）］（林杰等，1995）。

（七）蜘蛛香药材的腺毛特征

蜘蛛香药材的腺毛主要存在于残留的叶柄或茎的基部。有的腺头细胞呈单列，由1~8个细胞组成，有的腺头细胞却为2列或1列、2列相间排列，具备细胞2~8个，少数为10~13个。腺头细胞胞腔内常充淡黄棕色物质，有的物质呈颗粒状。多数情况下，腺柄细胞仅有1个，少数为2~4个，有的腺柄基部细胞膨大呈圆盘状，侧面观则凸出于叶柄或茎的表面，少数腺柄细胞与腺头相接处膨大。腺毛基部周围细胞有3~6个，腺毛的脱落处则常有突起的疤痕［图7-5（1）］（林杰等，1995）。

（八）蜘蛛香药材的非腺毛特征

蜘蛛香药材的非腺毛主要存在于残留的叶柄或茎的基部，由1~6个细胞构成，细胞常含淡黄棕色或颗粒状物质，有的非腺毛中间细胞发生缢缩。事实上，非腺毛可细分为两种，一种表面具明显的疣状突起，先端尖或钝圆，侧面观细胞扁平，非腺毛脱落处的疤痕呈气孔状，另一种无疣状突起或表面具细微、稀疏的点状痕迹，且细胞不呈扁平状［图7-5（2）］（林杰等，1995）。

（九）蜘蛛香药材叶柄基部的表皮细胞特征

蜘蛛香药材叶柄基部表皮细胞的表面观呈长方多角形、类长方形、长条形或不规则形，细胞壁较平直。有时在表皮细胞的角隅处有细小的针晶分散存在，有的细胞有针簇状或扇形的橙皮苷结晶。气孔则为不定式，呈长圆形或近圆形，副卫细胞有3~6个，长约12μm，宽约21μm。表皮常见腺毛、非腺毛及其脱落后的疤痕，并可见含有淡黄棕色分泌物的孔隙，孔隙周围也有淡黄棕色分泌物散布［图7-5（3）］（林杰等，1995）。

四、蜘蛛香根状茎和根药材粉末的
颜色、气味、味道和显微特征

（一）蜘蛛香根状茎和根药材粉末的颜色、气味和味道特征

蜘蛛香根状茎和根药材粉末呈灰棕色或灰褐色，具备特异、浓郁的气味，

味道微辛而苦（国家药典委员会，2020；狄宏晔等，2007c）。

（二）蜘蛛香根状茎和根药材粉末的淀粉粒特征

蜘蛛香根状茎和根药材粉末的淀粉粒极多，且均可分为单粒和复粒两种
［图7-7（6）］。

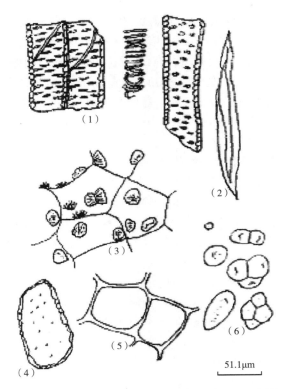

（1）导管　（2）纤维　（3）橙皮苷结晶　（4）木薄壁细胞　（5）木栓细胞　（6）淀粉粒

图7-7　蜘蛛香药材粉末特征

（资料来源：石晋丽，2004。）

1. 单粒

蜘蛛香药材粉末的单粒型淀粉粒呈类圆形、长圆形、卵形或广卵形，有
的一端尖突呈三角锥形，有的可见层纹，直径5~51μm。脐点呈裂缝状、三
叉状、人字状、飞鸟状或点状［图7-7（6）］（吴家荣，1976；国家药典委
员会，1978；中国医学科学院药物所，1982；陈科力等，1993；林杰等，
1995；石晋丽，2004；狄宏晔等，2007c；郜红利等，2013b、2013c）。

2. 复粒

蜘蛛香药材粉末的复粒型淀粉粒常由2~4个大小相等或稍不等的分粒组

成，且以 2 分粒为最多［图 7-7（6）］（吴家荣，1976；国家药典委员会，1978；中国医学科学院药物所，1982；陈科力等，1993；林杰等，1995；石晋丽，2004；狄宏晔等，2007c；郜红利等，2013b、2013c）。

（三）蜘蛛香根状茎药材粉末的导管特征

蜘蛛香根状茎药材粉末中的导管主要为网纹、单孔纹和螺纹导管，很少见到具缘纹孔导管；可能是因为被粉碎，粉末中的导管多呈破碎状态；一般导管长 80~240μm，直径 18~46μm，壁厚 2~5μm；单穿孔明显，穿孔呈圆形或椭圆形，且多定位在导管的两端，有的也定位在导管中间的侧壁上；此外，螺纹导管明显地最细长，长 80~280μm，直径 6~25μm，壁厚为 2~5μm ［图 7-7（1）］（吴家荣，1976；国家药典委员会，1978；中国医学科学院药物所，1982；陈科力等，1993；林杰等，1995；石晋丽，2004；狄宏晔等，2007c；郜红利等，2013b、2013c）。

（四）蜘蛛香根状茎药材粉末的纤维特征

蜘蛛香根状茎药材粉末中的纤维极少，纤维呈单个散在或数个成束，淡黄色，直径 10~20μm，壁厚 2~5μm，胞腔大；纹孔不明显，末端渐尖；有的纤维一端钝尖或平截［图 7-7（2）］（吴家荣，1976；国家药典委员会，1978；中国医学科学院药物所，1982；陈科力等，1993；林杰等，1995；石晋丽，2004；狄宏晔等，2007c；郜红利等，2013b、2013c）。

（五）蜘蛛香根状茎药材粉末的木薄壁细胞特征

蜘蛛香根状茎药材粉末中的木薄壁细胞含淡棕黄色、黄棕色或淡棕褐物质，易见含黄棕色内含物与油滴的薄壁细胞碎片，有时也可见橙皮苷结晶；木薄壁细胞呈类圆形、类长方形或不规则形，长 55~140μm，直径 40~65μm，壁厚 2~5μm；胞腔大；纹孔呈类圆形或类椭圆形，且分布不均 ［图 7-7（4）］（吴家荣，1976；国家药典委员会，1978；中国医学科学院药物所，1982；陈科力等，1993；林杰等，1995；石晋丽，2004；狄宏晔等，2007c；郜红利等，2013b、2013c）。

（六）蜘蛛香根状茎药材粉末的木栓细胞特征

蜘蛛香根状茎药材粉末中的木栓细胞呈淡黄色，表面观为多角形，断面观却为类长方形；长 40~70μm，直径 25~55μm，壁厚 2~8μm；而且，木栓细胞中不具备石细胞群［图 7-7（5）］（吴家荣，1976；国家药典委员会，1978；中国医学科学院药物所，1982；陈科力等，1993；林杰等，1995；石晋丽，2004；狄宏晔等，2007c；郜红利等，2013b、2013c）。

第三节　蜘蛛香药材的化学鉴定

一、蜘蛛香药材的特征颜色反应法鉴定

（一）蜘蛛香药材甲醇提取物的特征颜色反应

对 5g 蜘蛛香药材粗粉加甲醇 35mL，在沸水浴中回流提取 10min，趁热过滤，将滤液浓缩至 1/2 体积，放置过夜，溶液中会有沉淀析出；将溶液抽滤，用少量甲醇洗涤沉淀；沉淀可发生下列特征颜色反应。

1. 盐酸-镁粉反应

将少许沉淀溶于约 1mL 甲醇，加浓盐酸 3~4 滴和约 0.5g 镁粉，轻轻振摇，溶液会显示淡紫色，如进一步在沸水浴中加热约 3min，溶液颜色加深，呈紫红色。该反应的发生是基于蜘蛛香药材含橙皮苷等黄酮类成分（石晋丽，2004；傅亮等，2005；肖婷，2010；王雨清，2014；李庆杰等，2020；Ma et al.，2021；蔡于罗等，2023）。

2. 重氮化试剂反应

取沉淀物少许，加甲醇约 1mL 溶解，加 3% 碳酸钠溶液约 1mL，在沸水浴中加热 3min，然后置冰水中冷却，加入新配制的重氮化试剂 1~2 滴，溶液会显红色。该反应的发生是基于蜘蛛香药材含猕猴桃碱和缬草胺碱等生物碱类（陈磊，2002；李庆杰等，2020；蔡于罗等，2023）。

（二）蜘蛛香药材二氯甲烷提取物的特征颜色反应

对 0.2g 蜘蛛香药材粉末加 5mL 二氯甲烷，充分振摇后静置 5min，过滤；将滤液在水浴中加热、尽快蒸除二氯甲烷；将残留物用 0.2mL 二氯甲烷溶解，取约 0.1mL，加 3mL 由等体积冰醋酸和 25% 盐酸组成的混合液；振摇，溶液会在 15min 内呈蓝色（石晋丽，2004）。

（三）蜘蛛香药材挥发油的特征颜色反应

蜘蛛香药材挥发油的特征颜色反应主要有两个。

1. 溴-氯仿反应

将 1 滴挥发油溶于约 1mL 氯仿中，加 5% 溴-氯仿溶液 1~2 滴，溴被脱色；对反应液再加溴-氯仿溶液 1~3 滴，摇匀，溶液会显紫色；再静置数分钟后，溶液会呈深蓝色。

2. 三氯化铁反应

将 1 滴挥发油溶于约 1mL 乙醇中，加 7% 盐酸羟胺-甲醇液 3 滴，再加 10% 氢氧化钾-甲醇液 6 滴；摇匀，在沸水浴中将溶液加热至微沸；冷却后，用 10% 盐酸将溶液 pH 调至 3~4，加 1% 三氯化铁-乙醇液 1~2 滴，溶液会显

示紫堇色。

二、蜘蛛香药材的薄层层析法鉴定

（一）蜘蛛香药材甲醇提取液的薄层层析法鉴定

研究表明，就薄层层析法（thin layer chromatography，TLC）鉴定而言，蜘蛛香药材的甲醇提取液被应用得最广泛，且鉴定主要依托 3 种展开剂实现。

1. "甲苯–乙酸乙酯–乙酸–甲酸–水" 展开剂

石晋丽（2004）报道，先将蜘蛛香药材粉末置索氏提取器，用正己烷经水浴回流提取，至正己烷为无色，将粉末充分干燥后，用二氯甲烷和甲醇进行水浴回流提取，最终获得药材的甲醇提取液；将提取液浓缩、备用；薄层层析法鉴定在硅胶薄层预制板 GF_{254}（10cm×10cm）上进行；展开剂为 "甲苯：乙酸乙酯：乙酸：甲酸：水（10：3.2：1：2.6：3.2，体积比）"，对照品为绿原酸和橙皮苷，显色方法为用六水合三氯化铝–乙醇喷雾后在波长为254nm 的紫外光下观察板上的荧光和暗斑。结果：在比移值（retardation factor or rate of flow，R_f）0~0.5 区间，蜘蛛香和长序缬草药材甲醇提取液的橙皮苷斑点明显；在 R_f 0.5~1 区间，蜘蛛香药材的甲醇提取液显示 3 个斑点（图7–8），其他 4 种缬草类药材只显示 2 个斑点。

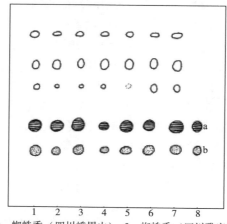

1—蜘蛛香（四川成都）；2—蜘蛛香（四川峨眉山）；3—蜘蛛香（四川雅安）；4—蜘蛛香（云南昆明）；5—蜘蛛香（贵州贵阳）；6—蜘蛛香（河北安国）；7—蜘蛛香（陕西）；8—对照品；a—绿原酸；b—橙皮苷。

图 7–8　蜘蛛香药材甲醇提取液的薄层层析结果

（资料来源：石晋丽，2004。）

2. "甲苯–乙酸乙酯–丁酮" 展开剂

狄宏晔等（2007c）等报道，基于展开剂 "甲苯–乙酸乙酯–丁酮（80：15：5，体积比）" 的薄层层析法鉴定蜘蛛香药材的主要操作步骤：向 1g 药材粉末加甲醇 50mL，用超声波处理 30min，过滤，将滤液浓缩至 5mL，作为供试液；取缬草素（即戊曲酯、缬草醚酯和缬草三酯）和乙酰缬草素（即乙酰缬草醚酯、乙酰缬草三酯）各 0.2mg，加甲醇 1.0mL 制成对照品液；取供试液和对照品液各 20μL，分别点于同一硅胶 GF$_{254}$ 薄层预制板上，展开后将板晾干、置波长为 254nm 的紫外灯下检视。结果：供试品与对照品在相应位置上均显示相同颜色的斑点。

3. "石油醚–丙酮" 展开剂

蜘蛛香药材基于 "石油醚–丙酮" 展开剂的薄层层析法鉴定在 2010 年版、2015 年版和 2020 年版《中华人民共和国药典：一部》中均有记载（国家药典委员会，2010、2015、2020），主要操作步骤：取药材粉末 0.2g，加乙醚 5mL，充分振摇后静置 5min，过滤；浓缩滤液、使乙醚挥发殆尽；最后，加甲醇 0.5mL 溶解残渣，作为供试液；同时，用甲醇配制每 1mL 分别含 1mg 缬草素和 1mg 乙酰缬草素的对照品液；取供试品液 5μL、对照品液 2μL，分别点于同一 GF$_{254}$ 板上，以石油醚（30~60℃）–丙酮（5：1，体积比）展开；最后，将板晾干、置波长为 254nm 的紫外灯下检视。结果：供试品与对照品应在相应位置显示相同颜色的斑点。郜红利等（2013c）用上述步骤鉴别蜘蛛香野生和栽培样品时的改动为：对粉末 1g 加乙醚 10mL。

（二）蜘蛛香药材正己烷提取液的薄层层析法鉴定

石晋丽（2004）将蜘蛛香药材粉末置索氏提取器内、加正己烷进行水浴回流提取，将提取液浓缩，备用；薄层层析在 GF$_{254}$ 板上进行，展开剂为 "正己烷：乙酸乙酯：冰醋酸（7：3：1，质量比）"，对照品为缬草素，显色方式为在波长为 254nm 的紫外光下观察板上暗斑的位置。结果：在 R_f 0~0.25 区间，蜘蛛香药材的正己烷提取液显示 2 个斑点，而其他 4 种缬草类药材的均只显示 1 个斑点；但在 0.25~0.53 区间，蜘蛛香显示 4 个斑点（图 7-9），而宽叶缬草、黑水缬草和采自北京的（中国）缬草均显示 3 个斑点，其他 4 个品种的均只显示 1 个斑点。

（三）蜘蛛香药材二氯甲烷提取液的薄层层析法鉴定

石晋丽（2004）报道了蜘蛛香药材二氯甲烷提取液薄层层析法鉴定的主要流程：将药材粉末置于索氏提取器内，加正己烷进行水浴回流提取；将粉末干燥后加二氯甲烷，振摇，过滤，将滤液在沸水浴中加热，在尽可能短的时间内蒸除溶剂；残留物用适量二氯甲烷溶解，得到二氯甲烷提取液；薄层层析在 GF$_{254}$ 板上进行，展开剂为甲苯–乙酸乙酯（75：25，体积比），对照品为缬草素，显色方式为将板用盐酸–乙酸（8：2，体积比）液喷雾后在 110℃加热 10min，冷却后在波长为 254nm 的紫外光下观察板上斑点的形状和位置。结果：在 R_f 0.38~0.79 区间内，蜘蛛香药材的二氯甲烷提取液显示 6

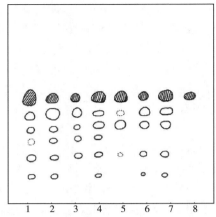

1—蜘蛛香（四川成都）；2—蜘蛛香（四川峨眉山）；3—蜘蛛香（四川雅安）；4—蜘蛛香（云南昆明）；
5—蜘蛛香（贵州贵阳）；6—蜘蛛香（河北安国）；7—蜘蛛香（陕西）；8—缬草素（即对照品）。

图 7-9　蜘蛛香药材正己烷提取液的薄层层析结果

（资料来源：石晋丽，2004。）

个斑点，此外，购于成都、昆明、贵阳及采于峨眉山的蜘蛛香药材的提取液均具有 R_f 为 0.88 的明显斑点，而购于河北安国、四川雅安和陕西的蜘蛛香药材的此斑点均不明显（图 7-10 和图 7-11）。

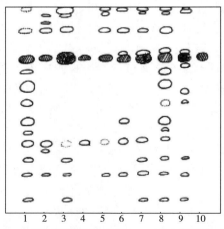

1—蜘蛛香（河北安国）；2—长序缬草（云南昆明）；3—黑水缬草；4—（中国）缬草（北京）；
5—（中国）缬草（内蒙古）；6—欧缬草（北京栽培）；7—宽叶缬草（湖北）；8—欧缬草（德国）；
9—（中国）缬草（日本）；10—缬草素（即对照品）。

图 7-10　缬草类药材二氯甲烷提取液的薄层层析结果

（资料来源：石晋丽，2004。）

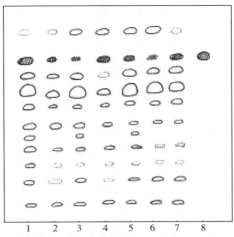

1—蜘蛛香（河北安国）；2—蜘蛛香（四川雅安）；3—蜘蛛香（四川成都）；4—蜘蛛香（四川峨眉山）；
5—蜘蛛香（云南昆明）；6—蜘蛛香（贵州贵阳）；7—蜘蛛香（陕西）；8—缬草素（即对照）。

图 7-11　蜘蛛香药材二氯甲烷提取液的薄层层析结果

（资料来源：石晋丽，2004。）

三、蜘蛛香药材的指纹图谱法鉴定

（一）蜘蛛香药材的紫外光谱指纹图谱法鉴定

蜘蛛香药材的紫外光谱（UV spectrum）指纹图谱法鉴定以万新（2007）的研究最具代表性。

万新（2007）先获得 6 种缬草属常见药用植物药材的 20 个样品（编号为 1~20，其中含来自四川、贵州、云南、陕西和河北的 8 个蜘蛛香样品）和 2 个外缘种［败酱科的甘松（*Nardostachys chinensis* Batal）（编号为 21）和黄花败酱（*Patrinia scabiosaefolia* Fisch. ex Trev.）（编号为 22）］药材的石油醚、氯仿、乙醇和水提取液，再用 HITACHI 公司生产的 U-2000 型紫外-可见分光光度计获得各提取液的紫外光谱图，从而构成了各药材的"紫外谱线组"（袁久荣，1999）；检测时的主要参数：波长为 200.0~400.0nm，扫描速度为 1200nm/min，扫描时的波长梯度（Δλ）为 0.1nm。鉴定结果：药材的紫外谱线组各不相同，蜘蛛香药材乙醇提取液在 206.0~231.0nm、250.0~254.5nm 和 328.0~330.0nm 处各有 1 个吸收峰，在 250.0~254.5nm 和 328.0~330.0nm 处的峰位稳定，有时在 281.0~285.0nm 处也存在吸收峰，而水提取液的紫外光谱曲线则较平坦；不同来源的蜘蛛香药材因紫外谱线组的异同而可被划分为 3 类，进一步地，据石油醚、氯仿、乙醇和水提取液紫外光谱曲线的峰面积可以判断，源于昆明和贵阳的蜘蛛香药材的有效成分含量较高，药材质量较好，而源于云南红河和四川雅安的蜘蛛香药材的低极性溶剂提取液含有效成分含量偏低，药材质量较差。

（二）蜘蛛香药材的红外光谱指纹图谱法鉴定

蜘蛛香药材的红外光谱（infrared spectrum，IR）指纹图谱法鉴定以万新（2007）和黄宝康等（2008）的研究最具代表性。

万新（2007）依托傅里叶变换红外光谱仪（扫描范围为 4000~400cm^{-1}，分辨率为 4cm^{-1}）（NEXUS，美国 Nicolet 公司）获得了上述 6 种缬草属常见药用植物药材 20 个样品（编号 1~20）及甘松（编号为 21）和黄花败酱（编号为 22）的红外光谱图（图 7-12）。鉴定结果：所有蜘蛛香药材样品在 1204.00~1203.78cm^{-1} 处都出现了一个尖峰，而其他品种的药材样品均无；同时，所有蜘蛛香药材样品的图谱总体变化不大，除 3 号样品（即采自四川峨眉山的蜘蛛香）在 1400.95cm^{-1} 和 1384.51cm^{-1} 处出现两个尖峰外，其他蜘蛛香样品均在此处出现多重钝峰。

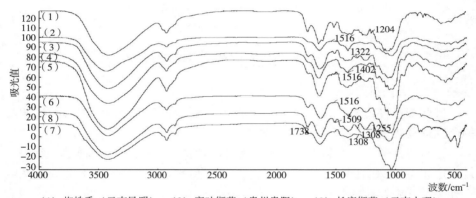

（1）蜘蛛香（云南昆明）　（2）宽叶缬草（贵州贵阳）　（3）长序缬草（云南大理）
（4）欧缬草（德国）　（5）黑水缬草（黑龙江塔河林场）　（6）缬草（北京松山）
（7）甘松（河北安国）　（8）黄花败酱（河北承德）

图 7-12　缬草属药用植物及其 2 个外缘种的红外光谱特征
（资料来源：万新，2007。）

此外，"在 1318.08~1318.23cm^{-1} 处无吸收峰，在 1203.78~1204.65cm^{-1} 处有尖峰，且峰不分裂"是蜘蛛香根状茎药材独有的，与甘松、黄花败酱、（中国）缬草、长序缬草、宽叶缬草、黑水缬草和欧缬草相区别的关键指纹特征（祁琴等，2007；万新，2007）。

类似地，黄宝康等（2008）用 Vector22/N 型傅里叶变换近红外光谱仪（积分球漫反射；扫描次数：64；扫描范围：3700~12000cm^{-1}，分辨率：4cm^{-1}）（德国 Bruker 公司）证实，蜘蛛香药材的红外光谱图与其他几种缬草的相差较远，可分别聚为一类，且与其形态特征相符，所以认为，近红外漫反射指纹图谱可用于（中国）缬草、蜘蛛香、宽叶缬草和黑水缬草等缬草类药材的种间鉴定，也可用于种内变异分析，且具备快速、方便的明显优势。

（三）蜘蛛香药材的高效液相色谱指纹图谱法鉴定

研究表明，蜘蛛香药材提取液的高效液相色谱（high performance liquid chromatography，HPLC）指纹图谱特征及其鉴定效果主要因提取试剂而异；现有研究主要涉及了 3 种提取试剂。

1. 蜘蛛香药材正己烷提取液的高效液相色谱指纹图谱特征

蜘蛛香药材正己烷提取液的高效液相色谱指纹图谱鉴定以石晋丽（2004）的工作最具代表性。

石晋丽（2004）先将包含蜘蛛香在内的缬草属 18 个药用植物种的药材粉末在索氏提取器内用正己烷水浴回流提取，再以缬草素为对照品、用 HP1050 型高效液相色谱仪（含四元泵、二极管阵列检测器）获得药材正己烷提取液的高效液相色谱图谱；色谱柱为 Merck 公司生产的 50943 LiChroCART 125-4，配备了 8mm×12.5cm 分析柱、LiChroCART 4-4 with Lichrosher 100RP-18（5μm）和 8mm×1cm 预备柱；进样量为 25μL，柱温为 40℃，流速为 0.95mL/min，检测波长为 280nm；将乙腈和水每 100mL 分别加 0.3mol/L 磷酸 1mL，实施梯度洗脱（表 7-1）。结果表明，18 种药材正己烷提取液的高效液相色谱图谱可分出 3 个区，即Ⅰ区（保留时间为 0~20min）、Ⅱ区（保留时间为 20~30min）和Ⅲ区（保留时间为 30~60min）；在Ⅰ区，（中国）缬草、黑水缬草和宽叶缬草药材的正己烷提取液各具备 2 组峰；在Ⅱ区，仅蜘蛛香药材的正己烷提取液具备 1 个单峰；在Ⅲ区，蜘蛛香、长序缬草和（中国）缬草药材的正己烷提取液的峰形和峰位相似；同时，根据 3 个区的指纹特征可将 5 种缬草属药用植物分成 3 个组，蜘蛛香和长序缬草为 1 组，黑水缬草和宽叶缬草为 1 组，而（中国）缬草单独为 1 组，且介于前两组之间；此外，不同来源的蜘蛛香药材正己烷提取液的高效液相色谱图谱存在明显差异，因此，被检测的 7 个来源的蜘蛛香药材可细分为 2 组，即来源于四川峨眉山、昆明、成都和贵阳的为 1 组，而来源于四川雅安、河北安国和陕西的为另 1 组（石晋丽，2004）。

表 7-1　缬草属 18 种药材正己烷提取液高效液相色谱分析中的洗脱程序

	时间/min	0	40	50	60
流动相配比	乙腈/%	34	39	40	40
	水/%	66	61	60	60

（资料来源：石晋丽，2004；石晋丽等，2005b。）

2. 蜘蛛香药材70%甲醇提取液的高效液相色谱指纹图谱特征

蜘蛛香药材70%甲醇提取液的高效液相色谱指纹图谱鉴定以夏彬（2011）、付思红等（2017）、程盛勇等（2019b、2019c）和鲁文琴等（2020）的工作最具有代表性。

夏彬（2011）依托配备了四元梯度真空脱气机、自动进样器、柱温箱、二极管阵列检测器和Chemstation工作站的Agilent 1100高效液相色谱仪（美国Agilent科技公司），以Phenomenex Gemini C_{18}（250mm×4.6mm，5μm）为色谱柱、以流动相乙腈–0.1%磷酸液进行梯度洗脱（表7–2），流速为1.0mL/min，检测波长为254nm，柱温为25℃，进样量为10μL，获得了贵州产18个蜘蛛香干燥根状茎和根药材样品（记为S1～S18）70%甲醇提取液的高效液相色谱指纹图谱（图7–13）。鉴定结果：18个样品指纹图谱的相似度大于0.89（图7–14）；从图谱中可辨析出17个共有峰，6个共有峰按保留时间增加的顺序分别归宿为5–O–咖啡酰基奎宁酸、3–O–咖啡酰基奎宁酸、咖啡酸、橙皮苷、3,4–O–二咖啡酰基奎宁酸和4,5–O–二咖啡酰基奎宁酸（图7–15）（付思红等，2017）。

表7–2 贵州产18个蜘蛛香干燥根状茎和根药材样品70%甲醇提取液高效液相色谱分析中的洗脱程序

	时间/min	0	16	30	60	65	75
流动相配比	乙腈/%	6	20	24	70	90	97
	0.1%磷酸/%	94	80	76	30	10	3

（资料来源：夏彬，2011。）

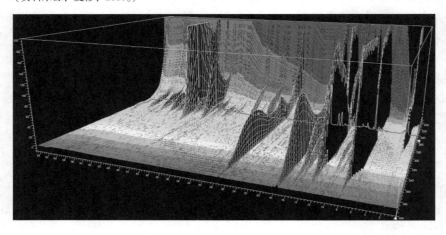

图7–13　贵州产蜘蛛香干燥根状茎和根的高效液相色谱/二极管阵列检测器全区域扫描三维图

（资料来源：夏彬，2011。）

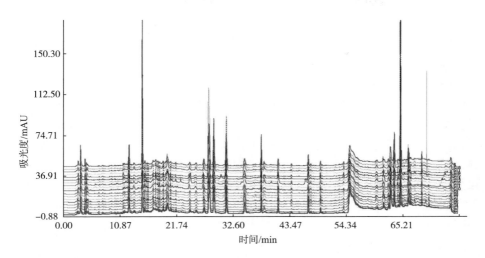

图 7-14 贵州产 18 个蜘蛛香干燥根状茎和根的高效液相色谱指纹图谱

［据夏彬（2011）］

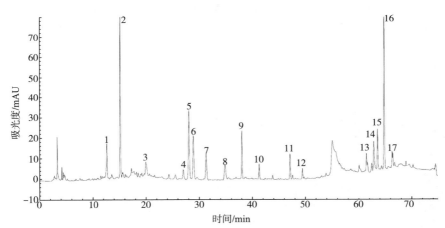

峰 1—5-O-咖啡酰基奎宁酸；峰 2—3-O-咖啡酰基奎宁酸；
峰 3—咖啡酸；峰 4—在原始文献中无标注；
峰 5—橙皮苷；峰 6—3,4-O-二咖啡酰基奎宁酸；
峰 7—4,5-O-二咖啡酰基奎宁酸；峰 8~17 暂未被归宿。

图 7-15 贵州产蜘蛛香干燥根状茎和根的高效液相色谱图

［据夏彬（2011）和付思红等（2017）］

　　程盛勇等（2019b）用 Agilent 1290 型超高效液相色谱仪（ultra perform-ance liquid chromatography，UPLC）（美国 Agilent 科技公司）获得了来自广西、

贵州、吉林、四川和云南 21 批蜘蛛香根状茎和根药材样品（记为 S1～S21）的 70% 甲醇提取液的超高效液相色谱指纹图谱（图 7-16）；色谱柱为 Ultimate UHPLC Polar-RP 柱（100mm×2.1mm，1.8μm），以乙腈-0.1% 甲酸为流动相、进行梯度洗脱（表 7-3），流速为 0.21mL/min，柱温为 30℃，进样量为 0.8μL，检测波长为 327nm（0～11min）和 256nm（11～30min）。主要鉴定结果：21 批样品中，除 S1、S10、S12、S14 和 S15 外，其余 16 批样品的指纹图谱的相似度大于 0.900；所有样品可分成 2 类，缬草三酯、绿原酸、异绿原酸 A、乙酰缬草三酯和异绿原酸 C 是样品间含量差异较大的成分；指纹图谱可分为 2 个区，即 I 区（保留时间为 0～11min，12 个共有峰的最大吸收峰波长在 327nm 左右，主要表征酚酸类和黄酮类成分）和 II 区（保留时间为 11～33min，13 个共有峰的最大吸收峰波长在 256nm 左右，主要表征缬草三酯类成分）；在指纹图谱中标定了 25 个共有峰，指认了其中 9 个，即 1 号峰为新绿原酸，3 号峰为绿原酸，4 号峰为咖啡酸，6 号峰为橙皮苷，8 号峰为异绿原酸 B，9 号峰为异绿原酸 A，10 号峰为异绿原酸 C，21 号峰为乙酰缬草三酯，24 号峰为缬草三酯。其中，缬草三酯峰分离度良好，峰面积最大，峰形稳定，为所有样品所共有，故被确定为参照峰（S）（图 7-17）。

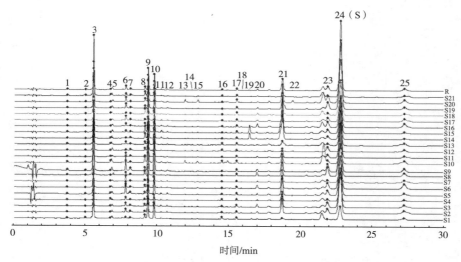

R—对照品，即新绿原酸、绿原酸、咖啡酸、橙皮苷、异绿原酸 B、异绿原酸 A、异绿原酸 C、乙酰缬草三酯和缬草三酯。

图 7-16　来自广西、贵州、吉林、四川和云南 21 批蜘蛛香干燥根状茎和根样品 70% 甲醇提取液的超高效液相色谱指纹图谱

（资料来源：程盛勇等，2019b。）

表 7-3　来自广西、贵州、吉林、四川和云南 21 批蜘蛛香干燥根状茎和
　　　　　根药材 70%甲醇提取液超高效液相色谱分析中的洗脱程序

时间/min		0~6	6~10	10~11	11~30
流动相配比	乙腈/%	12~35	35~50	50~57	57
	0.1%甲酸/%	88~65	65~50	50~43	43

（资料来源：程盛勇等，2019b。）

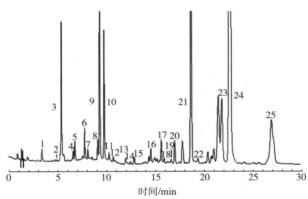

峰 1—新绿原酸；峰 3—绿原酸；峰 4—咖啡酸；峰 6—橙皮苷；峰 8—异绿原酸 B；
峰 9—异绿原酸 A；峰 10—异绿原酸 C；峰 21—乙酰缬草三酯；峰 24—缬草三酯；其余峰暂未被归宿。

图 7-17　来自广西、贵州、吉林、四川和云南 21 批蜘蛛香干燥根状茎和根药材 70%
　　　　甲醇提取液的超高效液相色谱指纹图谱的共有峰
（资料来源：程盛勇等，2019b。）

　　程盛勇等（2019c）用 Agilent 1260 高效液相色谱仪（美国 Agilent 科技公司）获得来自贵州、广西、湖南、吉林、四川和云南 25 批蜘蛛香根状茎和根药材样品的 70%甲醇提取液的高效液相色谱指纹图谱，色谱柱为 Diamonsil® C$_{18}$ 柱（4.6mm×250mm，5μm），以乙腈-0.1%甲酸为流动相、进行梯度洗脱（表 7-4），流速为 1.0mL/min，柱温为 30℃，进样量为 20μL，检测波长为 327nm（0~33min）和 256nm（33~90min）。主要鉴定结果：25 批样品中有 18 批样品的指纹图谱的相似度大于 0.9；所有样品可分成 2 类；指纹图谱可分为 2 个区，即 I 区（保留时间为 0~33min，26 个共有峰的最大吸收峰波长在 327nm 左右，主要表征酚酸类和黄酮类成分）和 II 区（保留时间为 33~90min，10 个共有峰的最大吸收峰波长在 256nm 左右，主要表征环烯醚萜类成分）；在图谱中标定了 36 个共有峰，指认了其中的 9 个，即 4 号峰为新绿原酸，5 号峰为绿原酸，10 号峰为咖啡酸，16 号峰为异绿原酸 B，17 号峰为橙皮苷，18 号峰为异绿原酸 A，19 号峰为异绿原酸 C，33 号峰为乙酰缬草三酯，35 号峰为缬草三酯（图 7-18）。

表 7-4　来自贵州、广西、湖南、吉林、四川和云南 25 批蜘蛛香干燥根状茎和根样品 70% 甲醇提取液高效液相色谱分析中的洗脱程序

时间/min		0~20	20~23	23~25	25~33	33~90
流动相配比	乙腈/%	12~30	30~40	40	40~53	53~85
	0.1%甲酸/%	88~70	70~60	60	60~47	47~15

（资料来源：程盛勇等，2019c。）

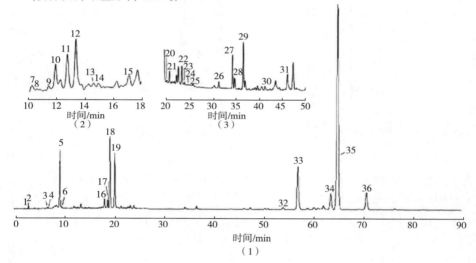

峰 4—新绿原酸；峰 5—绿原酸；峰 10—咖啡酸；峰 16—异绿原酸 B；
峰 17—橙皮苷；峰 18—异绿原酸 A；峰 19—异绿原酸 C；峰 33—乙酰缬草三酯；
峰 35—缬草三酯；其余峰暂未被归宿。（2）、（3）为（1）的局部放大图。

图 7-18　来自贵州、广西、湖南、吉林、四川和云南 25 批蜘蛛香干燥根状茎和根样品 70% 甲醇提取液的高效液相色谱指纹图谱的共有峰
（资料来源：程盛勇等，2019c。）

与程盛勇等（2019c）类似，鲁文琴等（2020）也用 Agilent 1260 高效液相色谱仪（美国 Agilent 科技公司）获得来自贵州惠水和贵阳以及云南保山 10 批蜘蛛香根状茎和根药材以及叶片样品 70% 甲醇提取液的高效液相色谱指纹图谱，以乙腈-0.1% 甲酸为流动相、进行梯度洗脱（表 7-5）；主要鉴定结果：蜘蛛香不同部位的指纹图谱可分为 2 个区，即 I 区（保留时间为 0~33min，25 个共有峰的最大吸收峰波长在 327nm 左右，主要表征酚酸类和黄酮类

成分）和Ⅱ区（保留时间为 33~90min，7 个共有峰的最大吸收峰波长在 256nm 左右，主要表征缬草三酯类成分）；不同产地、同一部位的样品均有良好的相似性，但不同部位样品间的相似度差异较大；同时，新绿原酸等 9 个峰被确认。

表 7-5 来自贵州惠水和贵阳以及云南保山 10 批蜘蛛香根状茎和根药材以及叶片样品 70% 甲醇提取液高效液相色谱分析中的洗脱程序

时间/min		0~18	18~20	20~23	23~25	25~33	33~90
流动相配比	乙腈/%	12~30	30~32	32~40	40	40~53	53~85
	0.1% 甲酸/%	88~70	70~68	68~60	60	60~47	47~15

（资料来源：鲁文琴等，2020。）

3. 蜘蛛香药材甲醇提取液的高效液相色谱指纹图谱特征

蜘蛛香药材甲醇提取液的高效液相色谱指纹图谱鉴定以石晋丽（2004）和石晋丽等（2005b）以及郜红利等（2013b）的工作最具有代表性。

石晋丽（2004）和石晋丽等（2005b）将包含蜘蛛香在内的缬草属 18 个种的药材粉末在索氏提取器内用正己烷水浴回流提取，再将药渣用二氯甲烷、甲醇按石晋丽（2004）报道的方法提取，获得药材的甲醇提取液，然后，以绿原酸和橙皮苷为对照品、以乙腈-水为流动相进行梯度洗脱（表 7-6），获得甲醇提取液的高效液相色谱图谱。主要鉴定结果：在图谱中辨析出蜘蛛香药材的 12 个峰，峰号（相对保留时间）分别为 1（0.11min）、2（0.70~0.73min）、3（0.85~0.86min）、4（1.00min）、5（1.12~1.14min）、6（1.23~1.26min）、7（1.68~1.70min）、8（1.96~1.99min）、9（2.52~2.58min）、10（2.75~2.80min）、11（2.85~2.90min）和 12（3.31~3.39min）（图 7-19）；蜘蛛香药材的图谱与（中国）缬草、宽叶缬草、黑水缬草和长序缬草存在较大差别；据图谱的相似度，蜘蛛香和长序缬草可被视为一组，（中国）缬草、黑水缬草和宽叶缬草可被视为另一组，该结果与药材正己烷提取液高效液相色谱图谱显示的结果相符；此外，不同来源的蜘蛛香药材似可被分为两组，即来源于峨眉山、云南、成都和贵阳的蜘蛛香为一组，而来源于雅安、安国和陕西的蜘蛛香为另一组。

表 7-6 缬草属 18 种药材甲醇提取液高效液相色谱分析中的洗脱程序

时间/min		2	6	9	20	24	30	50	60
流动相配比	乙腈/%	4	5	8	8.7	12.5	13	14	15
	水/%	96	95	92	91.3	87.5	87	86	85

（资料来源：石晋丽，2004；石晋丽等，2005b。）

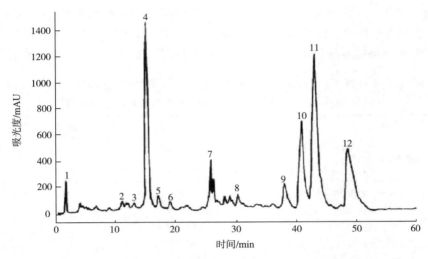

峰 1~12—共有峰；峰 4—绿原酸；峰 11—橙皮苷；其余峰暂未被归宿。

图 7-19　蜘蛛香药材甲醇提取液的高效液相色谱图谱

（资料来源：石晋丽，2004。）

　　石晋丽（2004）进一步以缬草素、绿原酸和橙皮苷为对照品，修改洗脱梯度（表 7-6 和表 7-7），获得了蜘蛛香药材甲醇提取液的高效液相色谱图谱，检测波长为 257nm，进样量为 10μL。主要鉴定结果：在图谱中可明显辨析出绿原酸、橙皮苷和缬草素 3 个主要峰；不同来源的蜘蛛香药材可被分为两个组，即来源于峨眉山、昆明、成都和贵阳的为一组，在该组图谱中，8 号峰极强，而 7 号峰和 9 号峰相对较弱，来源于雅安、安国和陕西的为另一组，在该组图谱中，7 号峰、8 号峰和 9 号峰的强度近似，该结果对于蜘蛛香药材质量标准的制定具有重要参考价值，意味着甲醇提取液的高效液相色谱指纹图谱既可用于蜘蛛香药材的质量评价，也可用于缬草属不同种生药的鉴别。

表 7-7　　蜘蛛香药材甲醇提取液高效液相色谱分析中的洗脱程序

	时间/min	5	25	35	40	60
流动相配比	乙腈/%	12.5	14	23	50	100
	水/%	87.5	86	77	50	0

（资料来源：石晋丽，2004。）

　　类似地，郜红利等（2013b）借助功率 500W、频率 28kHz 和时间 30min的超声波处理获得了湖北省恩施州恩施市等 6 个县、市 12 批蜘蛛香药材（记为 S1~S12）的甲醇提取液，再以缬草素为对照品、以 Kromasil C18（250mm×

4.6mm，5μm）为色谱柱、通过配备 Agilent 1200 ChemStation 4.0 工作站的
Agilent 1200 型高效液相色谱仪、以乙腈-水为流动相进行梯度洗脱（表7-
8），获得了提取液的高效液相色谱指纹图谱，其中，流速为 8mL/min，柱温
为 30℃，检测波长为 254nm。主要鉴定结果：在图谱中共有峰有 15 个，第 12
号、相对保留时间为 45.8min 的峰为缬草素；12 批药材甲醇提取液图谱的概
貌一致，说明恩施州野生蜘蛛香群体的成分具有一致性和稳定性（图7-20）。

表7-8　湖北省恩施州产蜘蛛香药材甲醇提取液高效液相色谱分析中的洗脱程序

	时间/min	0	20	60
流动相配比	乙腈/%	10	55	95
	水/%	90	45	5

（资料来源：郜红利等，2013b。）

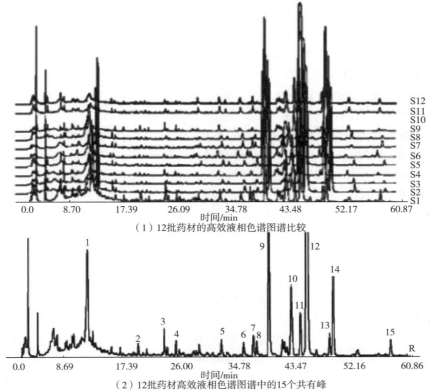

（1）12批药材的高效液相色谱图谱比较

（2）12批药材高效液相色谱图谱中的15个共有峰

横轴下的数字为保留时间（单位：min）；峰顶的数字表示共有峰；（1）中右侧的 S 加数字表示 12 批药材。

图7-20　湖北省恩施州产蜘蛛香药材甲醇提取液的高效液相色谱图谱

（资料来源：郜红利等，2013b。）

（四）蜘蛛香药材挥发油的气相色谱-质谱联用指纹图谱法鉴定

蜘蛛香药材挥发油的气相色谱-质谱联用（gas chromatography-mass spectrum，GC-MS）指纹图谱鉴定以周颖等（2008）和赵梅等（2016）的研究最具有代表性。

周颖等（2008）依托 HA-221-40-11-C 型超临界二氧化碳萃取（supercritical CO_2 extraction，$SFE-CO_2$）装置（江苏华安科研仪器有限公司）在萃取压力 12MPa、萃取温度 45℃、分离温度 35℃、萃取时间 1h 条件下获得 9 个欧缬草、1 个宽叶缬草、1 个黑水缬草和 2 个蜘蛛香药材样品挥发油的乙醚提取液，再以萘为内标、以乙酸龙脑酯和缬草烯酸为对照品，获得乙醚提取液的气相色谱指纹图谱；其中，气相色谱仪为配置了 SPL-14C 进样器、火焰离子探测器、WA-2A 型无油气体压缩机和 N2000 色谱工作站的 SHIMADZU GC-14C 色谱仪，色谱柱为 DB-WAX 石英毛细管柱（30m×0.32mm×0.25μm）、柱前压为 50kPa；检测器和进样口温度均为 250℃；载气为高纯氮气，载气流速为 1.8mL/min；升温程序为起始 80℃，以 10℃/min 升至 100℃，以 1℃/min 升至 115℃，以 10℃/min 升至 160℃，以 5℃/min 升至 200℃，最后以 10℃/min 升至 250℃，保持 20min；进样量为 1μL，分流比为 10∶1。主要鉴定结果：在图谱中分辨出 27 个共有峰，其中 2 号峰和 26 号峰分别为乙酸龙脑酯和缬草烯酸（图 7-21）。

赵梅等（2016）用水蒸气蒸馏法提取来自四川、贵州和云南的 10 个蜘蛛香药材粉末的挥发油，依托配置火焰离子探测器的 Agilent 6890N 型气相色谱仪和气相色谱-质谱联用仪（Time of Flight，TOF）（英国 Micromass 公司）获得了挥发油的气相色谱指纹图谱；其中，气相色谱的色谱柱为 DB-1 石英毛细管柱（30m×0.25mm，0.25μm），检测器温度为 250℃，进样口温度为 220℃；载气为高纯氮气、流速为 1.5mL/min；升温程序为起始 40℃，保持 15min，以 10℃/min 升至 115℃，保持 4min，以 1℃/min 升至 135℃，保持 1min，以 3℃/min 升至 195℃，再以 6℃/min 升至 220℃，保持 5min；进样量为 0.2μL；分流比为 20∶1；质谱为电子轰击质谱，电子能量为 70eV，离子源温度为 200℃，电离方式为 EI^+，扫描质量范围为 10~800u；此外，气相色谱指纹图谱的相似度用"中药色谱指纹图谱相似度评价系统（2.0 版）（国家药典委员会）"评价。主要鉴定结果：在气相色谱图谱中辨别出 39 个共有峰，其中 15 号峰为石竹烯，石竹烯的含量在 10 个蜘蛛香挥发油中相对稳定，故其峰被作为参照峰、用于计算共有峰的相对保留时间和相对峰面积；10 个蜘蛛香样品挥发油指纹图谱中的 39 个共有成分占成分总含量的 90.34%，相对含量大于 1% 的组分有 10 种，其中含量最高是异戊酸（55.30%），该酸具有浓烈的气味，是蜘蛛香药材特异气味的主要来源，其次为 3-甲基戊酸

（8.50%），其余含量大于 1% 的均为萜烯类。

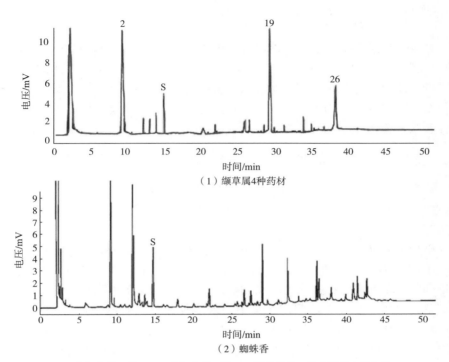

S—内标物萘；峰 2—乙酸龙脑酯；峰 26—缬草烯酸；其余峰暂未被归宿。

图 7-21　来自湖北、湖南和贵州的缬草属 4 种药材挥发油乙醚提取液的气相色谱指纹图谱
（资料来源：周颖等，2008。）

第四节　蜘蛛香药材的过氧化物酶同工酶聚丙烯酰胺凝胶电泳法鉴定

一、过氧化物酶及其在物种鉴定中的运用

过氧化物酶（peroxidase，POD）（EC 1.11.1.7）属于氧化还原酶类，它定位于过氧化物酶体（即微体）中，并以同工酶的形式存在；过氧化物酶二级结构的折叠方式高度保守，每个分子含 2 个结构域，每个结构域由 10 或 11 个 α-螺旋构成，螺旋间通过环和转角连接；含铁卟啉的血红素辅基被包埋在 2 个结构域之间；过氧化物酶的主要功能是以过氧化氢为电子受体催化酚类、胺类、醛类、某些杂环化合物类和一些无机离子底物的氧化，反应的化学通

式：AH_2（处于还原态的底物）$+H_2O_2 = A$（被氧化的底物）$+2H_2O$（田国忠等，2001；刘稳，2002）。

基于聚丙烯酰胺凝胶电泳（polyacrylamide gel electrophoresis，PAGE）分析，过氧化物酶可用于鉴定物种之间的相似性和亲缘关系（田国忠等，2001；刘稳，2002）。在聚丙烯酰胺凝胶电泳中，过氧化物酶同工酶会产生独特模式的谱带，即"过氧化物酶同工酶谱"，再通过对同工酶谱进行聚类分析、依托相似系数建立供试（物种）材料的相似系数矩阵，即可解析出物种之间的相似性和亲缘关系（李雪等，2005）。

二、蜘蛛香过氧化物酶同工酶的聚丙烯酰胺凝胶电泳特征

蜘蛛香的过氧化物酶同工酶聚丙烯酰胺凝胶电泳法鉴定以巫华美等（1996）的研究最有代表性；事实上，蜘蛛香的酶学鉴定迄今只研究了依托过氧化物酶进行的鉴定。

巫华美等（1996）首先用三羟甲基氨基甲烷（trihydroxymethyl aminomethane，Tris）-HCl 缓冲液（pH6.7）从采自贵州贵阳市六冲关的蜘蛛香、宽叶缬草和欧缬草的嫩叶中提取到过氧化物酶的粗酶，再获得粗酶的 LKB 双垂直板型聚丙烯酰胺凝胶电泳图谱，其中，浓缩胶和分离胶的浓度分别为 3% 和 5%，电泳缓冲液为 Tris-甘氨酸（pH8.3），将粗酶液与 40% 蔗糖混合后上样，电泳在约 2℃ 的冰箱内进行，采取恒流方式，浓缩胶和分离胶的电流分别为 7.5mA 和 12mA。主要鉴定结果：在凝胶图谱上，蜘蛛香的过氧化物酶粗酶仅出现 1 条谱带，而欧缬草和宽叶缬草的分别出现 3 条和 4 条；3 种植物的过氧化物酶谱带共有 5 条，其中从下往上的第 2 条为 3 种植物共有（图7-22）。

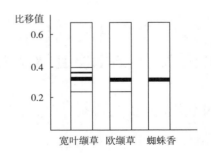

图7-22　贵州贵阳产宽叶缬草、欧缬草和蜘蛛香叶片过氧化物
酶同工酶的聚丙烯酰胺凝胶电泳图谱

第五节　蜘蛛香药材的分子鉴定

一、蜘蛛香药材基于 5S rDNA 序列等位基因特异聚合酶链反应的鉴定

　　高等植物 5S rDNA 由 120bp 保守的 5S rRNA 基因编码区和大小不同的非转录间隔区（non-transcribed spacer，NTS）组成；不同种植物非转录间隔区序列的多样性特征可用于植物种的鉴定（Cai et al.，1999）。

　　蜘蛛香药材基于 5S rDNA 序列等位基因特异聚合酶链反应（allele-specific polymerase chain reaction，allele-specific PCR）的鉴定以刁英等（2010）的工作最有代表性。

　　刁英等（2010）用 DNA 提取试剂盒（北京天根股份有限公司）提取到包括蜘蛛香在内的 5 种缬草属植物叶片的基因组 DNA（genomic DNA，gDNA），再用引物对 NF（5′-GATCCCATCAGAACTCCGAAG-3′）和 NR（5′-CGGTGATTTAGTGCTGGTAT-3′）扩增到完整的 5S rDNA 非转录间隔区；25μL PCR 体系包括 50ng gDNA、400mmol/L dNTP、1U Taq 酶、1×PCR 缓冲液、2.0mmol/L 氯化镁和 0.4mmol/L 引物，扩增共 30 个循环，每个循环为 94℃ 30s、55℃ 30s、72℃ 1min。主要鉴定结果为，缬草属药用植物 5S rDNA 片段长为 307~355bp；蜘蛛香的非转录间隔区为 189~225nt；在据非转录间隔区构建的进化树中，蜘蛛香明显地单独聚为一小类（图 7-23）；扩增阻滞突变系统（amplification refractory mutation system，ARMS，即 allele-specific PCR）证实，在据蜘蛛香 5S rDNA 序列单核苷酸多态性（single nucleotide polymorphism，SNP）位点设计的 6 条诊断型引物中，仅一条［即 F（5′-GATCCCATCAGAACTCCGAAG-3′）和 R（5′-GCATCACGGCAACCAAACGCTT-3′）］可用于区别蜘蛛香与宽叶缬草等其他 4 种缬草属植物，且依托这特异引物对，扩增阻滞突变系统还能鉴别出“香果健消片”等复方中成药中是否含蜘蛛香药材（图 7-24）。因此，扩增阻滞突变系统既可用于鉴别蜘蛛香原植物，又可用于鉴定含蜘蛛香药材中成药等产品（刁英等，2010）。

二、蜘蛛香基于内转录间隔区序列分析的鉴定

　　高等植物 rDNA 的内转录间隔区（internal transcribed spacer，ITS）位于 18S~28S rRNA 基因之间，且被 5.8S rRNA 基因分隔为两段，即内转录间隔区 1（ITS1）和内转录间隔区 2（ITS2）；研究发现，内转录间隔区序列是高度重复的，且重复单位间通过不等交换和转换已发生了位点内或位点间的同步进

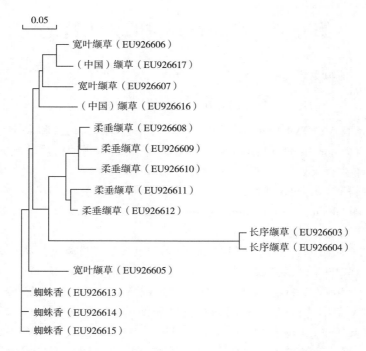

图 7-23　5 种缬草属药用植物基于 5S rDNA 非转录间隔区序列构建的进化树

（资料来源：刁英等，2010。括号里的"EU+数字"为非转录间隔区序列在 GenBank 中的登录号。）

化，导致不同内转录间隔区拷贝间的序列趋于相近或完全一致。因此，内转录间隔区序列分析适用于科、亚科、族、属和种内的系统发育和分类研究，尤其适用于近缘属和种间关系的研究（汪小全等，1997）。现有研究表明，蜘蛛香药材基于 ITS 的鉴定既可单独依托 ITS1（石晋丽，2004），也可综合依托 ITS1 和 ITS2（万新，2007）。

（一）蜘蛛香基于 ITS1 的鉴定

蜘蛛香基于 ITS1 的鉴定以石晋丽（2004）的研究最有代表性。

石晋丽（2004）用溴化十六烷基三甲基铵（cetyltrimethyl ammonium bromide，CTAB）法提取蜘蛛香、欧缬草、宽叶缬草、黑水缬草和长序缬草共 8 个样品的干燥药材的 gDNA，再用 PCR 扩增到 5 种缬草属植物的 ITS1 序列。反应体系：10×缓冲液（100mmol/L 氯化钾；100mmol/L Tris-HCl，pH9.0；80mmol/L Tris-HCl；乳化剂 NP-40）5μL，氯化镁（25mmol/L）3μL，dNTP（10mmol/L）1μL，牛血清白蛋白（50mg/mL）5μL，引物（5'-GGAAGTA-AAAGTCGTAACAAGG-3'，5'-GCTGCGTTCTTCATCGATGC-3'，浓度均为 25μmol/L）0.6μL，Taq 酶（0.5U/μL）0.4μL，gDNA 5μL，水 29.4μL。扩

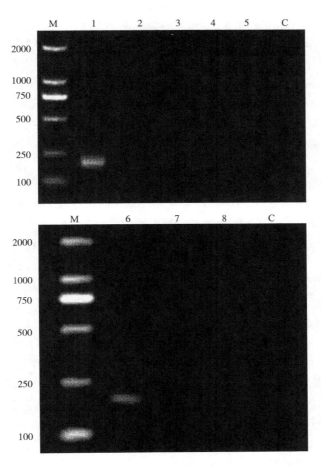

1—蜘蛛香；2—长序缬草；3—宽叶缬草；4—柔垂缬草；5—（中国）缬草；6—香果健消片；
7—人参归脾丸；8—逍遥丸；C—阴性对照；M—DNA Marker。

图 7-24　5 种缬草属药用植物 5S rDNA 非转录间隔区在扩增阻滞突变系统
分析中扩增产物的电泳图谱
（资料来源：刁英等，2010。）

增程序：94℃ 预变性 6min；94℃ 变性 50s，53℃ 退火 1min，72℃ 延伸 1min，
40 个循环；72℃ 延伸 10min；4℃ 保存。主要鉴定结果：蜘蛛香 ITS1 和欧缬草
ITS1 的相似度为 95.1%、与宽叶缬草 ITS1 的相似度仅为 48.7%，该结果意味
着蜘蛛香和欧缬草的亲缘关系最近。

（二）蜘蛛香基于 ITS1 和 ITS2 的鉴定

蜘蛛香依托 ITS1 和 ITS2 的鉴定以万新（2007）的研究最有代表性。

　　万新（2007）用2×CTAB法从蜘蛛香、（中国）缬草、欧缬草、宽叶缬草、黑水缬草和长序缬草的干燥根状茎、新鲜根状茎、硅胶干燥茎、叶标本和腊叶标本茎、叶提取gDNA。用通用引物（P1：5′-GGAAGTAAAAGTCGTA-ACAAGG-3′；P2：5′-TCCTCCTCCGCTTATTGATATGC-3′）扩增到这6种缬草属植物（共7个样品）和1种外缘种植物黄花败酱的ITS片段及其相关序列。PCR体系：10×缓冲液（50mmol/L氯化钾；100mmol/L Tris-HCl；1.0% Triton X-100，pH9.0）5μL，牛血清白蛋白（25mg/mL）5μL，二甲基亚砜5μL，氯化镁（25mmol/L）3μL，dNTP（10mmol/L）1μL，P1、P2（5μmol/L）各3μL，*Taq*酶（5U/μL）0.4μL，模板（即gDNA）2μL，补超纯水至50μL。PCR程序：94℃预变性6min；72℃整理4min；94℃1min、60~64℃40s、72℃1min，35个循环；72℃延伸10min。对于蜘蛛香样品，前15个循环为94℃1min、63℃40s、72℃40s，后20个循环为94℃1min、59℃40s、72℃90s。然后，设计特异引物P3（5′-TTTCCGTAGGTGAACCTGCGGAAGG-3′）和P4（5′-TTAAACTCAGCGGGTGATCCCGCCT-3′）用于扩增ITS序列；PCR体系中的"P1、P2各3μL"修改为"P3、P4各3μL"，PCR程序中的"60~64℃40s"修改为"58~64℃40s"。主要鉴定结果：缬草属植物的ITS长642~644bp，ITS1、5.8S rRNA基因和ITS2分别长233~234bp、160bp和249~250bp，7个样品的5.8S rRNA基因序列完全相同；蜘蛛香的ITS全序列、ITS1和ITS2分别长644bp、234bp和250bp，对于7个样品的ITS，蜘蛛香的G%最低、C%最高（表7-9）；蜘蛛香的ITS序列与（中国）缬草的相似度最高，达97.5%（图7-25）；长序缬草和蜘蛛香的ITS序列与其余样的差异很大，故亲缘关系较远，且二者均各自独立（图7-26）；此外，7个缬草属药材样品可分为3类：第一类，（中国）缬草、宽叶缬草和欧缬草；第二类，黑水缬草；第三类，长序缬草和蜘蛛香（图7-26）。

表7-9　　　　　　　　　蜘蛛香内转录间隔区的长度和碱基组成

内转录间隔区序列	长度/bp	碱基组成/%				
		A	G	C	T	GC
全序列	644	18.63	30.90	14.60	35.87	66.77
内转录间隔区1	234	23.93	29.49	10.68	35.90	65.38
内转录间隔区2	250	10.80	33.60	14.40	41.20	74.80

（资料来源：万新，2007）

相似度/%

	1	2	3	4	5	6	7	8	
1		99.5	99.5	99.4	97.8	97.5	97.5	82.0	1
2	0.5		100.0	98.9	98.1	97.8	97.4	81.8	2
3	0.5	0.0		98.9	98.1	97.8	97.4	81.8	3
4	0.6	1.1	1.1		97.8	96.9	96.9	81.7	4
5	2.2	1.9	1.9	2.2		96.9	95.8	80.8	5
6	2.4	2.1	2.1	3.0	3.0		96.7	80.5	6
7	2.2	2.4	2.4	2.9	4.0	2.9		81.2	7
8	21.0	21.2	21.2	21.5	22.4	22.4	22.7		8
	1	2	3	4	5	6	7	8	

（差异度/%，左侧纵标）

1—（中国）缬草；2—欧缬草（中国科学院北京植物研究所）；

3—欧缬草（奥地利维也纳大学植物园）；4—宽叶缬草；

5—黑水缬草；6—长序缬草；7—蜘蛛香；8—黄花败酱（外缘种）。

图 7-25　缬草属常用药用植物和黄花败酱内转录间隔区序列的

相似度（右上）及差异度（左下）

（资料来源：万新，2007。）

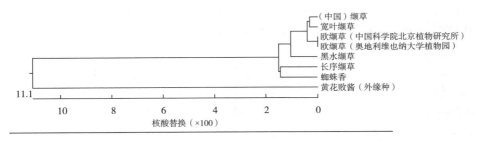

图 7-26　缬草属常用药用植物和黄花败酱基于内转录间隔区序列的聚类树

（资料来源：万新，2007。）

第六节　蜘蛛香药材的质量标准

蜘蛛香药材为败酱科植物蜘蛛香的干燥根状茎和不定根，于秋、冬季采挖，除去地上茎、叶和泥、沙，洗净后晒干。

一、性状

蜘蛛香的根状茎呈圆柱形，略扁，稍弯曲，不分枝或少分枝，长为 1.5～8.0cm，直径为 0.5～2.0cm；表面呈暗棕色或灰褐色，有紧密隆起的环节和突起的点状根痕，有的顶端略膨大，具地上茎和叶的残基；质地坚实，不易折断，折断面略平坦、呈黄棕色或灰棕色，可见筋脉点（维管束）断续排列成环。根状茎药材以粗壮、坚实、香气浓者为佳。

蜘蛛香的不定根细长，稍弯曲，长为 3.0~15.0cm，直径为 0.2cm，表面有浅纵皱纹，质地脆。

根状茎和根药材均气味浓郁、特异，味微苦、辛。

二、鉴别

（一）根状茎横切面和粉末特征

在根状茎横切面上，表皮细胞为 1 列，呈方形或类长方形，淡棕色，外壁增厚、木栓化，有时可见非腺毛或腺毛，有的木栓层外无表皮细胞存在。皮层宽广，常可见根迹或叶迹维管束；内皮层明显。外韧型维管束有多个，且断续排列成环，髓宽广，薄壁细胞内有众多淡黄棕色针簇状或扇形的橙皮苷结晶。

蜘蛛香粉末呈灰棕色，含淀粉粒甚多。淀粉粒单粒呈类圆形、长圆形或卵形，有的一端尖突，直径为 5.0~39.0μm，脐点为裂缝状、三叉状或点状，有的可见层纹。淀粉粒复粒由 2~4 个单粒组成。导管主要为网纹导管和单纹孔导管。薄壁细胞内含有淡棕褐色物质和橙皮苷结晶。

（二）薄层层析法鉴定

（1）方法一　取本品粉末 1g，加甲醇 50mL，用超声波处理 30min，过滤，将滤液浓缩至 5mL，作为供试品液。将对照品缬草素和乙酰缬草素配成 0.2mg/mL 甲醇液。取供试品和对照品液各 20μL，分别点于同一硅胶 GF$_{254}$ 薄板上，用甲苯-醋酸乙酯-丁酮（80：15：5，体积比）展开，取出、晾干，置紫外光灯（波长为 254nm）下检视。供试品应与对照品在相同位置显现相同颜色的斑点（狄宏晔等，2007c）。

（2）方法二　取本品粉末 0.2g，加乙醚 5mL，振摇，放置 5min，过滤。让滤液的乙醚挥发干净，加甲醇 0.5mL 溶解残渣，作为供试品溶液。将对照品缬草素和乙酰缬草素配成 1.0mg/mL 甲醇液。取供试品和对照品液各 5μL和 2μL，分别点于同一 GF$_{254}$ 板上，以石油醚（30~60℃）-丙酮（5：1，体积比）为展开剂，后续操作同方法一（狄宏晔等，2007c）。

三、水分、总灰分和酸不溶性灰分含量

蜘蛛香药材水分含量不得超过 7.0%，总灰分含量不得超过 5.0%，酸不溶性灰分含量不得超过 1.4%。

四、浸出物含量

如按照醇溶性浸出物测定法项下的冷浸法测定（国家药典委员会，2020），用乙醇作溶剂，蜘蛛香药材浸出物含量不得少于 8.0%；如按照醚溶性浸出物测定法项下的加热回流法测定（国家药典委员会，2020），用乙醚作溶剂，蜘蛛香药材浸出物含量不得少于 0.8%（夏彬，2011）。

五、活性成分含量

蔡于罗等（2023）认为，缬草素、乙酰缬草素、缬草烯酸、异戊酸、3-甲基戊酸和橙皮苷均可被作为蜘蛛香药材的质量标志物（quality marker，Q-marker）。缬草素、乙酰缬草素以及 3-O-咖啡酰奎宁酸、橙皮苷和 4,5-O-二咖啡酰奎宁酸的含量均用高效液相色谱法测定。但是，因为缬草素类成分不稳定、易降解（陈磊等，2002b；狄宏晔等，2007b），橙皮苷含量又不能独立反映蜘蛛香的整体情况（陈玲等，2010）。所以，目前多选含量较高、稳定性较好的 3-O-咖啡酰基奎宁酸、橙皮苷和 4,5-O-二咖啡酰基奎宁酸作为蜘蛛香药材质量控制的指标（李靖等，2014）。上述质量标志物的含量检测有下列两种方法，标志物的含量也不一致。

（1）使用 HP1100 型高效液相色谱仪，色谱柱为 Luna# C$_{18}$（4.6mm×250mm，5μm）（美国 Phenomenex 公司），流动相为乙腈-水（60∶40，体积比），检测波长为 280nm，流速为 0.95mL/min，柱温为 40℃。取缬草素和乙酰缬草素各 0.2mg，加甲醇配制成 0.2mg/mL 对照品液，置冰箱中冷冻保存。取本品过 60 目筛的粉末 1.0g，加甲醇 50mL，浸泡 0.5h，用超声波处理 40min，加甲醇补足失重，过滤。取上清液经 0.45μm 水系微孔滤膜滤过，得供试品液。取对照品液与供试品液各 25μL 进样（狄宏晔等，2007b）。按干燥品计算，本品的缬草素不得低于 0.36mg/g、乙酰缬草素不得低于 0.10mg/g、缬草素和乙酰缬草素的总量不得低于 0.80%。

（2）以十八烷基硅烷键合硅胶为填充剂，以乙腈-0.1%磷酸为流动相，实行梯度洗脱（表 7-10）。检测波长为 340nm，柱温为 25℃。理论塔板数按 3-O-咖啡酰奎宁酸峰计算应不低于 6000。将 3-O-咖啡酰奎宁酸、橙皮苷和 4,5-O-二咖啡酰奎宁酸加 50%乙醇制成每毫升含 3-O-咖啡酰奎宁酸 0.03mg、橙皮苷 0.09mg 和 4,5-O-二咖啡酰奎宁酸 0.03mg 的对照品液。取本品过三号筛的粉末约 0.25g，置具塞三角瓶中，加 50%乙醇 25mL，密塞，称重，加热回流提取 1.5h，放冷再称量，用 50%乙醇补足减少的质量，摇匀，过滤，滤液为供试品液。取对照品和供试品液各 10μL 进样。按干燥品计算，本品的 3-O-咖啡酰奎宁酸、橙皮苷和 4,5-O-二咖啡酰奎宁酸含量分别不得低于

0.65%、2.77%和0.21%（夏彬，2011）。

表7-10　蜘蛛香药材质量标准中以高效液相色谱进行 3-*O*-咖啡酰奎宁酸、
橙皮苷和 4,5-*O*-二咖啡酰奎宁酸含量测定时的梯度洗脱程序

	时间/min	0	16	21	30	40	45
流动相配比	乙腈/%	6	20	23.5	23.5	40	90
	0.1%磷酸/%	94	80	76.5	76.5	60	10

（资料来源：夏彬，2011。）

六、指纹图谱

以十八烷基硅烷键合硅胶为填充剂，以乙腈-0.1%磷酸为流动相，进行梯度洗脱（表7-2）。检测波长为340nm，柱温为25℃。取本品粗粉约0.25g，加70%甲醇25mL，密塞，称量，加热回流提取1.0h，放冷再称量，用70%甲醇补足减少的质量，摇匀，过滤，滤液即为样品溶液。取样品液10μL注入高效液相色谱仪实施指纹图谱测定，精密度、稳定性、重复性均应大于0.9，且回得率和线性关系良好。

七、炮制

蜘蛛香除去杂质，洗净、润透、切片后晒干；炮制方法主要为姜制和醋制。

八、性、味与归经

蜘蛛香微苦、辛，温；归心经、脾经和胃经。

九、功能与主治

蜘蛛香具备理气止痛、消食止泻、祛风除湿和镇惊安神等功效；用于脘腹胀痛、食积不化、腹泻、痢疾、风湿痹痛、腰膝酸软，失眠以及小儿轮状病毒性腹泻等。

十、用法与用量

蜘蛛香多进行水煎服，用量为3~6g。

十一、储藏

蜘蛛香宜置阴凉、干燥处储藏，且应防尘、防蛀。

第八章 蜘蛛香药材的炮制、加工及芽提取物银纳米粒子的合成

第一节 蜘蛛香药材的炮制

一、蜘蛛香药材的主要传统炮制方式及其文献记载

在我国各民族多年的用药实践中，蜘蛛香药材的传统炮制方式主要为醋制、姜制和酒制，三种炮制方式均被记载于若干中药典籍中。

（一）醋制

醋，味酸苦、微温，入肝经，具收敛、消食、开胃、解毒、疏肝、理气、止泻、止汗、行水、止血、散瘀、杀虫、止痛、矫味和除臭等作用；醋制药材能引药入肝，可增强药物入血收敛、疏肝、解郁、散瘀和止痛等功效（王小蓉，2007）。

《贵阳民间草药》记载：当蜘蛛香根状茎用于治疗毒疮时，需将根状茎蘸醋研磨后将汁液外擦患处，该醋制方式可强化蜘蛛香根状茎的解毒、散瘀和止痛等功效（贵阳市卫生局，1959；夏彬，2011）。

（二）姜制

姜，味辛、性温，可升腾、发散而走表，具备解表、散寒、温中、止呕、开窍和解毒等作用；姜制药材有发散、温散、引经入脾、抑制寒性和降低毒性等特殊效果（高志嶙等，2006；阮勇彬，2008）。

《贵州草药》记载：当蜘蛛香用于治疗感冒时，需用蜘蛛香 18.6g、生姜 3.72g 煨水服用；其中，生姜发挥的是姜制效应，可强化蜘蛛香的温中、散寒活性（贵州省中医研究所，1970；夏彬，2011）。

（三）酒制

酒，味甘、辛，大热，具备兴奋心脏、通血脉、促进血液循环、行药势、散寒、矫味、矫嗅等作用，同时也是大多数药理活性成分的良好有机溶剂（潘新毅等，1988；杨欣文等，2012）；酒制药材有升提、引药上行、改变或缓和药性、增强药效、矫味、矫嗅和防腐以及增强补肝肾、活血、化瘀等效

果。酒制药材的用酒有黄酒和白酒之分，但绝大多数情况下用黄酒，黄酒属于酿造酒，味厚，能入血分，主行药势、通血脉、活血和行气；白酒属于蒸馏酒，又称烧酒，气厚，能入气分，主消冷积寒气，有散寒、破结的作用（潘新毅等，1988；李华鹏等，2011）。

《四川中药志》记载：当蜘蛛香因具备行血、活血、解表、散寒和驱除冷气功效而被用于治疗发痧气痛、跌打损伤、筋骨痛和痨伤咳嗽等症时，需将蜘蛛香浸（泡）酒服，而将蜘蛛香用于治疗呕吐、腹泻和腹痛时，需将蜘蛛香与石菖蒲（*Acorus tatarinowii* Schott）根配伍，用瓦罐炖酒服（《四川中药志》协作编写组，1979；夏彬，2011），其中，酒发挥的是酒制效应，可强化蜘蛛香活血、行气、散寒和破结等功效。

二、蜘蛛香药材的现有炮制方式及其基本操作流程

（一）现有炮制方式

目前，除了醋制、姜制和酒制三种主要传统炮制方式外，蜘蛛香药材尤其是根状茎药材的炮制方式还包括盐制、蜜制和炒制（张淑清等，1997；夏彬，2011）。

1. 盐制

食盐，即氯化钠，味咸、性寒，入胃经、肾经和大、小肠经，具强筋骨、软坚散结、清火、凉血、解毒、防腐和矫味等作用。

在蜘蛛香药材的盐制中，可将药材或其饮片拌盐水炒干，也可先炒药材或其饮片，再加盐水炒干；盐制可增加药材活性成分的水溶性、引药下行、入肾经、增强药材的滋阴降火功效，并缓和药材的药性（徐慧，2005）。

2. 蜜制

蜂蜜是蜜蜂在蜂巢中所酿的糖类物质，含葡萄糖、果糖和其他多种药理活性成分，具备益气、补中、和营卫、润脏腑、通三焦、调脾胃、止痛和解毒等作用（孙立立等，2007）。

蜘蛛香药材的蜜制主要是用蜂蜜浸润药材或其饮片，让蜂蜜中的高浓度糖液扩散，渗入到药材组织的内部，以降低药材细胞的水分活度，有效抑制微生物的生长、繁殖从而防止药材腐败变质；蜜制可引药入肺，增强药材的润肺、止咳和补益功效，还具备缓和药性、降低毒性、矫味和矫嗅等功能（孙立立等，2007）。

3. 炒制

蜘蛛香药材的炒制主要为清炒中的"炒焦"，即将药材或其饮片炒至其表面呈焦黄色或焦褐色，使药材具备焦香气，以增强药材醒脾、开胃、消食、理气、止痛和化痰等功效（张淑清等，1997）。云南云河药业股份有限公司和

贵州健兴药业有限公司生产具备健胃、消食功能的香果健消胶囊和香果健消片时就是使用炒焦的蜘蛛香药材进行生产（刘剑等，2009；肖雨婷等，2010；邓桂萍等，2011；李元旦，2011；张雁萍等，2013a、2013b；赵倩等，2022）。

（二）现有炮制方式的基本操作流程

　　不论蜘蛛香药材被醋制、姜制、酒制、盐制还是蜜制，炮制的基本流程均可一般化处理：将药材打成粉末、过 40 目筛或切成片，然后分别用米醋、姜汁、黄酒、食盐水和蜂蜜浸润 4~12h，再于 120℃ 加热 15~30min，最后，将药粉或薄片晾干，即可得到炮制产品；其中，姜汁的制备方法是将 300g 切碎的生姜与 150g 水混合后在榨汁机中打碎成汁液（夏彬，2011）。

三、炮制方式对蜘蛛香药材主要药理活性
成分种类与含量的影响

　　目前，尽管不同炮制方式必然对蜘蛛香药材主要药理活性成分的种类与含量产生影响，但具体影响尚未进行全面、深入的探究。夏彬（2011）初步报道，药材炮制产品的高效液相色谱检测表明，不同的炮制方式及其浸润和处理时间均可导致产品中活性成分 $3-O-$ 咖啡酰奎宁酸、橙皮苷和 $4,5-O-$ 二咖啡酰奎宁酸含量的上升与下降，反映出各炮制方式对药材药用品质的影响是不一致的；赵倩等（2022）以云南云河药业股份有限公司炒焦的蜘蛛香根状茎和根制品成分分析证实，炒制品化合物有环烯醚萜及其降解产物、苯丙素、黄酮、色原酮、芳香衍生物和糠醛衍生物等，炒制主要导致环烯醚萜和单糖的结构变化，且去酰基缬草醛、$4,4'-$ 二羟基$-3,3'-$二甲氧基$-$反式$-1,2-$二苯乙烯、对苯二酚和 $4-$羟基$-3-$甲氧基桂皮醛均能显著抑制小鼠（*Mus musculus*）单核巨噬细胞 RAW264.7 中脂多糖诱导的一氧化氮生成，且呈显著的剂量依赖性、表现出潜在的抗炎活性。但是，醋制、姜制、酒制、盐制和蜜制对炮制产品活性成分含量和药理活性的效应尚需进一步阐明。

第二节　蜘蛛香药材的加工和生产

一、蜘蛛香药材饮片的生产

（一）蜘蛛香药材饮片的内涵

　　蜘蛛香药材饮片是指蜘蛛香药材，主要是根状茎药材，经清洗等初加工后，趁鲜被切成符合质量标准的极薄片、薄片、厚片、斜片和直片（即顺片）以及丝状、段状或块状等形状，再经干燥得到的产品（国家药典委员会，2020；李丽等，2013；王子毅，2019）。

　　与原始药材相比，蜘蛛香药材的饮片具备多方面的优势。饮片可使药材的有效成分易溶出，可方便地用自封袋、塑料袋或木箱等进行包装、运输和销售，也便于药材进行其他形式的炮制以及储藏和调剂等。现在，饮片已被作为蜘蛛香药材的基本形式，可供配方用或直接用于临床，同时也是含蜘蛛香中成药生产中蜘蛛香药材的标准化原料（李丽等，2013；王子毅，2019）。

（二）蜘蛛香药材饮片的商品规格和主要生产环节

　　蜘蛛香药材饮片应由取得饮片生产许可证的企业生产。首先，药材在产地采挖、采收和收获时应经分选、去杂和清洗等初加工；然后，企业借助人力或切片机将药材切成饮片，主要形式及其规格为极薄片（厚度为 0.5mm）、薄片（厚度为 1~2mm）、厚片（厚度为 2~4mm）、斜片（厚度为 2~4mm）、直片（厚度为 2~4mm）、丝（包括细丝和宽丝，宽度分别为 2~3mm 和 5~10mm）、段（包括短段和长短，长度分别为 5~10mm 和 10~15mm）或块（边长为 8~12mm 的立方块或长方块）；最后，将饮片干燥，在完成净度、片型、粉碎粒度、色泽、气味以及水分、灰分和浸出物含量等的检测后进行运输或储藏，同时出于满足流通和销售的需要，饮片生产须呈报上级主管部门批准、备案；饮片产品须具有合格、规范的包装，且在包装上注明商标、品名、规格、数量、批准文号、生产厂地和生产日期等商品信息（杨成雄等，2000）。

（三）蜘蛛香药材饮片的储藏

　　1. 饮片安全储藏所需的主要环境条件

　　储藏蜘蛛香药材饮片的库房应干燥、通风、阴凉，并避免阳光直射；饮片安全储藏的主要环境条件为相对湿度、温度和光照。相对湿度过高会使饮片吸潮、变软、有效成分降解，同时，饮片中常含细菌和真菌等微生物，当环境温度为 20~25℃、相对湿度大于 75%，且饮片的含水量超过 8% 时，微生物尤其是霉菌类最易快速滋生、繁殖，很快导致饮片腐败、变质；一般，储藏温度不能高于 30℃，否则，饮片易散失香气、泛油、吸潮霉变和发生虫蛀；光照会使饮片的挥发性成分快速挥发、使饮片固有气味丧失、疗效下降（杨磊等，2012）。

　　2. 饮片安全储藏的主要方法、措施

　　储藏蜘蛛香药材饮片时，可将饮片直接置阴凉、干燥、通风处或先将饮片装入缸和罐等容器中密闭。目前，储藏蜘蛛香药材饮片的常见方法有石灰干燥法、酒精防虫法、化学药品灭虫法（如硫黄熏蒸法灭虫）、气调法、对抗法和冷藏法等（王伟等，2008）。

　　在长期储藏中，须定期检查饮片并采取对应措施，如防止饮片挥发性成分的挥发、散失可采取密封和降温等措施，防止饮片霉变、腐败可采取晾晒、通风、干燥、熏蒸、盐渍和冷藏等措施，防止饮片被虫蛀可采取适当暴晒、加热、冷藏和熏蒸等措施，防止饮片变色和泛油则可采取避光和降温等措施（王伟等，2008；黄新，2013）。

二、蜘蛛香药材粉末的生产

（一）蜘蛛香药材粉末生产的必要性

1. 蜘蛛香药材有时以粉末形式进行更便捷的药用

在临床上，不论是单独用还是配伍用，蜘蛛香药材有时以粉末形式被更便捷地使用，如丁永芳等（2016）报道，将适量蜘蛛香根晒干、研成粉后用温开水送服，可治疗女性子宫脱垂；肖丹等（2008a）报道，将蜘蛛香粉末混入猪、鸡等畜、禽的饲料，可治疗畜、禽的异食癖；云南云河药业股份有限公司生产"云杉牌""香果健消片"时用根状茎的粗粉（刘剑等，2009）；此外，在常温冲泡的条件下，药材经细胞级微粉碎技术生产的超微粉可让药材的有效成分全部、快速溶出（罗茂玉，2012），故消费者可随身携带、随时冲服。

2. 蜘蛛香药材粉末具备药物学和药理学优势

蜘蛛香药材被制成粉末后具有 6 个明显的药物学和药理学优势。第一，粉末便于药材的干燥和储存；第二，粉末态可提高药材的比表面积以及药材细胞中药理活性成分的崩解度、溶出速度和溶出率，使成分能彻底释放出来，故可减少用药剂量、节省药材、降低用药成本，且有可能用较小剂量就达到或超过期望的疗效；第三，增加活性成分在机体内的附着力和吸收率，使活性成分被吸收得更充分，从而提高药材的生物利用度；第四，粉末态可对药材发挥固体乳化作用，使活性成分在粉末中均匀、一致，便于药材的调配、口服和药效的发挥；第五，方便药材丸剂、散剂、冲剂、片剂、胶囊剂和外用透皮吸收剂等剂型的研发、制备和生产；第六，可推动药材生产的标准化，利于实现药材生产、吸收和使用等的现代化。

（二）蜘蛛香药材粉末产品的规格特征

借助手提式或摇摆式高速中药粉碎机、台式连续投料粉碎机和高速万能中药粉碎机等设备，干燥的药材或其饮片可被粉碎成不同粒径的粉末，如粒径为 125~180μm 的粗粉、粒径为 70.9~79.1μm 的极细粉和通过细胞破壁生产的粒径为 1~10μm 或更小的超微粉等（徐瑛等，2004）。其中，超微粉碎是指采用振动式细胞级超微破壁粉碎技术将药材进行细胞级的微粉碎，即直接打碎药材的细胞（罗茂玉，2012）。

三、蜘蛛香根状茎药材冻干制剂的生产

蜘蛛香药材的冻干制剂是指用冷冻干燥技术制得的药材（主要是根状茎药材）的无菌粉末，该产品形式能有效保留药材的挥发油类等在常温、高温下不稳定、易挥发的成分。冻干制剂一般分为口服型和注射剂型，均以根状茎的粗粉为原料（王洪礼等，2013）。

（一）口服型冻干制剂

将根状茎粗粉分别用 95%、60% 和 30% 乙醇以及水进行超声波辅助提取或渗漉提取；将提取液减压浓缩至含生药量大于 2g/mL，合并提取液，加适量增溶剂、混匀，加水至含生药量 0.5g/mL。将溶液分装、冻干后即得口服型冻干制剂，在常温、真空状态下，该制剂至少可保存 2 年（王洪礼等，2013）。

（二）注射剂型冻干制剂

将根状茎粗粉分别用 95%、60% 和 30% 乙醇以及水进行超声波辅助提取或渗漉提取，合并提取液，通过减压浓缩回收乙醇。向浓缩液加 95% 乙醇、使乙醇含量达 70%，过滤，向滤液加 1% 活性炭，搅拌 30min，过滤，再经减压浓缩回收乙醇，加适量增溶剂，再加注射用水到生药含量为 1g/mL。将溶液分装、冻干，即可得注射剂型冻干制剂，在常温、真空状态下，注射剂型冻干制剂至少可保存 2 年（王洪礼等，2013）。

四、蜘蛛香颗粒剂的生产

（一）蜘蛛香颗粒剂的基本内涵

蜘蛛香的颗粒剂也称冲剂，是将蜘蛛香药材提取物与辅料或其他中药细粉按一定比例混合成的颗粒状剂型。蜘蛛香颗粒剂是在汤剂基础上发展起来的，既保持了汤剂吸收快、显效迅速等优点，又克服了汤剂耗时、费能的煎煮和久置易霉变等缺点。颗粒剂可直接吞服，也可冲入水中饮服（方亮等，2016；宋开蓉等，2017）。

（二）蜘蛛香颗粒剂的生产流程

蜘蛛香颗粒剂的生产流程通常包括药材的预处理及其成分的提取、纯化、浓缩、干燥和成型等环节。其中，药材和辅料的性质、相对湿度和放置时间等是严重制约颗粒剂质量的主要因素（方亮等，2016；宋开蓉等，2017）。尹海德（2019）认为，在颗粒剂制作过程中，应姜制蜘蛛香，以薄荷（*Mentha haplocalyx* Briq.）提取物和蔗糖为矫味剂，并辅以 β-环糊精（β-cyclodextrin，β-CD）包合（图 8-1）；该工艺生产的颗粒剂质量稳定、无明显异味、水溶性好、能有效获取药材的活性成分。

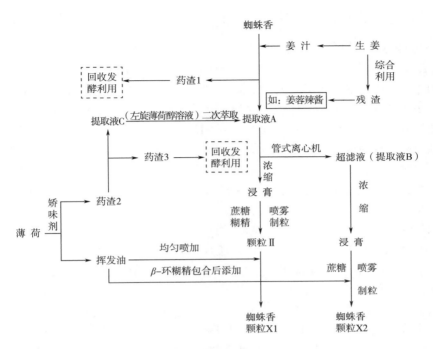

图 8-1　蜘蛛香颗粒剂的生产工艺流程

(资料来源：尹海德，2019。)

(三) 蜘蛛香颗粒剂的基本性质、功效特征和适用人群

1. 理化性质

短期暴露在空气中和强光下，蜘蛛香颗粒剂的色泽、药效不会受明显影响；完全浸泡于水中时，搅拌 15min 可使颗粒剂完全溶解，液体呈棕色、透明，长期放置无沉淀、凝胶出现；常温下，当相对湿度超过 75% 且放置时间超过 12h 时，颗粒剂会吸潮、完全溶解，呈液态，颜色无明显变化，有效成分和药效也无变化；在 (25±2)℃、相对湿度 (60±10)% 存放 600d 时，颗粒发软并略板结，存放 680d 左右时，颗粒药效减退 1.2%（尹海德，2019）。

2. 功效特征和适用人群

蜘蛛香颗粒剂缓解腹泻的效果优于盐酸小檗碱，能够有效缓解和治疗肠易激综合征，但抑菌效果略逊于黄芪［*Astragalus membranaceus*（Fisch.）Bge.］多糖的；颗粒剂的总酚酸和绿原酸含量分别为 35.50～38.20mg/g 和 20.45～20.65mg/g。市场调研表明，该颗粒剂易于被 20～50 岁人群接受，并特别适合儿童（尹海德，2019）。

五、蜘蛛香药材挥发油 β-环糊精包合物的生产

（一）β-环糊精及其基本理化性质

β-环糊精是一种由 7 个吡喃型葡萄糖单元构成的白色结晶，分子式为 $C_{42}H_{70}O_{35}$；β-环糊精在水中较易结晶，分子空腔的内径为 $0.60 \sim 0.65nm$，颗粒大小为 $7.0 \sim 45.0\mu m$，比旋光度为 + $(162 \pm 3)°$，熔点为 $255 \sim 265℃$，相对密度为 $0.523 \sim 0.754$，含水量为 $13.0\% \sim 15.0\%$；β-环糊精不溶于一般的有机溶剂，在室温时在水中的溶解度为 1.85%，但溶解度会随温度的上升而上升；该化合物不具吸湿性，但易形成稳定的水合物，在相对湿度为 $50\% \sim 70\%$ 时的水合程度相当于每分子 β-环糊精吸收 $10 \sim 11$ 个水分子（姜慧明，2011；刘红，2011）。

（二）β-环糊精包合物的形成特征和优点

β-环糊精具有亲水性、亲脂性，还具有疏水空腔和亲水表面，因能识别、包合与其空腔大小和极性相匹配的小分子而具有分子识别功能，即能以"主体化合物"的角色选择性地结合、组装作为"客体化合物"的有机分子或药物分子（如蜘蛛香药材的挥发油）等，从而形成水溶性和稳定性均大大增加的"主客体超分子化合物"。所以，β-环糊精与药物分子形成包合物，不但可增加药物的生物相容性，还可达到药物缓释的效果（姜慧明，2011；刘红，2011）。

（三）蜘蛛香药材挥发油 β-环糊精包合物的药物学优势

挥发油是蜘蛛香药材的主要药理活性成分之一；但是，蜘蛛香挥发油在常温、常压下易挥发，有强烈臭味以及水溶性和稳定性均差等特性严重影响了其在临床上的高效应用和药效发挥（陈磊等，2002b）。研究表明，与肉豆蔻（*Myristica fragrans* Houtt.）挥发油的 β-环糊精包合物类似（沙莹等，2005），蜘蛛香挥发油的 β-环糊精包合物不仅能掩盖挥发油的难闻气味而且可大大提高挥发油的稳定性和水溶性，经 β-环糊精包合的蜘蛛香挥发油被证实在两年后仍能保持 $60\% \sim 70\%$（刘翠娟，2005）。

（四）蜘蛛香挥发油 β-环糊精包合物生产的主要环节

研究表明，蜘蛛香挥发油 β-环糊精包合物生产流程的主要环节：用减压蒸馏法提取蜘蛛香挥发油（焦家良等，2017）；以 β-环糊精作包埋剂的最佳包合条件为，β-环糊精与挥发油的质量体积比为 $1：8$，包合温度为 $65℃$，时间为 2h；影响包合效果的主要因素为包合温度；此外，包埋时可借助超声波处理（李锦莲等，2006；焦家良等，2017）。

六、蜘蛛香总缬草三酯固体自微乳的制备

（一）固体自微乳的基本内涵

固体自微乳是将载药自微乳与微粉硅胶、β-环糊精、聚乙二醇-6000 和阿拉伯胶等固体材料混合制成的固体制剂。固体自微乳可制成胶囊剂、片剂、微丸、滴丸和颗粒剂等剂型，不仅具备自微乳的一切理化和药物学特性以及更好的理化稳定性，而且服用方便，尤其在提高难溶性药物的溶解度、药物的生物利用度和降低药物胃肠道副作用等方面有明显优势（鲁文琴等，2019）。

（二）蜘蛛香总缬草三酯固体自微乳的制备和最佳配方

蜘蛛香总缬草三酯固体自微乳的制备分两步。

第一步，总缬草三酯自微乳的制备。刘开萍等（2018a）报道，制备的主要操作为：混匀 0.20g 油酸乙酯、151.22g 15-羟基硬脂酸聚乙二醇酯和 0.58g 乙二醇单乙基醚，加入过量的总缬草三酯，经涡旋振荡器混匀，再用超声处理 1h，最后在 37℃水浴中平衡 24h。其中，油酸乙酯为油相，15-羟基硬脂酸聚乙二醇酯充当乳化剂，乙二醇单乙基醚充当助乳化剂。

第二步，总缬草三酯固体自微乳的制备。鲁文琴等（2019）报道，固体自微乳的最佳配方：总缬草三酯自微乳：β-环糊精 = 1：5.714（质量比）。制备的主要操作：对 2g 固体吸附材料 β-环糊精逐滴加入总缬草三酯自微乳，边加边搅拌，混匀至粉末、成团，且不黏手，即可获得淡黄色、颗粒状的固体自微乳。

（三）蜘蛛香总缬草三酯固体自微乳的基本特征

1. 形态特征

在扫描电镜下，蜘蛛香总缬草三酯固体自微乳呈不规则的颗粒，表面粗糙，有很深的裂纹，比表面积大，颗粒间接触紧密，故认为，自微乳与 β-环糊精发生了互作、形成了新的物相，且提高了物料的压缩成型性（鲁文琴等，2019）。

2. 药物学特征

固体自微乳载药量为（21.722±0.237）mg/g，分散后乳剂的粒径为（46.2±0.75）nm，Zeta 电位为 -（6.17±0.15）mV；该固体自微乳在蒸馏水、pH4.5 乙酸盐缓冲液、pH6.8 磷酸盐缓冲液中 15min 累积溶出度为 93.900%，且复溶后自微乳化性质保持完好；该固体自微乳在 0.1mol/L 盐酸溶液中累积溶出度为 67.225%，意味着其在小肠内会具备较好的可吸收性；同时，休止角、豪斯纳比和卡尔指数等参数表明，自微乳的粉体学流动性较好（鲁文琴等，2019）。

3. 稳定性特征

温度和湿度对蜘蛛香总缬草三酯固体自微乳稳定性的影响不明显；但是，光照会导致该自微乳不稳定，故该自微乳应避光保存（鲁文琴等，2019）。

（四）蜘蛛香总缬草三酯固体自微乳的优势和应用前景

蜘蛛香的缬草三酯类成分化学性质不稳定，故该类成分的制剂生产和临床应用均困难；总缬草三酯固体自微乳不仅较好保持了自微乳特性，而且有效提高了总缬草三酯类成分在过酸、过碱或过热环境中的稳定性；另一方面，固体自微乳粉体学性质良好，载药量高，总缬草三酯无吸附损失，药物释放完全，适于直接装胶囊或压片，故可用于规模化生产，应用前景良好（鲁文琴等，2019）。

第三节　蜘蛛香芽提取物银纳米粒子的合成与抗菌活性

一、蜘蛛香芽提取物银纳米粒子的绿色合成

（一）芽提取物银纳米粒子的绿色合成过程

蜘蛛香的芽先用蒸馏水洗涤，阴干后磨成细粉，用甲醇浸泡10d，获得芽粉末的甲醇初提液；将初提液在旋转蒸发器中干燥、完全除去甲醇，获得初提物；将50mg初提物溶于100mL去离子水，用于还原0.1mmol/L硝酸银溶液；溶液从无色变为暗黄色或棕色表明银纳米粒子（silver nanoparticle，Ag-NP）形成；当硝酸银和初提物水溶液体积比为1∶5时，银纳米粒子产生量最大（Iqbal et al.，2020）。

（二）芽提取物银纳米粒子的基本特征

蜘蛛香芽提取物的银纳米粒子在波长400~500nm范围内产生特征吸收峰；粒子晶体大小为13.32nm；不同化合物的羧酸（—COOH）和甲烷（—CH—）官能团参与银纳米粒子的还原和装配；形状均一的纳米球的平均大小为32nm；银纳米粒子在温度和盐浓度较低时更稳定，如在20~40℃时比在100℃时稳定，在氯化钠浓度为最低即1mmol/L时最稳定（Iqbal et al.，2020）。

二、蜘蛛香芽提取物银纳米粒子的抗菌活性

蜘蛛香芽提取物的银纳米粒子可抑制铜绿假单胞菌（*Pseudomonas aeruginosa*）、大肠杆菌（*Escherichia coli*）、白色念珠菌（*Candida albicans*）、黄单胞杆菌（*Xanthomonas campestris*）和金黄色葡萄球菌（*Staphylococcus aureus*）的生长，抑制率分别为71.46%、65.97%、61.5%、5.32%和54.83%；但对肺炎克雷伯菌（*Klebsiella pneumoniae*）生长的抑制率最低（Iqbal et al.，2020）。

第九章　蜘蛛香的化学成分

第一节　蜘蛛香主要化学成分的种类

一、蜘蛛香的挥发油类成分

（一）挥发油类成分的化合物种类

淡黄色、物理常数为 $n_D^{15}1.5019$、$\alpha_D^{15}+39°$ 和 $d_{15}^{15}0.968$ 的蜘蛛香挥发油共有近 140 种化合物（王宗玉等，1980；张敏等，2016；Ma et al.，2021；Maurya et al.，2021；Wang et al.，2021b；蔡于罗等，2023），包括单萜类和倍半萜类及其含氧衍生物（胡晓娜等，2008；Mathela et al.，2009；李庆杰等，2020）。

1. 单萜类及其含氧衍生物

（1）单环单萜类　挥发油中的单环单萜类成分有 1,4-松油醇、2,4-二异丙基-1,1-二甲基环己烷、三甲基苯甲醇和百里香甲醚等。

（2）双环单萜类　挥发油中的双环单萜类成分有 α-蒎烯、龙脑、樟脑、乙酸龙脑酯、乙酸桃金娘烯酯、丁香酚、9,10-二氢异长叶烯和二氢乙酸葛缕酯等。

（3）环烯醚萜类　挥发油中的环烯醚萜类成分主要有缬草素类，主要包括乙酰缬草素、二氢缬草素（即地戊曲酯、二氢缬草酸酯）、异二氢缬草酸酯、缬草醛、缬草酮和异戊酰氧基羟基二氢异缬草三酯等。

2. 倍半萜类及其含氧衍生物

挥发油中的倍半萜类及其含氧衍生物成分主要分为 14 个小类（Kulkarni et al.，1964；Narayanan et al.，1964；Joshi et al.，1968；明东升等，1994；梁光义等，2002；王海来等，2007a、2007b；胡晓娜等，2008；Mathela et al.，2009；Das et al.，2011；王雨清，2014；张敏等，2016；李庆杰等，2020；Thakur et al.，2022）。

（1）酸类　酸类成分主要包括异戊酸、3-甲基戊酸、戊酸（即缬草酸）、绿原酸、咖啡酸、（-）-β-甲基异戊酸、n-十六酸、3-葵酸、亚油酸、油酸和棕榈酸等。

（2）烷烃类　烷烃类成分主要包括己烷、1,2-二甲基多氢萘、1,5-二甲基多氢萘、1,6-二甲基多氢萘、2,3-二甲基多氢萘、2,6-二甲基多氢萘、十五烷、十六烷、十七烷、十八烷和十九烷等。

（3）香木兰烷类　香木兰烷类成分主要包括1,2-去氢香木兰烷、7β-羟基-$4\alpha,6\beta,10\alpha(H)$-香木兰-1（5）烯、（-）-匙叶桉油烯醇、喇叭茶萜醇、1（5）-3-香木兰二烯、1β-羟基别香木兰烯和异香橙烯环氧化物等。

（4）没药烷类　没药烷类成分主要为（-）-（E）-香柠檬-2,10-二烯-12-醇。

（5）丁香烷类　丁香烷类成分主要包括β-石竹烯、γ-石竹烯和α-香脂树醇等。

（6）榄烷类　榄烷类成分主要包括（-）-β-榄香烯-12-醛和β-榄香烯等。

（7）金合欢烷类　金合欢烷类成分主要包括顺-6,7-二氢金合欢醇和乙酸金合欢酯等。

（8）吉马烷类　吉马烷类成分主要包括（-）-长蠕吉马烯和利皮多烯醛等。

（9）愈创木烷类　愈创木烷类成分主要包括α-愈创木烯、β-愈创木烯、δ-愈创木烯、α-古芸烯和γ-古芸烯等。

（10）朱栾烷类　朱栾烷类成分主要包括1,10-二氢奴卡酮、β,γ-奴卡酮和α-维替酮等。

（11）广藿香烷类　广藿香烷类成分主要包括广藿香醇和α-绿叶烯、β-绿叶烯、γ-绿叶烯等（Maurya et al.，2021；Wang et al.，2021b）。

（12）伪愈创木烷类　伪愈创木烷类成分主要为阿泼路定。

（13）檀香烷类　檀香烷类成分主要为α-檀香烷。

（14）芹子烷类　芹子烷类成分主要包括芹子-3,7（11）-二烯、（+）-芹子-3,11-二烯-14-醛、（-）-芹子-3,11-二烯-14-醛、（$5R,7R,10S$）-氧基桉-3,11-二烯、（$5S,7R,10S$）-2-氧基桉-3,11-二烯、（+）-β-云木香醇、（-）-α-云木香醛、（-）-β-云木香醛、（-）-γ-云木香醛、α-蛇床烯、7-表-α-蛇床烯和β-石竹烯-8R,9R-氧化物等。

但是，蜘蛛香挥发油的化合物种类不是固定不变的，而与植株部位和产地等因素相关，如龙庆德等（2021）以贵州省贵阳市产茎叶和六盘水市产根状茎为材料发现，茎叶部位挥发油含57种挥发性成分，占挥发油总量的95.88%，根状茎挥发油含36种成分，占挥发油总量的98.79%，根状茎和茎叶共有成分为28种，主要为广藿香醇、α-愈创木烯和α-布藜烯等，仅存于茎叶部位的挥发性成分有29种；印度产蜘蛛香挥发油含乙酰氧基缬草素，而巴基斯坦产的还含 5,6-二氢缬草素（石晋丽，2004）。

（二）蜘蛛香挥发油类成分的分类学意义

蜘蛛香挥发油中的化合物类型具有分类学上的意义，如明东升等（1994）证实，乙酸龙脑酯、龙脑和樟脑是（中国）缬草、蜘蛛香、宽叶缬草和黑水缬草根状茎挥发油共有的成分；Mathela 等（2005a、2005b、2009）和 Sah 等（2011a）报道，喜马拉雅西北部的蜘蛛香居群可划分为广藿香醇型、马榄醇型和醋酸异缬草酮酯型 3 个化学型。此外，缬草属被认为是败酱科和忍冬科之间的过渡分类群，是基于倍半萜类化合物的种类特征（Wang et al.，2021b）。

二、蜘蛛香的环烯醚萜类成分

（一）环烯醚萜类成分的化合物种类

蜘蛛香的环烯醚萜类成分多数为酯化苷元，少数为糖苷。酯化苷元是属于多元醇的环戊环并吡喃环与有机酸形成的酯；不同环烯醚萜类成分结构间的差异在于母核双键和酯基的不同、有无环氧基和糖基等（Thies，1966，1968；Bos et al.，2002；Wang et al.，2008；Lin et al.，2010；李元旦等，2011；Xu et al.，2012；苏丽花，2016；Ma et al.，2021；Wang et al.，2021；Quan et al.，2022a、2022b、2022c；Tang et al.，2022）。迄今，已从蜘蛛香中分离、鉴定到 70 个缬草素类成分和 21 个其他类型的环烯醚萜类成分（张宁宁等，2015；Quan et al.，2022a、2022b；Tang et al.，2022）。

蜘蛛香的环烯醚萜类成分因骨架环上具备两个或一个双键而被分别称为双烯型和单烯型，但以前者居多。

1. 双烯型环烯醚萜

双烯型环烯醚萜类主要包括缬草素和乙酰缬草素，还包括去西索芳基乙酰基缬草素、高缬草素、异缬草素、羟基缬草素、缬草醛、缬草醚醛、4-甲氧基甲基,7-甲醛基环戊烷-吡喃、Jatamanvaltrates A～M、Valtratehydrine 和 Valeriotetrate 等（图 9-1）；其中，缬草素最早由 Thies 等（1966）从蜘蛛香的地下部器官分离到，也是最早从缬草属植物分离到的环烯醚萜类成分。

2. 单烯型环烯醚萜

单烯型环烯醚萜类主要包括二氢缬草素（即地戊曲酯、二氢缬草酸酯）[图 9-1（3）]、异二氢缬草素和异戊酰基羟基二氢缬草素，还有 IVHD-缬草素、Valerioates A、Valerioates B、Valerioates C、1-高乙酰缬草素、1-高异乙酰缬草素、11-高羟基二氢缬草素、乙酰羟基二氢缬草素、缬草（苦）苷（即缬草环臭蚁醛酯苷）、蜘蛛香萜 C 等（Thies，1968；张人伟等，1986；明东升等，1993b；Ming et al.，1997；郗建坤等，2002；Tang et al.，2002；陈磊等，2003a、2003b；石晋丽等，2003；陈业高等，2005；Lin et al.，2009、

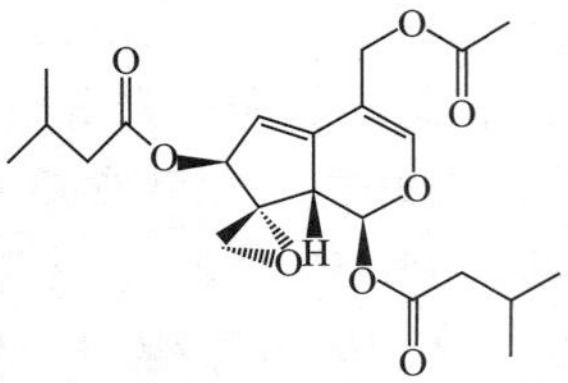

（1）缬草素（即戊曲酯、缬草三酯、缬草醚酯） 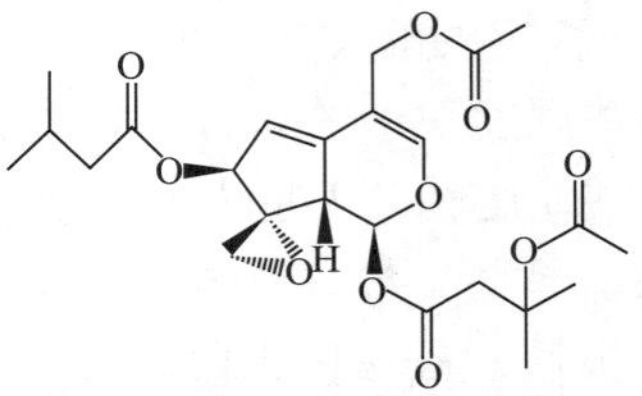　（2）乙酰缬草素（即乙酰缬草三酯、乙酰缬草醚酯）

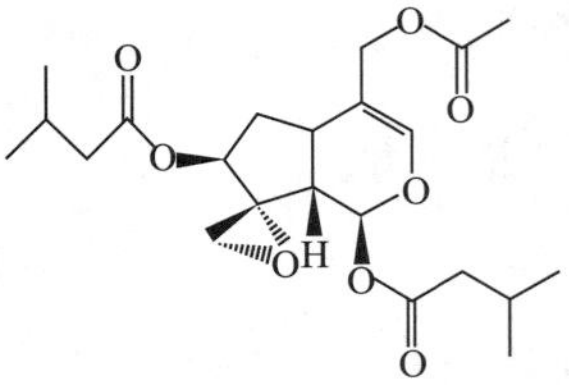

（3）二氢缬草素（即地戊曲酯、二氢缬草酸酯） 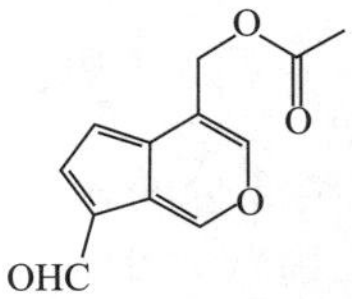　　（4）缬草醛（即缬草素的降解产物）

图9-1　蜘蛛香主要环烯醚萜类活性成分的分子结构式

2013；李少华等，2012；Xu et al.，2012；王雨清，2014；雍妍等，2015；施金铍，2016；王伟倩等，2016；王茹静等，2017；李庆杰等，2020）。

多年来，缬草素类（主要为缬草素、乙酰缬草素和二氢缬草素）被认为是蜘蛛香的关键药理活性成分，2020年版《中华人民共和国药典：一部》将缬草素和乙酰缬草素含量作为评价蜘蛛香药材质量的重要指标（国家药典委员会，2020；许婧等，2010；李少华等，2012；李庆杰等，2020），其中，缬草素还是各种缬草属植物共有的特征性化合物（崔亚君等，1999；陈磊等，2003a、2003b；王延丽等，2011a、2011b；王延丽，2011）。此外，缬草属被认为是败酱科和忍冬科之间的过渡分类群，是基于环烯醚萜类成分的种类特征（Wang et al.，2021b）。

（二）环烯醚萜类成分的易降解性及其对药理活性的强化效应

1. 缬草素类成分的易降解性

缬草素类成分均具有易降解性。这类成分含许多化学性质活泼的官能团，对温度、湿度、酸碱度和光等因素均较敏感，易发生氧化、水解和热降解，在过酸、过碱和过热条件下易发生开环、断键、重排和羟醛缩合反应等、生成半缩醛羟基；当存放时间超过5个月时，会产生黄色油状的缬草醛、4-乙氧基甲基，7-甲醛基环戊烷-吡喃和缬草醚醛等降解产物（Thies et al.，1968；Pandea et al.，1993；狄宏晔等，2007b；陈玉娟等，2009a、2009b；宋歌，2011；李萍等，2016）；其中，缬草醛和缬草醚醛分别是缬草素和异缬草素结构稳定的降解产物，二氢缬草素的降解产物则不包括缬草醛类似物（von der

Hude et al.，1986；李萍等，2016）；李萍等（2016）发现，乙醇回流提取环烯醚萜类成分可将缬草素类成分转化为较稳定的降解产物缬草醛和4-乙氧基甲基，7-甲醛基环戊烷-吡喃。

2. 制约缬草素类成分降解的环境因素

缬草素类成分降解的程度和速度与溶剂种类、温度和湿度等环境因素有关，如，Bos 等（2002）报道，缬草素类成分溶于甲醇，在冷冻保存条件下稳定性良好；施金铍（2016）认为，缬草醛、4-乙氧基甲基，7-甲醛基环戊烷-吡喃、4-甲氧基甲基，7-甲醛基环戊烷-吡喃和去酰缬草醛在高温（60℃）、高湿［相对湿度为（90±5）%］条件下较稳定。

3. 缬草素类成分降解产物更稳定、药理活性更强

Hendriks 等（1981）和 von der Hude 等（1986）证实，缬草醛和4-乙氧基甲基，7-甲醛基环戊烷-吡喃等降解产物的镇静活性远强于缬草素的；Leathwood 等（1985）、von der Hude 等（1986）和伍丹等（2009）均认为，降解产物缬草醚醛的稳定性高于缬草素类成分；宋歌（2011）证实，缬草素类的降解产物更稳定；伍丹等（2009）还证实，缬草醚醛的镇静作用远强于缬草素、异缬草素和乙酰缬草素的；Quan 等（2022a）证实，根状茎和根的9-epi-valtral C 和缬草醛可选择性抑制人神经胶质瘤干细胞的生长。

三、蜘蛛香的黄酮类成分

（一）黄酮类成分的化合物种类

蜘蛛香的黄酮类成分主要包括橙皮苷（图3-2）、2S（-）-橙皮苷、蒙花苷、蒙花苷异戊酸酯、蒙花苷2-甲基丁酸酯、芹菜素、6-甲基芹菜素、香叶木素、木犀草素、槲皮素、金合欢素、山柰酚和藤黄菌素等（Thies，1969；Fursa，1980；Fursa et al.，1981；Marder et al.，2003；Fernández et al.，2004；石晋丽，2004；傅亮等，2005；石晋丽等，2005b；肖婷等，2010；肖婷，2010；王雨清，2014；李丽等，2015；李庆杰等，2020；Ma et al.，2021；蔡于罗等，2023）。

（二）橙皮苷的药材质量控制意义

橙皮苷是橙皮素与芸香糖形成的糖苷；橙皮素属于二氢黄酮的衍生物（图3-2）。橙皮苷是一个生物活性确切，药理作用广泛的黄酮类化合物（钱俊臻等，2010）；因此，橙皮苷也被认为是蜘蛛香的主要活性成分之一。研究表明，该化合物在蜘蛛香药材中的含量高、稳定性好（陈发奎，1999；石晋丽等，2005a；肖婷，2010；肖婷等，2010；陈畅等，2012），故可被作为蜘蛛香药材质量控制的简单、可行、准确和可靠的指标之一（陈玲等，2010）。

四、蜘蛛香的有机酸类成分

（一）有机酸类成分的化合物种类

蜘蛛香的有机酸类成分主要有戊酸、异戊酸、（-）-β-甲基异戊酸、棕榈酸、咖啡酸、绿原酸、原儿茶酸、油酸、亚油酸、阿魏酸、n-十六酸、二十六烷酸、3-葵酸、3-O-咖啡酰奎宁酸、4,5-O-二咖啡酰奎宁酸和4-甲氧基-8-正戊基-1-萘酸等（Pandea et al.，1993；王茹静等，2017；李庆杰等，2020；Ma et al.，2021）。部分有机酸存在于挥发油中，如戊酸、异戊酸、（-）-β-甲基异戊酸、咖啡酸和棕榈酸等（Joshi et al.，1968；明东升等，1994；王海来等，2007b；胡晓娜等，2008；张敏等，2016）。

（二）有机酸类成分的化学生态学、鉴定学和药材质量评价意义

1. 化学生态学意义

戊酸和异戊酸等存在于挥发油中，赋予器官特征性的气味，具备化学生态学意义；其中，全株，尤其是根状茎，富含异戊酸，该有机酸具备十分浓郁的特异香气，令闻者难以忍受，被普通民众形象地形容为像鸡屎臭味一样的气味（陈磊，2002；赵元藩，2003；云南省药物研究所，2004；陈业高等，2005；何继祥等，2008）。

2. 鉴定学意义

石晋丽（2004）发现，绿原酸的含量在蜘蛛香、欧缬草、黑水缬草、长序缬草和宽叶缬草等缬草属药用植物的种间有差别，故绿原酸可作为鉴别缬草属药用植物种的重要指标之一。

3. 药材质量评价意义

目前，蜘蛛香药材的质量标志物主要为缬草素、乙酰缬草素、二氢缬草素、橙皮苷、3-O-咖啡酰奎宁酸和4,5-O-二咖啡酰奎宁酸等的含量（狄宏晔等，2007c；夏彬，2011；国家药典委员会，2020）。其中，缬草素类成分易降解、影响检测的准确性（陈磊等，2002b；狄宏晔等，2007b），单独依据橙皮苷含量则不能完全表征蜘蛛香药材的功效内涵（陈玲等，2010），3-O-咖啡酰基奎宁酸和4,5-O-二咖啡酰基奎宁酸含量较高、较稳定且具备多种药理活性，故常被作为蜘蛛香药材的质量标志物之一（李靖等，2014），夏彬（2011）证实，干燥的蜘蛛香药材含3-O-咖啡酰奎宁酸不得低于0.65%、含4,5-O-二咖啡酰奎宁酸不得低于0.21%。

五、蜘蛛香的其他成分

除了上述三大类主要药理活性成分外，蜘蛛香还含有其他多种初生产物类和次生产物类成分（明东升，1998；国家中医药管理局《中华本草》编委

会，1999、2000；陈磊等，2000；石晋丽等，2003；Mathela et al.，2005a、2005b；Jugran et al.，2019；蔡于罗等，2023）。

（一）生物碱类

生物碱类成分主要有 β-缬草碱、缬草胺碱、异缬草酰胺碱、猕猴桃碱和缬草宁碱等（陈磊，2002；李庆杰等，2020）。

（二）香豆素类

香豆素类成分主要有紫花前胡次素、紫花前胡次素 A、紫花前胡次素 B 和 3′（S）-乙酰氧基-4′（R）-当归酰氧基-3′,4′-二氢花椒树皮素甲等（毛成栋等，2015）。

（三）游离氨基酸类

游离氨基酸类主要有 γ-氨基丁酸、丙氨酸、精氨酸、谷氨酸、谷氨酰胺和酪氨酸等（陈磊，2002；肖桦等，2011a、2011b；李庆杰等，2020）。

（四）糖类

除了纤维素和淀粉等常见糖类成分外，蜘蛛香的糖类主要还有单糖（如鼠李糖）、低聚糖（即寡糖，如半乳糖三糖、棉子糖、水苏糖、毛蕊花糖、潘糖、麦芽四糖、麦芽五糖、麦芽六糖和麦芽七糖等）和多糖（李强等，2010a、2010b；黄永坤等，2012）等。

（五）倍半萜类

倍半萜类主要有 Valerananoidis A、Valerananoidis B 和 Valerananoidis C（Ming et al.，1997；李元旦等，2011）。

（六）甾体类

甾体类成分主要有胡萝卜苷、β-谷固醇和 β-谷固醇乙酸酯等（于丽丽，2001；陈磊，2002；陈业高等，2005；雍妍等，2015；王茹静等，2017）。

（七）微量元素

微量元素既包括金属元素又包括非金属元素，主要有 Zn、Cu、Co、Ca、Mg、Fe、Mn、Sr、Al 以及 P、S、Si 和 Cd 等（秦云等，2010；张虹等，2010；肖桦等，2011a、2011b；焦立响等，2012；Rehman et al.，2019）。

（八）其他含量较少的成分

其他含量较少的成分包括多元酚类、木脂素类、苷类和胺类以及蜂斗菜内酯（陈磊等，2000；于丽丽，2001；Lin et al.，2010；李元旦等，2011；王雨清，2014；雍妍等，2016；王茹静等，2017；Wang et al.，2021b；Huong et al.，2022；Quan et al.，2022b、2022c；Tan et al.，2022；蔡于罗等，2023；Tan et al.，2023）、邻苯二甲酸二丁酯（毛成栋等，2015）、松脂醇、松柏醛、缬草醛、糠醛、松脂素葡萄糖苷和厚朴酚等（雍妍等，2015）和 3,4-二甲氧基肉桂醛（谭玉柱等，2019）。此外，缬草属被认为是败酱科和忍冬科之间的过渡分类群也基于木脂素类成分的种类特征（Wang et al.，2021b）。

第二节　蜘蛛香主要化学成分的分析方法

一、蜘蛛香挥发油类成分的分析方法

（一）挥发油类成分的提取方法

1. 常用提取方法及其优势和劣势

大量研究表明，蜘蛛香挥发油类成分的提取多用水蒸气蒸馏法（王宗玉等，1980；余爱农等，2002；石晋丽，2004；胡晓娜等，2008；吴彩霞等，2008；胡轶群等，2009；张敏等，2016；龙庆德等，2021；杨南赟等，2021）、索氏提取法（张敏等，2016）和超临界二氧化碳萃取法（王海来等，2007a、2007b；周颖等，2008；胡轶群等，2009；田弋夫等，2012；张敏等，2016；浦绍敬等，2019），也可用顶空萃取法（胡晓娜等，2008；杨再波等，2008；胡轶群等，2009）、固相微萃取法（吴彩霞等，2008；胡轶群等，2009）、同时蒸馏萃取法（杨再波等，2006；胡晓娜等，2008）和微波辅助萃取法（胡晓娜等，2008；胡轶群等，2009）等。

不同提取方法各具优势和劣势，尤其是提取的效率存在较大差异。如水蒸气蒸馏法为传统方法，操作简便、成本低、能提取到药材的大多数萜类挥发油，但有些相对分子质量大、沸点高、挥发性小的挥发油类成分则难以用该法提取，事实上，该法提取率偏低、样品需求量大，耗时长，且提取过程中的高温、高湿还易造成某些成分的分解、破坏。索氏提取法与超临界二氧化碳萃取法的提取效果均佳，能提取到药材的大多数酸类和缬草素类挥发油类成分，但因需用有机溶剂而安全性较小，且操作复杂（王海来等，2007b；田弋夫等，2012；张敏等，2016）。田弋夫等（2012）发现，用超临界二氧化碳萃取法获得的挥发油中分离出 118 个组分，而用索氏提取法获得的挥发油中仅分离出 98 个组分。固相微萃取法所得药材挥发油成分的种类和数目均比水蒸气蒸馏法的多，与液-液萃取、索氏提取、层析、蒸馏和吸附等传统方法相比，固相微萃取法具明显的优越性（吴彩霞等，2008；李蓉，2009；胡轶群等，2009）。微波辅助萃取法的提取效率高于水蒸气蒸馏法，且提取更充分，对成分的破坏更小（胡晓娜等，2008）。

2. 超临界二氧化碳萃取法的最优效果

超临界二氧化碳萃取法以二氧化碳流体为溶剂，提取完成后，二氧化碳以气态逸出，故提取过程无毒害物或有机杂质残留。同时，提取温度低，可有效减少挥发油中热不稳定成分的破坏与损失，故能全面反映药材的原始成分，提取率高、耗时短，对人体无害、对环境无污染。所以，超临界二氧化碳萃取法近年已成为挥发油提取的主要方法（王海来等，2007b；周颖等，2008；田弋夫等，2012；张敏等，2016）。

但是，不同研究者报道的用超临界二氧化碳萃取法提取蜘蛛香挥发油的具体参数不一致，如，杨军等（2012）报道的参数为，药材粒度为120目、萃取压力为30MPa、温度为60℃、时间为40min，在该条件下，贵州织金县产药材挥发油的提取得率为6.92%。王鹏娇等（2014）报道的参数为，萃取压力为12MPa、萃取温度为45℃、分离温度为35℃、萃取时间为1h。赵梅（2015）报道的提取贵阳产药材挥发油的最佳参数为，萃取压力为25MPa、萃取温度为45℃、萃取时间为1.5h、二氧化碳流量为25L/h、解析温度为50℃、解析压力为4.2MPa。

（二）挥发油类成分的含量测定和结构鉴定方法

挥发油成分的含量测定和结构鉴定一般用效率高、分辨力强、灵敏、快速的气相色谱-质谱联用技术（明东升等，1994；王海来等，2007b；杨再波等，2006；张敏等，2016；龙庆德等，2022）。如龙庆德等（2022）用该技术从11批贵州省六盘水市钟山区韭菜坪产蜘蛛香根状茎药材鉴定到广藿香醇、广藿香烯和 α-布藜烯等24种挥发油成分，基本参数：色谱柱为DB-5MS（30m×250μm×0.25μm）；初始温度为80℃，维持5min，以5℃/min升至215℃，维持2min，以65℃/min升至280℃，维持5min；载气为高纯氦气（99.999%），载气流量为1.0mL/min；分流比为4:1；离子源为电子轰击源，离子源温度为230℃；四极杆温度为150℃；电子能量为70eV；传输线温度为280℃；质荷比范围为40~500；进样量1μL。

但是，李蓉（2009）认为，挥发油成分也可用薄层层析、气相色谱和红外光谱等方法联合进行鉴定；田弋夫等（2012）证实，具有响应速度快、灵敏度高、分辨率高和扫描范围宽等优点的气相色谱-飞行时间质谱（time of flight mass spectrometry，TOFMS）联用法在鉴定挥发油成分结构方面可提供更加详尽的结果；Maurya等（2021、2023b）报道，挥发油可用带火焰离子化检测器的气相色谱法、气相色谱-质谱联用技术和核磁共振碳谱（^{13}C nuclear magnetic resonance，^{13}C NMR）鉴定。

二、蜘蛛香环烯醚萜类成分的分析方法

（一）环烯醚萜类成分的提取方法

环烯醚萜类成分一般用溶剂提取法提取。

1. 提取的主要条件

因环烯醚萜类成分的化学性质十分活泼，在提取、分离过程中易受酸、碱和热等的影响而发生降解，所以，应首先充分考虑溶剂的合适性，并须避免强酸、强碱和高温条件（李蓉，2009；褚洪标等，2016）；但是，高温能提高活性成分提取的速率和效率，故在特定情况下，适度高温是环烯醚萜类成分高效提取所允许或需要的，如施金铍（2016）发现，环烯醚萜类成分提取时的温度参数应取决于具体的靶成分，当靶成分为缬草素类时，提取一般应在低温下进行，而当靶成分为缬草醚醛或4-乙氧基甲基，7-甲醛基环戊烷-吡喃等缬草素类的降解产物时，应采用加热回流提取。

目前，蜘蛛香环烯醚萜类成分溶剂提取法提取的主要具体手段包括冷浸、渗漉、超临界二氧化碳萃取和二氯甲烷索氏提取等（陈玉娟等，2009a；施金铍，2016；浦绍敬等，2019；曹井龙等，2023），如浦绍敬等（2019）报道，用超临界二氧化碳萃取法提取购自云南白药集团股份有限公司中药饮片分公司、云南向辉药业有限公司和昆明道地中药饮片厂的蜘蛛香药材的缬草三酯，主要条件和参数为，TH22-50＊2中型超临界二氧化碳萃取设备（上海成东科技有限公司产品），萃取压力为30～35MPa，萃取温度为50～55℃，二氧化碳流量为38～40kg/h。但是，这些手段均存在溶剂用量大、溶剂毒性高和提取时间长等缺点（陈玉娟等，2009a；施金铍，2016）。

2. 常用的溶剂

常用的溶剂为有机溶剂。通常，环烯醚萜的苷元用二氯甲烷提取，而苷多用甲醇或正丁醇提取（李蓉，2009）；其中，缬草素类成分一般用甲醇、氯仿、二氯甲烷、35%～95%乙醇和石油醚等有机溶剂提取。如陈磊（2002）、陈磊等（2002a）、陈磊等（2003a、2003b）、狄宏晔等（2007a、2007b）、倪兰等（2010）、侯文慧等（2014a、2014b）和褚洪标等（2016）均报道用甲醇提取缬草素类成分。Wang等（2017）用甲醇提取了云南大理、云南昆明和昆明菊花村药材市场等15个来源的药材的缬草素、乙酰缬草素和缬草醛。徐璐等（2018）用甲醇提取了从四川峨眉山和茂县以及贵州贵阳和兴义引种至江苏泰州地区的根状茎药材的缬草素、乙酰缬草素和缬草醛。程盛勇等（2019a、2019b、2019c）和付洋等（2019）用70%甲醇提取了根状茎和根药材的缬草三酯和乙酰缬草三酯。明东升等（1993b）报道用氯仿提取。崔亚君等（1999）报道用二氯甲烷冷浸提取根状茎药材的缬草素和乙酰缬草素，石晋丽等（2003）认为用二氯甲烷提取，肖丹等（2006）报道，在索氏提取器中用二氯甲烷提取药材的总缬草素。狄宏晔等（2007a）报道用95%乙醇浸泡、渗漉提取缬草素类成分，陈玉娟等（2009a）也用95%乙醇提取。郜红利等（2013a）用乙醇提取了缬草素类成分。伍丹等（2009）用70%乙醇从根状茎和根中回流提取缬草素类成分的降解产物缬草醚醛，最佳提取工艺为，将药材粉碎、过24目筛，用12倍量70%的乙醇浸润0.5h，回流提取2次，每次 3h，提取率可达 89% 以上。侯文慧等（2014b）用 10 倍量 35% 乙醇加热回流提取缬草素类的降解产物 4-乙氧基甲基，7-甲醛基环戊烷-吡喃，提取 2 次，每次 1h，李萍等（2016）用 70% 乙醇加热回流提取总环烯醚萜类成分及缬草醛和 4-乙氧基甲基，7-甲醛基环戊烷-吡喃，施金铖（2016）报道以 70% 乙醇通过加热回流提取环烯醚萜类成分，胡萍萍等（2021）先用 95% 乙醇浸泡干燥的根状茎粗粉 48h，再在室温下进行渗漉提取单萜环烯醚类成分；秦路平等（2003）却报道，用石油醚浸泡干燥根状茎粉末，30℃ 超声提取，再减压回收石油醚，即得根状茎总缬草素的浸膏。

3. 提取操作的优化措施

（1）超声波处理　超声波因具备强烈的震动效应和空化效应而可大大加速植物细胞内物质的释放、扩散和溶解，同时可保持被提取化合物结构和活性的稳定（吴素仪等，2008）；同时，超声波还具有操作简单、提取时间短和消耗溶剂少等优点（陈玉娟等，2009a）。所以，在蜘蛛香环烯醚萜类的溶剂提取中，功率 200W、频率 35~40kHz 的超声波被频繁用于提高效率（付洋等，1999；徐春龙等，2007；陈玉娟等，2009a；倪兰等，2010；郜红利等，2013a；侯文慧等，2014a、2014b），如陈玉娟等（2009a）在提取缬草素时借助了 KQ5200E 超声波清洗器（昆山市超声仪器有限公司生产）处理；郜红利等（2013a）基于单因素试验通过 Plackett-Burman 试验筛选主要影响因素、用星点设计-效应面法优选到总缬草素的最佳提取工艺：乙醇体积分数为 65%，液料比为 10:1，浸泡时间为 3h，其中，在室温下用超声波处理 2 次，每次 30min；Wang 等（2017）用甲醇提取云南大理、云南昆明和昆明菊花村药材市场等 15 个来源的药材的缬草素、乙酰缬草素和缬草醛时辅以 10min 超声波处理；程盛勇等（2019a、2019b、2019c）用 70% 甲醇提取根状茎和根药材的缬草素和乙酰缬草素时辅以功率 150W、频率 40kHz 的超声波处理 40min，但付洋等（2019）用的超声波为功率 200W、频率 35kHz。

（2）多种溶剂提取　先后用乙醇和二氯甲烷等多种溶剂提取能优化环烯醚萜类的提取效率，如杨波等（2014）报道，提取药材环氧环烯醚萜酯时，先用 75%~95% 乙醇浸泡 24~48h，再用药材质量 10~20 倍的 75%~95% 乙醇进行渗漉提取，将渗漉液减压浓缩得到浸膏，用 3~10 倍量的水混悬浸膏，再用浸膏 3~10 倍量的二氯甲烷萃取 3~5 次，将二氯甲烷提取液上正相氧化铝或 100~200 目硅胶柱，以石油醚和乙酸乙酯的混合液作为洗脱剂进行梯度洗脱，收集石油醚和乙酸乙酯体积比为（15~2）:1 的洗脱液，将洗脱液在 40~45℃ 减压浓缩，即可得到环氧环烯醚萜酯；王伟倩等（2016）先用 95% 乙醇浸泡药材后进行渗漉，并将渗漉液减压浓缩，再加温水混悬后加等体积二氯甲烷萃取来提取蜘蛛香萜 C；此外，石晋丽（2004）还认为，应先提取药材的挥发油，再从药渣中提取环烯醚萜类。

（3）闪式提取　闪式提取的原理是，依靠闪式提取器的高速机械剪切力和超动力分子渗滤技术，在室温条件和溶剂存在下，数秒内即可使药材的环烯醚萜类的浓度在组织内外达到平衡，一般在几十秒到几分钟内即可提取完全，故尤其适合在常温下完成包括环烯醚萜类在内的热敏化合物的提取，具备高效、快速、节能、操作简单和提取彻底等优点（孟庆举等，2013），如褚洪标等（2016）用甲醇闪式提取法提取了湖北产药材的环烯醚萜成分桃叶珊瑚苷，其中，设置闪式提取器的工作电压为 50V、提取时间为 10min。

（二）环烯醚萜类成分的分离与纯化方法

大多数环烯醚萜苷元的分离和纯化用硅胶柱层析（column chromatography, CC）、葡聚糖凝胶 LH-20 柱层析、lobar 柱层析、制备型薄层层析、半制备型或制备型高效液相色谱法；极性较大的环烯醚萜苷类的纯化则先用 Diaion-HP20 柱、再用制备型高效液相色谱法（李蓉，2009；吴希等，2017）。

目前，环烯醚萜类的分离与纯化多用下列两种方法。

1. 大孔树脂法

用于纯化环烯醚萜类的大孔树脂有 AB-8、ADS-8、D4006、D101、D4020 和 X5 等型。狄宏晔等（2007b）证实，对于 AB-8、D101、D4020、D4006 和 X5，AB-8 的纯化效果最好；工艺细节：用 95%乙醇溶解缬草素类的粗提物，盐离子浓度为 3.5mg/mL；将粗提物调至中性后上样，流速为 3 倍柱体积/h；用 70%乙醇洗脱，流速为 2 倍柱体积/h，洗脱至 4 倍柱体积；于 35℃回收溶剂，即得总缬草素类。宋歌等（2012）用 AB-8 纯化了环烯醚萜类，主要工艺参数：上样浓度为 0.2g/mL，柱的径高比为 1:6，除杂溶剂为 2 倍柱体积的 30%乙醇，洗脱剂为 90%乙醇，洗脱体积为 5 倍柱体积，流速为 4 倍柱体积/h。郜红利等（2013d）用 ADS-8 纯化了总缬草素类的提取物。王素娟（2014）用 D101 富集、纯化了药材的总缬草素。张瑞桐等（2014）发现，非极性的 D-101 和弱极性的 AB-8 的富集效果好于其他型的，D-101 比 AB-8 对环烯醚萜类的吸附量略高、解吸率略低，但 D-101 洗脱得到的总环烯醚萜类的纯度更高，故 D-101 更适合总环烯醚萜类的纯化，相应的最佳工艺：将药材粗粉经 70%乙醇浸提 2 次，第 1 次为 8 倍量、浸提 24h，第 2 次为 6 倍量、浸提 12h，抽滤，合并滤液，减压浓缩至膏状，得膏率为 21.6%，环烯醚萜类含量为 7.51%，取浸膏溶于水、制成 20g/L 的上样液，上 D-101 柱，用 6 倍柱体积的水和 4 倍柱体积的 60%乙醇洗脱、除杂，再用 4 倍柱体积的 95%乙醇洗脱，流速为 2 倍柱体积/h，收集 95%乙醇洗脱液，所得总环烯醚萜类的纯度达 66.3%。施金钹（2016）用 AB-8 纯化了环烯醚萜类，主要工艺参数：上样流速为 2 倍柱体积/h；用 30%乙醇洗脱、除杂，乙醇用量为 2 倍柱体积，流速为 4

倍柱体积/h；除杂后，用90%乙醇洗脱，洗脱体积为5倍柱体积，流速为4倍柱体积/h。

2. 半制备型、制备型高效液相色谱法

半制备型、制备型高效液相色谱通过高负载、高分离度的色谱柱实现高纯度分离，主要特点是可配备不同类型的检测器，处理量大，对极性和非极性、离子型和非离子型、小分子和大分子、热稳定性和热不稳定性的化合物均有较好的分离效果（吴希等，2017），故近年被广泛用于蜘蛛香环烯醚萜类成分的分离、纯化。如王伟倩等（2016）报道，用600-2487型半制备型高效液相色谱仪（美国Waters公司）分离到蜘蛛香药材的蜘蛛香萜C，其中，制备柱为Amethyst C_{18}-H（250mm×21.2mm，10μm，美国Sepax technologies公司），以石油醚-乙酸乙酯（40∶1→0∶1，体积比）进行梯度洗脱；李广雷等（2014）报道，用制备型高效液相色谱分离了蜘蛛香药材的缬草素，高效液相色谱仪为LC3000型（包括CXTH-3000色谱工作站、UV3000检测器-2、P 3000A 50mL泵）（北京创新通恒科技有限公司），色谱柱为Daisogel C_{18}（250mm×30mm，10μm），流动相为甲醇-水（80∶20，体积比），进样量为1.0mL，流速为20mL/min，检测波长为254nm，柱温为室温，最终获得了纯度在98%以上的缬草素；类似地，胡萍萍等（2021）用制备型高效液相色谱和反相高效液相色谱进行分离、纯化根状茎药材的单萜环烯醚类成分。

(三) 环烯醚萜类成分的含量测定方法

1. 环烯醚萜类总含量的测定方法及其主要应用

近年，缬草素类总含量的常见测定方法有电位滴定法（明东升等，1993；崔亚君等，1999；肖丹等，2006；李蓉，2009）、酸碱滴定法（Konovalova et al.，1983；明东升等，1993b；李蓉，2009）、光电比色法（Popov et al.，1986；明东升等，1993b；李蓉，2009）、硝苯吡啶法（Bos et al.，2002；明东升等，1993b；李蓉，2009）、双波长薄层扫描法（崔亚君等，1999；陈磊等，2002a；李蓉，2009）、高效液相色谱法（陈磊等，2002a、2003a、2003b；都晓伟等，2006；狄宏晔等，2007b；李蓉，2009）和紫外分光光度法（罗喜荣等，2012a、2012b；李萍等，2016）等。其中，电位滴定法、酸碱滴定法和紫外分光光度法因操作便捷而被较常使用，且电位滴定法不用指示剂确定终点，也不受溶液颜色和浑浊程度的影响，故测定结果更可靠（李蓉，2009），如明东升等（1993b）用电位滴定法测定了欧缬草、蜘蛛香、黑水缬草、宽叶缬草等不同产地的缬草类生药中总缬草素的含量；酸碱滴定法的原理是，缬草素类成分在过量氢氧化钠碱性条件下易水解、生成3个有机酸盐（缬草素、乙酰缬草素和二氢缬草素的有机酸盐），用盐酸滴定剩余的碱液即可测出总缬草素含量，明东升等（1993b）即用该法测定了蜘蛛香等缬草类生药的总缬草素含量；罗喜荣等（2012a、2012b）发现，在5~25μg/mL范围内和测定波长256nm条件下，缬草素的浓度与吸光值的线性关系良好；张瑞桐等（2014）以氯化缬草素为对照品、用紫外分光光度法测定了药材的总环烯醚萜类含量；李萍等（2016）用紫外分光光度法、以4-乙氧基甲基，7-甲醛基环戊烷-吡喃为对照品，在波长288nm处测定了药材的总环烯醚萜类的含量。

2. 环烯醚萜类单体及其降解产物含量的测定方法

一般，蜘蛛香药材的环烯醚萜类的单体（如缬草素、乙酰缬草素和二氢缬草素等）及其降解产物含量用简单、精密度高和稳定性好的（超）高效液相色谱法检测（Bos et al.，2002；陈磊，2002；陈磊等，2002a、2003a、2003b；狄宏晔等，2007a；侯文慧等，2014a；程盛勇等，2020）。

但是，不同研究者报道的具体条件和参数不尽一致，如陈磊等（2002a、2003b）报道的检测条件和参数：Waters高效液相色谱系统（配Waters 600E四元泵、Waters 996紫外检测器和Waters脱气机），HYPERSIL C_{18} 色谱柱（250mm×4.6mm，5μm），流动相为乙腈-水（60∶40，体积比），柱温为室温，缬草素和乙酰缬草素的检测波长为256nm，而二氢缬草素的为206nm；类似地，陈磊等（2003a）将色谱柱换为Symerry C_{18}（150mm×3.9mm，5μm），将流动相换为甲醇-水，并进行梯度洗脱（表9-1），检测波长为256nm，流速为0.5mL/min；狄宏晔等（2007a、2007b）报道的条件和参数：Agilent HP 1100型高效液相色谱仪（德国Agilent Technologies公司）（配二极管阵列检测器和Chem Station色谱工作站以及四元溶剂系统、在线脱气机、自动进样器和柱温箱），色谱柱为Luna C_{18} 柱（250mm×4.6mm，5μm；美国Phenomenex公司），流动相为乙腈-水（60∶40，体积比），柱温为40℃，流速为0.95mL/min，检测波长为256nm；狄宏晔等（2007c）将检测波长改为280nm；陈玉娟等（2009a）报道的条件和参数：Agilent 1100型高效液相色谱仪（德国Agilent Technologies公司），色谱柱为Luna C_{18} 柱，流动相为乙腈-水（68∶32，体积比），柱温为35℃，流速为0.95mL/min，检测波长为254nm；伍丹等（2009）基于狄宏晔等（2007a、2007b）的报道检测缬草醚醛，将流动相改为乙腈∶水（50∶50，体积比）、检测波长改为287nm、柱温改为35℃；倪兰等（2010）基于陈磊等（2002a、2003b）的报道将色谱柱改为Symmerry C_{18} 柱、流动相改为甲醇-水（80∶20，体积比）；李元旦（2011）报道的条件和参数：Agilent 1200型高效液相色谱仪（美国Agilent Technologies公司）（配二极管阵列检测器和Agilent标准自动进样器），色谱柱为Agilent ZORBAX SB-C_{18}（250mm×4.6mm，5μm；美国Agilent Technologies公司），流动相为60%乙腈-水，柱温为40℃，流速为0.95mL/min，检测波长为254nm；侯文慧等（2014a）报道的检测条件和参数：Agilent LC1100型高效液相色谱仪（美国

Agilent Technologies 公司）（配二极管阵列检测器、四元泵、在线脱气机和 LC1100 工作站），色谱柱为 Agilent ZORBAX SB-C$_{18}$ 柱，流动相为水-乙腈，进行梯度洗脱（表 9-2），柱温为 25℃，流速为 1mL/min，检测波长为 241nm；许科科等（2014）报道的氯化缬草素和蜘蛛香素 B 含量的检测条件和参数：岛津 LC20A 高效液相色谱仪（日本）（配 SPD-20A 检测器、LC-20AT 泵、CBM-102 和 Chromato-Solution Light 软件），色谱柱为 Waters C$_{18}$（250mm×4.6mm，5μm；美国 Phenomenex 公司），流动相分别为乙腈-水（60：40，体积比）和乙腈-水（50：50，体积比），柱温均为 30℃，流速均为 1.0mL/min，检测波长分别为 254nm 和 203nm；褚洪标等（2016）检测湖北产蜘蛛香药材桃叶珊瑚苷含量的相关条件和参数：Agilent 1260 型高效液相色谱仪（美国 Agilent Technologies 公司）（配 Agilent 1260 Infinity 二极管阵列检测器），色谱柱为 ZORBAX-C$_{18}$ 柱（150mm×4.6mm，5μm；美国 Agilent Technologies 公司），流动相为甲醇-水（5：95，体积比），进样量为 10μL，柱温为 25℃，流速为 1.0mL/min，检测波长为 203nm；李萍等（2016）检测药材缬草醛和 4-乙氧基甲基，7-甲醛基环戊烷-吡喃含量的条件和参数：岛津 LC-20AT 高效液相色谱仪（配 SPD-20A 二极管阵列检测器、SIL-20A 自动进样器、DGU-20A5 在线脱气机、CTO-10ASvp 柱温箱和岛津 LC-solution 工作站），色谱柱为 Luna C$_{18}$ 柱，流动相为乙腈-0.1% 磷酸，进行梯度洗脱（表 9-3），进样量为 20μL，柱温为 30℃，流速为 0.95mL/min，检测波长为 288nm；施金铖（2016）同时测定了药材大孔树脂洗脱物的 4-乙氧基甲基，7-甲醛基环戊烷-吡喃、缬草醛、4-甲氧基甲基,7-甲醛基环戊烷-吡喃和去酰缬草醛的含量，相关条件和参数：日立 L-2000 型高效液相色谱仪（配 UV Detector L-2400、Autosampler L-2200、pump 2130 和 D-2000 工作站），色谱柱仍为 Luna C$_{18}$ 柱，流动相为乙腈-水，进行梯度洗脱（表 9-4），进样体积为 20μL，柱温为 30℃，流速为 0.95mL/min，检测波长为 241nm；Wang 等（2017）用高效液相色谱法结合线性离子阱轨道质谱（Thermo Scientific，德国 Bremen 公司）检测了云南大理、昆明和昆明菊花村药材市场等 15 个来源的药材的缬草素、乙酰缬草素和缬草醛的含量，相关条件和参数：色谱柱为 Agilent XDB-C$_{18}$ 柱（50mm×4.6mm，5μm），流动相为 0.1% 甲酸-乙腈，进行梯度洗脱（表 9-5），柱温为 25℃，流速为 1mL/min，毛细管温度为 350℃，离子喷射电压为 3.0kV，质荷比范围为 150~1200；徐璐等（2018）检测了从四川峨眉山和茂县以及贵州贵阳和兴义引种至江苏泰州地区的根状茎药材的缬草素、乙酰缬草素和缬草醛含量，相关条件和参数：Agilent 1100 型高效液相色谱仪（美国 Agilent Technologies 公司），色谱柱为 Luna C$_{18}$ 柱，流动相为乙腈-水（60：40，体积比），柱温为 40℃，流速为 0.95mL/min，检测波长为

256nm；程盛勇等（2019a）检测了来自贵州、广西、湖南、吉林、四川和云南 25 批根状茎和根药材样品的缬草素和乙酰缬草素的含量，相关条件和参数：Aglient 1260 高效液相色谱仪，色谱柱为 Diamonsil® C$_{18}$ 柱（250mm×4.6mm，5μm），流动相为乙腈-0.1%甲酸，进行梯度洗脱（表 9-6），进样量为 20μL，柱温为 30℃，流速为 1.0mL/min，检测波长为 256nm（33～90min）；付洋等（2019）基于程盛勇等（2019a）的报道借助一测多评法检测了 16 批根状茎和根药材的缬草素和乙酰缬草素含量，将进样量改为 10μL；程盛勇等（2020）用超高效液相色谱检测了来自广西桂林、贵州贵阳、惠水、长顺、凯里、贞丰和安顺、吉林白山、四川青川和云南保山 21 批产根状茎药材的缬草三酯、乙酰缬草三酯含量，条件：Agilent 1290 高效液相色谱仪，色谱柱为 Ultimate® UHPLC Polar-RP 柱（100mm×2.1mm，1.8μm），流动相为乙腈-0.1%甲酸，进行梯度洗脱（表 9-7），进样量 0.8μL，柱温 30℃，体积流量为 0.21mL/min，检测波长为 327nm（0～11min）和 256nm（11～30min）。可见，环烯醚萜类单体及其降解产物含量测定的相关条件和参数主要涉及高效液相色谱仪型号、色谱柱类型、流动相、洗脱模式、流速、柱温、进样量和检测波长。

表 9-1　　　　　　以高效液相色谱法测定蜘蛛香药材中缬草素和乙酰缬草素含量时的梯度洗脱程序

时间/min		0	20	40	60
流动相配比	甲醇/%	10	65	65	100
	水/%	90	35	35	0

（资料来源：陈磊等，2003a。）

表 9-2　　　　　　以高效液相色谱法测定蜘蛛香药材中缬草三酯类化合物及其降解产物含量时的梯度洗脱程序

时间/min		0～5	5～15	15～20	20～30	30～40	40～45	45～50
流动相配比	水/%	70～45	45	45～25	25～20	20	20～5	5
	乙腈/%	30～55	55	55～75	75～80	80	80～95	95

（资料来源：侯文慧等，2014a。）

表 9-3　　　以高效液相色谱法测定蜘蛛香药材中总环烯醚萜及缬草醛和 4-乙氧基甲基，7-甲醛基环戊烷-吡喃含量时的梯度洗脱程序

时间/min		0～15	15～30
流动相配比	乙腈/%	35	70
	0.1%磷酸/%	30～55	55

（资料来源：李萍等，2016。）

表 9-4　　　以高效液相色谱法测定蜘蛛香药材 4-乙氧基甲基，
7-甲醛基环戊烷-吡喃、缬草醛、4-甲氧基甲基,7-甲醛基环戊烷-吡喃和
去酰缬草醛含量时的梯度洗脱程序

时间/min		0～15	15～20	20～45	45～60
流动相配比	乙腈/%	15	24～15	24	31～24
	水/%	85	76～85	76	69～76

（资料来源：施金铉，2016。）

表 9-5　　以用高效液相色谱法结合线性离子阱轨道质谱检测蜘蛛香药材
缬草素、乙酰缬草素和缬草醛的含量时的梯度洗脱程序

时间/min		0～5	5～40	40～60	60～68	68～95	95～110	110～110.1	110.1～120
流动相配比	0.1%甲酸/%	95	95～67	67～49	49～40	40	40～0	0～95	95
	乙腈/%	5	5～33	33～51	51～60	60	60～100	100～5	5

（资料来源：Wang et al.，2017。）

表 9-6　　　以高效液相色谱法测定蜘蛛香根状茎和根药材缬草三酯、
乙酰缬草三酯、橙皮苷和新绿原酸等有机酸类成分含量时的梯度洗脱程序

时间/min		0～18	18～20	20～23	23～25	25～33	33～90
流动相配比	乙腈/%	12～30	30～32	32～40	40	40～53	53～85
	0.1%甲酸/%	88～70	70～68	68～60	60	60～47	47～15

（资料来源：程盛勇等，2019a；付洋等，2019。）

表 9-7　　　以超高效液相色谱法测定蜘蛛香根状茎和根药材缬草三酯、
乙酰缬草三酯、橙皮苷和新绿原酸等有机酸类成分含量时的梯度洗脱程序

时间/min		0～6	6～10	10～11	11～30
流动相配比	乙腈/%	12～35	35～50	50～57	57
	0.1%甲酸/%	88～65	65～50	50～43	43

（资料来源：程盛勇等，2020。）

（四）环烯醚萜类成分的结构鉴定方法

蜘蛛香环烯醚萜类成分的结构可用红外光谱、一维和二维核磁共振（包括异核单量子相干谱、异核多键相关谱、关联性磁振频谱和核欧沃豪斯效应谱）以及高效液相色谱、（气相色谱-）质谱法和电子圆二色性（electronic circular dichroism，ECD）等技术进行鉴定（王伟倩等，2016；Quan et al.，2019、2020、2022a、2022b、2022c；Singh et al.，2020；Wang et al.，2020a、2021b；胡萍萍等，2021；Liu et al.，2021；Tang et al.，2022；Maurya et al.，2023a；Maurya et al.，2022、2023b），如王伟倩等（2016）用红外光谱、电喷雾质谱、核磁共振氢谱（^{1}H nuclear magnetic resonance，^{1}H NMR）和碳谱鉴定了蜘蛛香药材的蜘蛛香萜 C；Wang 等（2020a）借助核磁共振氢谱和碳谱、高分辨电喷雾质谱和电子圆二色性鉴定根的 Jatadomin。

三、蜘蛛香黄酮类成分的分析方法

（一）黄酮类成分的提取方法

黄酮类成分主要以乙醇或甲醇作为溶剂并借助超声波处理进行提取，且提取前常用石油醚对药材进行回流脱脂（石晋丽等，2005a、2005b；胡轶群等，2009），如傅亮等（2005）用 80% 乙醇：去离子水（4：1，体积比）提物根的芹菜素、山奈酚和香叶木素；石晋丽等（2005a）和程静等（2008）以甲醇作溶剂并借超声波处理提取了药材的橙皮苷；李蓉等（2008a）先将药材粉末用石油醚回流脱脂，再将残渣干燥后加甲醇并辅以超声波处理提取了总黄酮；李蓉等（2008b）以 60% 乙醇为溶剂提取总黄酮，药材和提取剂的比例为 1：20（质量体积比），先浸泡 24h，再用超声波处理 30min；李蓉（2009）用甲醇并辅以超声波处理 30min 提取了总黄酮；陈玲等（2010）通过甲醇加热回流提取了橙皮苷；肖婷（2010）和肖婷等（2010）在石油醚回流脱脂后用 60% 乙醇辅以超声波提取，并确定提取的最佳工艺为 20 倍量 65% 乙醇、提取 20min、提取 3 次，类似地，在脱脂后，张占平（2010）用 65% 乙醇提取橙皮苷、槲皮素和芹菜素，赵丽等（2010）用 80% 乙醇辅以超声波处理提取蒙花苷，张虹等（2011）则用 50% 乙醇提取总黄酮；李靖等（2014）用 50% 乙醇回流提取了橙皮苷。

（二）黄酮类成分的纯化方法

黄酮类成分可用大孔树脂有效纯化，如肖婷（2010）和肖婷等（2010）报道，在 AB-8、D101、HPD450、HPD500 和 HPD600 型大孔树脂中，HPD600 型分离、纯化总黄酮的效果最佳，该型的总黄酮静态饱和吸附容量为 131.11mg/g 干树脂，解吸率为 91.69%，最佳条件：总黄酮提取液的浓度为 3.42g/L，上样量为 25.64mg/g 干树脂，吸附流速为 2.4 倍柱体积/h，吸附后的树脂先以 3 倍柱体积的水洗脱，再用 4 倍柱体积的 80% 乙醇以 2.4 倍柱体积/h 流速洗脱，总黄酮质量分数为 41.20%，得率为 80.36%；部红利等（2014a）发现，对于 AB-8、D101、D-301 和 HPD600 型，HPD600 型纯化总黄酮的效果最佳，获得总黄酮的质量分数达 55.25%，得率达 39.01%，纯化条件：上样浓度为 3.03mg/mL，上样量为 24.24mg/g 干树脂，先用 0.1mol/L 盐酸-10%乙醇洗脱、除杂，直至洗脱组分的颜色不再变浅、固形物含量不再增加为止，再用 0.1mol/L 盐酸-80%乙醇洗脱总黄酮，洗脱流速为 1mL/min，洗脱液用量为 5 倍柱体积，将洗脱液减压浓缩至干，即可得总黄酮；申旭霁等（2014）用 AB-8 型纯化橙皮苷，主要流程：用5%氢氧化钙在90℃浸提提取了总萜类后的药渣，用 5%氢氧化钙将提取液的 pH 调至 8~9，上 AB-8 型柱，先用去离子水、再用 0.8%~1%氢氧化钠洗脱。

（三）黄酮类成分的含量测定方法

1. 总黄酮含量的测定方法

总黄酮含量检测的快速、便捷和可靠的方法为紫外分光光度法，且检测波长一般为 284nm，如李蓉等（2008a）和李蓉（2009）以橙皮苷为对照品、用紫外分光光度法检测了来自安徽亳州蜘蛛香药材的总黄酮含量；类似地，张占平（2010）检测了购于成都荷花池药材市场的蜘蛛香药材的总黄酮含量；张虹等（2011）先将药材以石油醚回流脱脂，再用 50%乙醇提取药渣的总黄酮，最后以以芦丁为对照品、检测了总黄酮含量。

2. 橙皮苷含量的测定方法

药材的橙皮苷含量多用高效液相色谱法检测。如石晋丽等（2005a）报道的检测条件：HP1050 型高效液相色谱仪（配二极管阵列检测器），色谱柱为 Merck 公司生产的 50943 LiChroCART 125－44 with Lichrosher 100 RP－l8（12.5cm×8mm，5μm）分析柱和 LiChroCART 4－4 with Lichrosher 100 RP－18（1cm×8mm，5μm）预备柱，流动相为乙腈-水（15：85，体积比），乙腈和水每 100mL 分别加 0.1mol/L 的磷酸 1mL，流速为 0.95mL/min，检测波长为 280nm。石晋丽等（2005b）将条件修改为：分析柱为 Merck 公司生产的 C_{18}（125mm×4mm，5μm），预备柱为 C_{18} 柱（10mm×8mm，5μm），流动相为乙腈-水、进行梯度洗脱（表 5-1），柱温为 40℃。程静等（2008）报道的条件为，Agilent1100 型高效液相色谱仪（配 G1311A 四元泵，G1313A 自动进样器，G1314A 可变波长紫外检测器，G1379A 真空脱气机，G1316A 柱温箱和 G2170AA 工作站），色谱柱为 HypersilODS2 C_{18}（250mm×4.6mm，5μm），流动相为乙腈-水-磷酸（15：85：0.1，体积比），柱温为室温，检测波长为 280nm。李蓉（2009）报道的条件：岛津 LC-10ATvp 型高效液相色谱仪，色谱柱为 Shim-Pack VP-ODS C_{18}（150mm×4.60mm，5μm），流动相为甲醇-水（33：67，体积比），柱温为 33℃，流速为 1.0mL/min，检测波长为 284nm。陈玲等（2010）报道的条件：岛津 LC-2010ATH 型高效液相色谱仪（配 LC-solution 色谱工作站），色谱柱为 Diamonsil C_{18}（200mm×4.60mm，5μm），流动相为甲醇-醋酸-水（35：4：61，体积比），柱温为 30℃，流速为

1.0mL/min，检测波长为283nm。张占平（2010）测定了购于成都荷花池药材市场的蜘蛛香药材的橙皮苷以及槲皮素和芹菜素的含量，相关条件：岛津SPD-20A型高效液相色谱仪，Waters Symmetry Shield™ RP$_{18}$（250mm×4.6mm，5.0μm）柱，流动相为甲醇-0.2%磷酸（45∶55，体积比），柱温为30℃，流速为1mL/min，检测波长为284nm。李靖等（2014）报道的条件：Agilent 1100型高效液相色谱仪（配四元梯度泵、在线脱气机、自动进样器、柱温箱、紫外检测器和Chemstation色谱工作站）（美国Agilent Technologies公司），色谱柱为Phenomenex Gemini C$_{18}$（250mm×4.6mm，5μm），流动相为乙腈-0.1%磷酸，进行梯度洗脱（表9-8），进样量为10μL，柱温为25℃，流速为1.0mL/min，检测波长为340nm。刘开萍等（2018）报道的根状茎和根以及叶药材橙皮苷含量检测的条件：Agilent 1100 DAD高效液相色谱仪（美国Agilent公司产品），色谱柱WondaSil C$_{18}$（250mm×4.6mm，5μm），流动相为乙腈-0.1%甲酸溶液，采取梯度洗脱（表9-9），柱温为30℃，流速为1.0mL/min，检测波长为284nm。程盛勇等（2019a）检测来自贵州、广西、湖南、吉林、四川和云南25个根状茎和根药材样品的橙皮苷含量时的条件为，Aglient 1260高效液相色谱仪，色谱柱为Diamonsil® C$_{18}$柱（250mm×4.6mm，5μm），流动相为乙腈-0.1%甲酸，进行梯度洗脱（表9-6），进样量20μL，柱温为30℃，流速为1.0mL/min，检测波长为327nm（0~33min）。付洋等（2019）基于程盛勇等（2019a）的报道在借助一测多评法检测根状茎和根药材的橙皮苷含量时将进样量改为10μL。程盛勇等（2020）在用超高效

表9-8　以高效液相色谱法测定蜘蛛香药材橙皮苷以及3-O-咖啡酰基奎宁酸和4,5-O-二咖啡酰基奎宁酸含量时的梯度洗脱程序

	时间/min	0~16	16~21	21~30	30~35
流动相配比	乙腈/%	6~20	20~23.5	23.5	23.5~32
	0.1%磷酸/%	94~80	80~76.5	76.5	76.5~68

（资料来源：李靖等，2014。）

表9-9　以高效液相色谱法测定蜘蛛香根状茎和根药材以及叶橙皮苷和新绿原酸等有机酸类成分含量时的梯度洗脱程序

	时间/min	0~18	18~20	20~23
流动相配比	乙腈/%	12~30	30~32	32~40
	0.1%甲酸/%	88~70	70~68	68~60

（资料来源：刘开萍等，2018。）

液相色谱检测来自广西桂林、贵州贵阳、惠水、长顺、凯里、贞丰和安顺、吉林白山、四川青川和云南保山 21 批产根状茎药材的缬草三酯、乙酰缬草三酯含量时基于相同条件检测了橙皮苷的含量。

3. 其他黄酮类成分含量的测定方法

在黄酮类单体化合物中，除橙皮苷外，仅芹菜素、山柰酚和香叶木素以及蒙花苷的含量被用电化学法、化学发光分析法、荧光分光光度法或高效液相色谱法检测，如傅亮等（2005）用毛细管电泳-电化学法测定了不定根的芹菜素、山柰酚和香叶木素的含量，检测系统包括±30 kV 高压电源、BAS LC-4C 型安培检测器、EB100 型台式单笔记录仪、Model 14901 型三维微定位器、75cm 长熔融石英毛细管（内径为 25μm，外径为 360μm）；赵丽等（2010）用高效液相色谱法测定购于成都荷花池药材市场的蜘蛛香药材中蒙花苷含量的检测条件为，Shimadzu LC-10ATVP 双泵高效液相色谱仪、Shimadzu SPD-10AVP 紫外检测器，色谱柱为 Zorbax SB C_{18}（150.0mm×4.6mm，5μm），流动相为甲醇-0.1%的乙酸（70∶30，体积比），进样量为 10μL，流速为 1.0mL/min，柱温为 30℃，检测波长为 326nm；李丽等（2015）依托 IFFM-E 型流动注射化学发光分析仪（西安瑞迈分析仪器有限公司）和 F-4600 型荧光分光光度计（日本日立公司），用纳米银参与的化学发光分析法测定了香叶木素含量，该方法简单、准确、灵敏度高，且抗干扰能力强。

四、蜘蛛香有机酸类的分析方法

（一）有机酸类的提取方法

对于有机酸类，仅棕榈酸、绿原酸、咖啡酸、3-O-咖啡酰基奎宁酸和 4,5-O-二咖啡酰基奎宁酸等被报道用乙醇、乙醚等进行回流提取。如丁红等（1995b）用乙醇回流和乙醚萃取相结合提取了重庆市南川区产蜘蛛香药材的棕榈酸。傅亮等（2005）用 80%乙醇∶去离子水（4∶1，体积比）提取了根的绿原酸和咖啡酸。李靖等（2014）用 50%乙醇加热回流 1.5h、提取了药材的 3-O-咖啡酰基奎宁酸和 4,5-O-二咖啡酰基奎宁酸。刘开萍等（2017）用石油醚对药材进行回流脱脂，再用 50%甲醇提取残渣的绿原酸和总酚酸；刘兴赋等（2020）用 50%乙醇提取药材的总酚酸。

（二）有机酸类的分离与纯化方法

目前，蜘蛛香有机酸类分离与纯化的研究仅涉及酚酸，如刘兴赋等（2020）报道，AB-8 型树脂对蜘蛛香总酚酸具有良好的分离与纯化效果。

（三）有机酸类含量的测定方法

棕榈酸、绿原酸、咖啡酸、3-O-咖啡酰基奎宁酸和 4,5-O-二咖啡酰基奎宁酸等机酸类的含量用紫外分光光度法、毛细管电泳-电化学法和高效液相色谱法等检测。如丁红等（1995b）用紫外分光光度法测定了重庆市南川区产蜘蛛香药材的总棕榈酸含量，其中检测波长为241nm。傅亮等（2005）用毛细管电泳-电化学法测定了根的绿原酸和咖啡酸含量。石晋丽等（2005b）报道，用橙皮苷含量的高效液相色谱法检测条件可同时检测绿原酸含量。李靖等（2014）用高效液相色谱法检测了药材的3-O-咖啡酰基奎宁酸和4,5-O-二咖啡酰基奎宁酸含量，条件：Agilent 1100型高效液相色谱仪（美国 Agilent Technologies 公司）（配四元梯度泵、在线脱气机、自动进样器、柱温箱、紫外检测器和 Chemstation 色谱工作站），色谱柱为 Phenomenex Gemini C_{18}（250mm×4.6mm，5μm），流动相为乙腈-0.1%磷酸，进行梯度洗脱（表9-8），进样量为10μL，流速为1.0mL/min，柱温为25℃，检测波长为340nm。刘开萍等（2017）用高效液相色谱法检测了药材绿原酸和总酚酸的含量，条件为：Agilent 1100型高效液相色谱仪（美国 Agilent Technologies 公司，配二极管阵列检测器），色谱柱为 Dikma C_{18}（250mm×46mm，5μm），流动相为乙腈-0.4%磷酸液（12：88，体积比），流速为1.0mL/min，柱温为30℃，检测波长为327nm。刘开萍等（2018）用高效液相色谱法检测了根状茎和根以及叶的新绿原酸、绿原酸、咖啡酸、异绿原酸B、异绿原酸A和异绿原酸C的含量，条件：Agilent 1100 DAD 高效液相色谱仪（美国 Agilent Technologies 公司），色谱柱 WondaSil C_{18}（250mm×4.6mm，5μm），流动相为乙腈-0.1%甲酸溶液，采取梯度洗脱（表9-9）。程盛勇等（2019a）用高效液相色谱检测来自贵州、广西、湖南、吉林、四川和云南25个根状茎和根药材样品的新绿原酸、绿原酸、咖啡酸、异绿原酸B、异绿原酸A和异绿原酸C含量，条件：Aglient 1260 高效液相色谱仪，色谱柱为 Diamonsil® C_{18} 柱（250mm×4.6mm，5μm），流动相为乙腈-0.1%甲酸，进行梯度洗脱（表9-6），进样量为20μL。付洋等（2019）借助一测多评法用高效液相色谱检测了根状茎和根药材的新绿原酸、绿原酸、咖啡酸、异绿原酸B、异绿原酸A和异绿原酸C含量，条件：Aglient 1260 高效液相色谱仪，色谱柱为 Diamonsil® C_{18} 柱（250mm×4.6mm，5μm），流动相为乙腈-0.1%甲酸，进行梯度洗脱（表9-6），进样量10μL。程盛勇等（2020）在用超高效液相色谱检测来自广西桂林、贵州贵阳、惠水、长顺、凯里、贞丰和安顺、吉林白山、四川青川和云南保山21批产根状茎药材的缬草三酯、乙酰缬草三酯含量时基于相同条件检测了新绿原酸、绿原酸、咖啡酸、异绿原酸B、异绿原酸A和异绿原酸C的含量（表9-7）。

（四）有机酸类的鉴定方法

　　有机酸类可用薄层层析鉴定。如丁红等（1995b）用该法定性鉴定了重庆市南川区产药材的棕榈酸，其中，用硅胶 G（200目）铺板，展开剂为石油醚：丙酮：氯仿（3.5：1.5：2，体积比），显色剂为磷钼酸-95%乙醇饱和液。

五、蜘蛛香其他活性成分的分析方法

（一）游离氨基酸含量的测定

游离氨基酸含量用高效液相色谱法检测。如肖桦等（2011a）用该法测定了蜘蛛香药材的游离氨基酸含量。肖桦等（2011b）报道用该法测定药材氨基酸含量的条件为：美国 Waters 系统、2487 紫外检测器、M32 工作站，色谱柱为 Waters AccQ-Tag（150mm×4.6mm，5μm），柱温为 55℃，检测波长为 248nm。

（二）糖类的分析方法

1. 多糖的提取与纯化

多糖常用水提（乙）醇沉法提取并经脱蛋白纯化，如李强等（2010a）报道了多糖提取和脱蛋白的流程：将药材用 85%乙醇回流脱脂，将渣烘干，按料液比 1：10 加水，于 100℃浸提，过滤，浓缩提取液至 1/10 体积，加入 4 倍 90%乙醇，于 4℃静置 8h 后在 4000r/min 离心 10min，沉淀依次用乙醇、丙酮和乙醚洗涤，干燥后即得粗多糖，粗多糖用使多糖总抗氧化能力损失最小的 Sevag 法脱蛋白，即将粗多糖加双蒸水溶解，再加 0.2 倍体积氯仿和 0.04 倍体积正丁醇，以磁力搅拌 30min，在 4000r/min 离心 10min，取上清液，再加入 0.2 倍体积氯仿和 0.04 倍体积正丁醇，重复数次；李强等（2010b）报道了多糖水提醇沉法提取的最佳工艺：水提时，浸提温度为 100℃，料液比为 1：10，浸提时间为 5h，提取 2 次；醇沉时，浓缩液加入 4 倍体积 90%乙醇，静置 8h。

2. 低聚糖含量的测定

半乳糖三糖、棉子糖、水苏糖、毛蕊花糖和潘糖等低聚糖的含量用离子色谱分析仪测定，如黄永坤等（2012）用戴安 CS-3000 型离子色谱分析仪测定了药材的低聚糖含量。

（三）β-谷固醇的提取、鉴定与含量测定

β-谷固醇用乙醇、乙醚提取，用薄层层析法鉴定，再用紫外分光光度法进行含量测定，如丁红等（1995a）用乙醇回流和乙醚萃取提取了重庆市南川区产蜘蛛香药材的 β-谷固醇，先用薄层层析进行定性鉴定，用硅胶 G（200目）铺板，展开剂为石油醚：丙酮：氯仿（4：1：0.8，体积比），显色剂为磷钼酸-95%乙醇饱和液，再用紫外分光光度法测定了含量，其中，检测波长为 240nm。

（四）木脂素的提取、纯化和鉴定

木脂素用95%乙醇提取，用硅胶柱层析以二氯甲烷-甲醇（从100∶2到50∶50，体积比）洗脱梯度进行纯化，分子结构则用紫外光谱、红外光谱、一维核磁共振、二维核磁共振和HR-ESI质谱鉴定（Tan et al.，2023）。

（五）微量元素种类和含量的检测

微量元素的种类和含量常用等离子体发射光谱和原子吸收光谱等方法检测，如秦云等（2010）用电感耦合等离子体发射光谱仪检测了购于云南楚雄药材市场蜘蛛香药材的微量元素含量；张虹等（2010）用原子吸收光谱仪VarianSpectrAA-220FS（美国瓦里安公司）测定了购于云南个旧药材市场的根状茎药材的微量元素含量；肖桦等（2011a）用岛津ICPS-1000Ⅱ型等离子体发射光谱仪测定了蜘蛛香散剂和7种微生态制剂的微量元素含量；焦立响等（2012）用火焰原子吸收光谱法检测了购于云南蒙自药材自由交易集市的野生根状茎的微量元素含量；何灵芳等（2013）用火焰原子吸收光谱法检测了购于云南蒙自、个旧新鲜野生草药集市的鲜根茎和花的金属元素含量。

第三节　蜘蛛香主要化学成分的含量特征及其影响因素

一、蜘蛛香主要化学成分的含量特征

（一）挥发油类的含量特征及其对蜘蛛香香味的贡献

1. 挥发油类的总含量特征

蜘蛛香药材挥发油的提取得率和总含量因提取方法而明显不同；一般，用水蒸气蒸馏法时的提取率严重偏低，而用超临界二氧化碳萃取法时的要高得多。具体而言，用水蒸气蒸馏法提取时，蜘蛛香的挥发油总含量仅为0.5%~0.8%（王宗玉等，1980；吴华欣，1985），根状茎和根的总含量分别仅约为0.36%和0.87%（王海来等，2007a、2007b；胡晓娜等，2008；杨再波等，2008；吴彩霞等，2008；李蓉，2009；胡轶群等，2009）；Mathela等（2005b）报道，喜马拉雅西北部产蜘蛛香新鲜根状茎和根的挥发油含量为0.4%~0.5%；龙庆德等（2022）报道，11批贵州省六盘水市钟山区韭菜坪不同海拔地域产蜘蛛香根状茎药材的挥发油提取得率为0.13%~0.45%。另一方面，用超临界二氧化碳萃取法时，药材的挥发油得率可高达7%~9%，如王海来等（2007a、2007b）用该法发现，购于云南大理白族自治州云龙县漕涧镇的药材的挥发油提取得率为8.85%，杨军等（2012）证实，在30MPa、60℃、40min条件下，贵州织金县产药材的挥发油提取得率为6.92%，赵梅等

（2015）证实，贵阳产药材的提取得率为 6.52%。

2. 挥发油类单体化合物的含量特征及其对蜘蛛香香味的贡献

异戊酸、3-甲基戊酸、1-莰醇、柠檬醛、乙酸龙脑酯、β-绿叶烯、4，8a-二甲基-6-异丙烯基-1，2，3，5，6，7，8，8a-八氢化萘-2-醇、广藿香醇和 4，8a-二甲基-6-异丙烯基-1-萘烷酮是蜘蛛香极浓香气、浓烈鸡屎臭味的主要贡献者（余爱农等，2002）。其中，异戊酸含量最高、对香味贡献最大（余爱农等，2002；马丽娟，2010；张敏等，2016），该化合物具较浓烈的、持久的、令人不愉快的刺激性气味（余爱农等，2002；李雯等，2005）。3-甲基戊酸、1-莰醇、柠檬醛和乙酸龙脑酯是香味的次要贡献者，3-甲基戊酸具有酸的、药草的气味，微带青香，提供了药草气息；1-莰醇具有樟脑样气息；柠檬醛具强烈的柠檬香气和特有的苦甜味；乙酸龙脑酯具有强烈、辛辣、清凉的松香气（余爱农等，2002）。异戊酸和 3-甲基戊酸均可用于制备香料（李雯等，2005）。此外，十五烷、十六烷、2，6，10-三甲基十五烷、十七烷和十八烷等的气味均微弱、对气味的贡献微乎其微（余爱农等，2002）。

但是，龙庆德等（2022）报道，11 批贵州省六盘水市钟山区韭菜坪不同海拔地域产蜘蛛香根状茎药材的挥发油中，含量较高的单体为广藿香醇、广藿香烯、α-布藜烯和塞瑟尔烯，这可能意味着蜘蛛香药材挥发油单体化合物的含量与生境有关。

（二）缬草素类的含量特征

长期以来，缬草素类（主要包括缬草素、乙酰缬草素和二氢缬草素）被认为是蜘蛛香药材的关键药理活性成分，其含量被作为评价药材质量的重要指标（Hazelhoff et al.，1979；张人伟等，1986；国家药典委员会，2020；李少华等，2012；李庆杰等，2020；蔡于罗等，2023）。

蜘蛛香的缬草素类含量远高于缬草属其他种的，故蜘蛛香已被作为制备缬草素类的主要原料（Hazelhoff et al.，1979；明东升等，1993b；崔亚君等，1999；黄仁泉等，2002；国家药典委员会，2020），如明东升等（1993）测定了欧缬草、蜘蛛香、黑水缬草、宽叶缬草及不同产地的缬草类生药中总缬草素的含量，发现蜘蛛香的总缬草素含量最高；崔亚君等（1999）证实，在来自四川石棉和重庆奉节等县的蜘蛛香和长序缬草等 7 种缬草属植物中，蜘蛛香的缬草素含量最高，且只有蜘蛛香含乙酰缬草素；陈磊（2002）、陈磊等（2002a）和倪兰等（2010）均证实蜘蛛香的缬草素、乙酰缬草素和二氢缬草素含量最高，欧缬草的次之，宽叶缬草的再次，黑水缬草的最低，并且蜘蛛香地上部的缬草素类成分含量也超过了其他缬草属植物根状茎和根；陈磊等（2003b）证实购自四川成都荷花池药材市场的蜘蛛香药材的缬草素、乙酰缬草素和二氢缬草素含量分别为 49.50%、26.60% 和 8.80%，三种缬草素类的总含量为 84.90%；陈玉娟等（2009a）证实，云南师宗县产蜘蛛香药材的缬草素平均提取得率为 17.95mg/g；伍丹等（2009）证实，购自云南昆明的蜘蛛香根状茎和根的缬草醚醛含量为 7.90～8.04mg/g；罗喜荣等（2012a）报道，贵州关岭县产蜘蛛香不定根和根状茎的总缬草素含量分别为 3.048% 和 2.219%，根状茎和根的总缬草素含量为 2.676%；罗喜荣等（2012b）证实，在压力 30MPa、温度 43℃、时间 45min 条件下，用超临界二氧化碳萃取法获得贵州关岭县产蜘蛛香药材的总缬草素，得率为 2.46%，类似地，罗喜荣等（2013）进一步证实，在压力 28MPa、温度 44℃、时间 49min 条件下，药材总缬草素的得率为 1.88%；许科科等（2014）证实，蜘蛛香药材的氯化缬草素和蜘蛛香素 B 含量分别为 8.91、7.00mg/g；徐璐等（2018）发现，从四川峨眉山和茂县以及贵州贵阳和兴义引种至江苏泰州地区的根状茎药材的缬草素、乙酰缬草素和缬草醛含量分别为 0.054%～2.016%、0.078%～0.379% 和 0.030%～0.083%；程盛勇等（2019a）报道，来自贵州、广西、湖南、吉林、四川和云南的 25 个根状茎和根药材样品的缬草素和乙酰缬草素含量分别为 0.053%～2.854% 和 0.014%～0.652%；付洋等（2019）报道，16 批贵州产根状茎和根药材缬草素和乙酰缬草素的含量范围分别为 1.701～15.827mg/g 和 0.264～5.856mg/g；程盛勇等（2020）报道，广西桂林、贵州贵阳、惠水、长顺、凯里、贞丰和安顺、吉林白山、四川青川和云南保山的 21 批产根状茎药材缬草素和乙酰缬草素的平均含量分别为（1.726±0.708）% 和（0.276±0.199）%；付洋等（2021）报道，贵州惠水产根状茎药材缬草素和乙酰缬草素的含量分别约为 17.969mg/g 和 3.116mg/g；Thakur 等（2022）报道，喜马拉雅山区 6 个蜘蛛香居群（即 Rupena、Kugti、Garola、Khani、CSIR-IHBT 和 Salooni）的挥发油均含广藿香醇最多，为 19%～63.1%。

　　不同研究者报道的蜘蛛香药材缬草素类成分的含量是不一致的，可能与药材的产地、来源有关，也与研究者选用的检测方法有关。

（三）黄酮类的含量特征

　　在黄酮类成分中，仅探究了总黄酮、橙皮苷、芹菜素、槲皮素和香叶木素的含量。如石晋丽（2004）和石晋丽等（2005a）证实，不同产地、来源的蜘蛛香药材橙皮苷的含量为 0.368%～1.231%，购于贵州贵阳、河北安国、四川成都、云南昆明、陕西咸阳、四川雅安和采于四川峨眉山的药材的橙皮苷含量分别约为 1.231%、0.975%、0.967%、0.645%、0.521%、0.447% 和 0.368%。李蓉等（2008a）证实，购自安徽亳州市的药材含总黄酮约为 2.056%。李蓉等（2008b）以 60% 乙醇并借助超声波处理提取药材总黄酮时，得率约为 3.410%。李蓉（2009）以橙皮苷为对照品，测得采自安徽亳州市的药材的总黄酮含量约为 2.056%、橙皮苷的含量约为 2.823mg/g。程静等

（2008）发现，云南曲靖市栽培的一年、二年和三年生药材的橙皮苷含量分别约为1.44%、1.34%和1.64%，而云南师宗县的野生药材的橙皮苷含量约为0.66%。陈玲等（2010）证实，贵州不同产地的药材的橙皮苷含量为1.865~41.577mg/g，兴义市和都匀市甘塘镇产的药材的橙皮苷含量最高。肖婷（2010）证实，购于成都荷花池药材市场的药材的总黄酮含量约为2.479%。但张占平（2010）却报道，总黄酮含量约为2.27%，橙皮苷含量为0.34%，槲皮素含量低、无法测出，芹菜素含量约为0.0009%。赵丽等（2010）进一步报道蒙花苷含量约为0.013mg/g。张虹等（2011）发现，在50%乙醇提取12h条件下，可获得来自云南蒙自市和个旧市药材市场药材的最高总黄酮含量，分别约为1.25%和2.00%。李靖等（2014）和李丽等（2015）分别证实，贵州产药材的橙皮苷和香叶木素含量分别为23.35~56.09mg/g和约13.31mg/g。刘开萍等（2018b）证实，采于贵州贵阳市、铜仁市和安顺市以及湖南凤凰县的10个根状茎和根药材以及叶样品的橙皮苷含量约为1.710~27.546mg/g。程盛勇等（2019a）报道，来自贵州、广西、湖南、吉林、四川和云南25个根状茎和根药材样品的橙皮苷含量为0.235%~1.757%。付洋等（2019）报道，16批贵州产根状茎和根药材橙皮苷的含量为3.022~11.654mg/g。程盛勇等（2020）报道，广西桂林，贵州贵阳、惠水、长顺、凯里、贞丰和安顺，吉林白山，四川青川和云南保山21批产根状茎药材的橙皮苷含量平均为（0.943±0.414）%。付洋等（2021）报道，贵州惠水产根状茎药材橙皮苷的含量为4.595mg/g。

（四）有机酸类的含量特征

对于有机酸类，主要探究了总棕榈酸、绿原酸、3-O-咖啡酰基奎宁酸、4,5-O-二咖啡酰基奎宁酸和总酚酸的含量。如丁红等（1995b）证实，重庆市南川区产根状茎和根的总棕榈酸含量约为2.78%。石晋丽（2004）证实，缬草属常见药用植物的绿原酸含量规律为蜘蛛香>欧缬草>黑水缬草>长序缬草>宽叶缬草，故高绿原酸含量可作为鉴别蜘蛛香药材质量的又一个重要指标。李靖等（2014）证实，药材的3-O-咖啡酰基奎宁酸和4,5-O-二咖啡酰基奎宁酸含量分别为5.37~13.88mg/g和1.80~5.97mg/g。刘开萍等（2017）证实，贵州产药材的绿原酸含量为1.16%~2.58%、总酚酸含量为2.75%~4.44%。刘开萍等（2018b）证实，采集于贵州贵阳、铜仁和安顺以及湖南凤凰县的10个根状茎和根药材以及叶样品的新绿原酸、绿原酸、咖啡酸、异绿原酸B、异绿原酸A和异绿原酸C的含量分别为0.239~0.915mg/g、0.582~15.735mg/g、0.055~3.758mg/g、0.287~2.250mg/g、1.043~8.067mg/g和0.550~6.360mg/g。类似地，程盛勇等（2019a）报道，来自贵州、广西、湖南、吉林、四川和云南25个根状茎和根药材样品的新绿原酸、绿原酸、咖啡酸、异绿原酸 B、异绿原酸 A 和异绿原酸 C 的含量分别为 0.004%～0.009%、0.209%～1.113%、0.002%～0.011%、0.021%～0.092%、0.326%～1.386% 和 0.189%～0.717%。但付洋等（2019）报道，16 批贵州产根状茎和根药材的新绿原酸、绿原酸、咖啡酸、异绿原酸 B、异绿原酸 A 和异绿原酸 C 的含量分别为 0.049～0.171mg/g、0.255～7.718mg/g、0.018～0.102mg/g、0.177～0.784mg/g、1.063～6.078mg/g 和 0.611～4.581mg/g。程盛勇等（2020）报道，广西桂林，贵州贵阳、惠水、长顺、凯里、贞丰和安顺，吉林白山，四川青川和云南保山 21 批产根状茎药材的新绿原酸、绿原酸、咖啡酸、异绿原酸 B、异绿原酸 A 和异绿原酸 C 的含量平均为（0.007±0.002）%、（0.602±0.279）%、（0.005±0.002）%、（0.054±0.018）%、（0.719±0.326）%、（0.319±0.135）%。付洋等（2021）报道，贵州惠水产根状茎药材新绿原酸、绿原酸、咖啡酸、异绿原酸 B、异绿原酸 A 和异绿原酸 C 的含量分别约为 0.110mg/g、2.514mg/g、0.020mg/g、0.305mg/g、2.105mg/g 和 2.016mg/g。

（五）其他成分的含量特征

　　1. 游离氨基酸类

在蜘蛛香药材中发现了 14～16 种游离氨基酸。如肖桦等（2011a）报道，蜘蛛香药材含 14 种氨基酸，即天冬氨酸、丝氨酸、谷氨酸、甘氨酸、精氨酸、丙氨酸、脯氨酸、酪氨酸、缬氨酸、甲硫氨酸、赖氨酸、亮氨酸、异亮氨酸和苯丙氨酸，氨基酸的总含量约为 9.52g/100g，含量居前三位的是精氨酸、谷氨酸和天冬氨酸，分别约为 1.61g/100g、1.46g/100g 和 0.73g/100g。肖桦等（2011b）进一步报道，药材含 16 种氨基酸，即天冬氨酸、丝氨酸、谷氨酸、甘氨酸、组氨酸、精氨酸、苏氨酸、丙氨酸、脯氨酸、酪氨酸、缬氨酸、甲硫氨酸、赖氨酸、异亮氨酸、亮氨酸和苯丙氨酸，氨基酸的总含量约为 9.52g/100g，精氨酸、苏氨酸含量最高，二者的总含量约为 1.61g/100g，其次为谷氨酸和天冬氨酸，含量分别约为 1.46g/100g 和 0.73g/100g。

　　2. 多糖和寡糖类

李强等（2010b）用水提醇沉法提取湖北产蜘蛛香药材的多糖时，多糖得率约为 7.12%；黄永坤等（2012）证实，蜘蛛香药材含半乳三糖、棉子糖、水苏糖、毛蕊花糖、潘糖、鼠李糖、麦芽四糖、麦芽五糖、麦芽六糖和麦芽七糖，其中，半乳三糖、毛蕊花糖、潘糖、鼠李糖、麦芽四至七糖含量较高，含量居前三位的是毛蕊花糖、半乳三糖和麦芽四糖，含量分别约为 30.018mg/L、15.489mg/L 和 9.326mg/L。

3. β-谷固醇

迄今，仅丁红等（1995a）报道，重庆市南川区产药材的 β-谷固醇含量约为 1.32%。

4. 金属元素

蜘蛛香含 Zn、Cu、Co、Ca、Mg、Fe、Mn、Pb 和 Cd 等金属元素，但不同元素的含量不同，其中，Cu、Pb 和 Cd 含量均在安全范围内（秦云等，2010；张虹等，2010；肖桦等，2011a、2011b；焦立响等，2012）。如秦云等（2010）证实，购于云南楚雄药材市场的药材含 Ca、P、Cu、Mg、Zn、Fe 和 Mn，含量居前三位的是 Ca、Mg 和 P，含量分别约为 40100μg/g、5240μg/g 和 1830μg/g。张虹等（2010）报道购于云南个旧药材市场的根状茎药材含 Zn、Cu 和 Co 分别为 33.9μg/g、7.85μg/g 和 0.82μg/g，其中，Cu 含量符合商务部发布的 WM/T2—2004《药用植物及制剂外经贸绿色行业标准》（小于等于 20.0mg/kg）。肖桦等（2011a）报道，药材含 Ca、Mg、P、S、Fe、Cu、Zn、Mn、Sr、Al 和 Si，含量居前三位的是 Ca、Mg 和 S，分别约为 5090μg/g、4490μg/g 和 2950μg/g。焦立响等（2012）证实，购于云南蒙自市药材自由交易集市的野生根状茎含 8 种元素，含量规律为 K>Ca>Fe>Mg>Zn>Cu>Pb>Cd，其中，K 的含量约为 1964.24μg/g，Pb 的含量低于《药用植物及制剂外经贸绿色行业标准》（小于等于 5.0mg/kg），而 Cd 的含量略高于标准（小于等于 0.3mg/kg）；何灵芳等（2013）证实，购于云南蒙自市和个旧市新鲜野生草药集市的根状茎和花中的金属元素含量规律为 Fe>Zn>Cu>Pb>Ni>Co>Cd>Cr，其中，Pb 和 Cd 的含量均符合《药用植物及制剂外经贸绿色行业标准》。

二、蜘蛛香主要化学成分含量的影响因素

（一）内部因素

1. 植株部位

蜘蛛香植株部位（器官）对其化学成分含量的影响主要表现在下列四个方面（郜红利，2013）。

第一，缬草素类主要集中在植株的地下部。如陈磊（2002）和陈磊等（2002a）均证实，缬草素类含量在不同部位之间的差异显著，且地下部的含量高于地上部的含量；陈磊等（2003a）和倪兰等（2010）发现，就缬草素、乙酰缬草素和二氢缬草素含量以及三者含量之和而言，云南开远市产的根状茎和根的含量均高于地上部的含量（表9-10）；Singh 等（2010）也认为，缬草素主要集中在地下部。

表 9-10　云南开远市产蜘蛛香不同部位的缬草素、乙酰缬草素和二氢缬草素含量

植株部位	含量/%			
	缬草素	乙酰缬草素	二氢缬草素	三种缬草素
根状茎和根	1.871	0.218	0.147	2.236
地上部	0.310	0.119	0.338	0.767

（资料来源：陈磊等，2003a；倪兰等，2010。）

第二，根状茎与不定根的缬草素类含量不存在明显差异。如明东升等（1993b）证实，贵州产根状茎和不定根的总缬草素含量分别约为 1.714% 和 1.656%，二者不存在明显差别；这意味着，在临床用药上，根可作为其根状茎的代用品；我国有些地区的民众偏向于用根状茎和根入药，有些地区的民众却偏向于仅用根状茎入药，事实上，这两种用药部位在药理、临床效果方面差异不大。

第三，与缬草素类的主要分布部位恰好相反，黄酮类主要集中在地上部，且主要在生殖器官中，如石晋丽等（2003）和石晋丽（2004）证实，黄酮类多集中于花与叶中，且花和果的含量一般高于叶的。

第四，不同部位的金属元素含量不同。如何灵芳等（2013）证实，不同部位的元素含量不同，且不同元素在各部位的含量高低趋势也不存在统一的规律性，对于云南个旧市产的植株而言，Ni、Cd、Cu 和 Co 在根状茎中的含量均低于在花中的，甚至花还含根状茎不含的 Cr，但 Pb、Fe 和 Zn 在根状茎中的含量却高于在花中的。

2. 蜘蛛香植株的生长发育阶段（年限）

蜘蛛香植株各部位（器官）化学成分的含量一般都随植株生长发育阶段以及种植年限的推进而增加，如采于四川峨眉山的植株样品的橙皮苷含量最低，可能与样品仅为一年生有关（石晋丽等，2005a）；程静等（2008）证实，云南曲靖市栽培的一、二和三年生药材的橙皮苷含量分别为 1.44%、1.34% 和 1.64%，三年生药材的含量最高；Gautam 等（2021）认为，在生长的第三年时，根状茎的挥发油和缬草素类成分的含量最高，如广藿香醇的含量可高达 62%，三年生植株所产药材的质量最高，产量也最高；Kandpal 等（2021）报道，挥发油的含量随植株年龄的增加而增加。Jugran 等（2021）证实，开花前期地上部和根中的酚类和类黄酮含量最高，抗氧化活性也较高，故认为，开花前期是最合适采收期。在生产中，因为成分含量与植株年龄密切相关，现场高光谱遥感和机器学习技术已被尝试用于快速识别大田植株的年龄，以确认药材的最佳采收时间（Kandpal et al.，2021）。

（二）外部因素

1. 产地

（1）产地对挥发油类含量的影响　谷臣华（1989）发现，武陵山区产药材挥发油的单体及其含量均因产地而异，湘鄂西产药材挥发油的乙酸龙脑酯含量较川黔东产药材挥发油的稍低，但莰烯的含量较高，且湘鄂西产药材检出了乙酸异龙脑酯，而未检出异戊酸，而川黔东产药材挥发油含樟脑和异戊酸，但未检出乙酸异龙脑酯；石晋丽（2004）证实，不同产地药材的挥发油得率为 0.11%~1.23%，居前三位的为源于昆明、陕西和成都的药材样品，得率分别约为 1.23%、0.81%和 0.70%（表 9-11）。

表 9-11　不同来源蜘蛛香药材样品用水蒸气蒸馏提取时的挥发油得率

来源	得率/%	来源	得率/%
昆明菊花村药材市场	1.23	贵州贵阳	0.54
陕西	0.81	四川雅安	0.12
成都荷花池药材市场	0.70	四川峨眉山	0.11
河北安国美达药材行	0.61		

（资料来源：石晋丽，2004。）

（2）产地对缬草素类含量的影响　明东升等（1993b）检测了贵州、云南、陕西、湖南和重庆市南川区产根状茎和根药材的总缬草素含量，发现四川产的最高。陈磊（2002）和陈磊等（2002a）发现，不同产地药材的缬草素类含量差异较大，贵阳产药材的含量最高。陈磊等（2003a）和倪兰和陈磊（2010）发现，云南和贵州产的 4 个根状茎和根药材样品的缬草素、乙酰缬草素和二氢缬草素含量以及三者之和均存在明显差异，其中，贵阳产药材的缬草素类含量最高（表 9-12）。肖丹等（2006）证实，贵州长顺县、关岭布依族苗族自治县、纳雍县和安顺市西秀区和平坝区产药材的总缬草素含量分别为 5.70%、5.22%、3.49%和 3.12%。狄宏晔等（2007a）证实，来自河北安国、四川峨眉山、云南红河哈尼族彝族自治州、成都荷花池药材市场、贵州贵阳、云南师宗县、云南药物研究所和云南大理白族自治州药材的缬草素、乙酰缬草素和缬草醛含量有较大差异，缬草素的含量以云南师宗县产药材的最高，乙酰缬草素的含量以云南省药物研究所提供的药材样品为最高，缬草醛的含量以来自成都荷花池药材市场的 06~09 号样品的为最高，此外，云南和四川刚收获样品的总缬草素含量均很高，但非主产地样品的较低。侯文慧等（2014a）发现，云南、河北、四川、重庆和陕西等 14 个产地的药材的缬草素、乙酰缬草素及其降解产物缬草醛和4-乙氧基甲基，7-甲醛基环戊烷-吡喃的含量均差异较大，缬草素、乙酰缬草素和缬草醛的含量均以云南保山市产药材的为最高，4-乙氧基甲基，7-甲醛基环戊烷-吡喃的含量则以云南大理哈尼族彝族自治州产药材的为最高。王素娟等（2014）检测了贵州、云南和四川产药材样品的缬草素、Chlorovaltrate、Jatamanvaltrate P 和 Jatamanvaltrate Q 的含量，发现贵州 GZ05 号样品的缬草素含量最高，约为 6.469%，其次为云南 YN02 号样品，约为 4.000%，其余 5 个样品的则均低于 1.000%，Chlorovaltrate 含量居前三位的为贵州 GZ07 号和 GZ05 号样品以及云南 YN03 号样品，含量分别约为 0.212%、0.153% 和 0.137%，云南 YN03 号样品的 Jatamanvaltrate P 含量最高，约为 0.106%，其余 6 个样品的均不到 0.100%，云南 YN03 号样品的 Jatamanvaltrate Q 含量也最高，约为 0.750%，其次为贵州 GZ07 号样品，约为 0.710%，其余 5 个样品的则均不到 0.147%。Jugran et al.（2015）证实，在西喜马拉雅，Katarmal 居群地上部和 Joshimath 居群根部缬草烯酸的含量均显著偏高，分别约为 (0.57±0.04)% 和 (1.80±0.12)%；李萍等（2016）发现，四川、云南和贵州产药材的总环烯醚萜类和缬草醛、4-乙氧基甲基，7-甲醛基环戊烷-吡喃的含量明显不同，且云南产药材总环烯醚萜类和缬草醛的含量均为最高（表 9-13）；施金铵（2016）检测了来自云南永平县和保山市以及陕西咸阳市和四川峨眉山的 12 份药材样品 4-乙氧基甲基，7-甲醛基环戊烷-吡喃、缬草醛、4-甲氧基甲基,7-甲醛基环戊烷-吡喃和去酰缬草醛的含量，发现 4 种成分总量最高的是来自永平的样品，含量约为 256.030μg/g，其次为来自保山的，含量约为 213.045μg/g。再次为来自峨眉山的，含量约为 118.103μg/g，而最低的是来自咸阳的，含量仅约为 42.215μg/g；Wang 等（2017）证实，来自云南大理、昆明和保山的药材缬草素、乙酰缬草素和香草醛的含量较高。徐璐等（2018）证实，即使露地栽培，从四川峨眉山和茂县以及贵州贵阳和兴义引种至江苏泰州市的根状茎药材的缬草素、乙酰缬草素和缬草醛含量也与原产地有关，如来自峨眉山和贵阳的药材的缬草素含量分别为 0.054% 和 1.521%，乙酰缬草素含量分别为 0.078% 和 0.231%，缬草醛含量分别为 0.030% 和 0.065%。

表 9-12　　云南和贵州产蜘蛛香根状茎和根药材样品的缬草素、
乙酰缬草素和二氢缬草素含量

产地	含量/%			
	缬草素	乙酰缬草素	二氢缬草素	三种缬草素
云南开远市	1.871	0.218	0.147	2.236

续表

产地	含量/%			
	缬草素	乙酰缬草素	二氢缬草素	三种缬草素
贵州安顺市	1.532	0.334	0.240	2.106
贵州兴义市	2.772	0.456	0.261	3.489
贵州贵阳市	3.141	0.714	0.517	4.372

（资料来源：陈磊等，2003a；倪兰等，2010。）

表 9-13 购自四川、云南和贵州蜘蛛香药材的
总环烯醚萜类、缬草醛和 4-乙氧基甲基，7-甲醛基环戊烷-吡喃含量

购买地	含量/（mg/g）		
	总环烯醚萜	缬草醛	4-乙氧基甲基，7-甲醛基环戊烷-吡喃
四川	36.8	0.008	0.044
云南	50.7	0.030	0.091
贵州	32.1	0.021	0.620

（资料来源：李萍等，2016。）

（3）产地对黄酮类含量的影响　不同产地药材的黄酮类含量不同。如石晋丽（2004）和石晋丽等（2005a）证实，购于贵州贵阳、河北安国和四川成都的药材样品的橙皮苷含量较高，分别约为 1.231%、0.975% 和 0.967%，而购于四川雅安、陕西咸阳和云南昆明的样品的含量较低，分别约为 0.447%、0.521% 和 0.645%。傅亮等（2005）确证，贵州产根药材的芹菜素、山奈酚和香叶木素含量均高于四川产的（表 9-14）。陈玲等（2010）发现，贵州毕节市七星关区、织金县和金沙县，兴义市各街道和郑屯镇坡岗村，六盘水市钟山区，都匀市绿茵湖街道和铜仁市产药材的橙皮苷含量不同，绿茵湖街道产的含量最高，约为 41.578mg/g，其次为兴义市产的，含量约为 41.529mg/g，而坡岗村产的含量最低，仅约为 1.865mg/g。

表 9-14 四川和贵州产蜘蛛香根药材的芹菜素、山奈酚和香叶木素含量

黄酮类成分		芹菜素	山奈酚	香叶木素
含量/（μg/g）	四川	836	39.1	26.7
	贵州	889	58.7	68.8

（资料来源：傅亮等，2005。）

（4）产地对有机酸类含量的影响　对于有机酸类的含量，目前仅证实了

不同产地药材的绿原酸、咖啡酸和总酚酸的含量不同。如傅亮等（2005）确证，四川和贵州产根药材的绿原酸含量分别约为3990μg/g和2800μg/g，四川产根药材的咖啡酸含量约为141μg/g，但贵州产根药材没有检测出咖啡酸。刘开萍等（2017）也证实，贵州不同市、县产根状茎药材的绿原酸和总酚酸含量不同（表9-15）。

表9-15   贵州不同市、县产蜘蛛香根状茎药材的绿原酸和总酚酸含量

产地		贵阳市	江口县	松桃苗族自治县	岑巩县	石阡县
含量/%	绿原酸	2.05	1.63	2.58	1.37	1.16
	总酚酸	3.71	3.29	4.11	2.84	2.75

（资料来源：刘开萍等，2017。）

（5）产地对金属元素含量的影响   目前，我国仅少数产地的蜘蛛香的金属元素含量被初步比较，如何灵芳等（2013）证实，云南个旧市产根状茎药材的金属元素含量高于云南蒙自市所产，但花的金属元素含量却低于蒙自市所产。

2. 海拔

Jugran等（2021）发现，各生长发育阶段植株地上部和根的挥发油的种类和含量以及没食子酸、儿茶素、绿原酸、羟基苯甲酸、咖啡酸和对香豆酸等酚类化合物的含量均随海拔而变化；龙庆德等（2022）证实，贵州省六盘水市钟山区韭菜坪产蜘蛛香根状茎药材的挥发油含量与海拔呈正相关，海拔2300~2500m产药材挥发油的含量最高，随海拔的升高，挥发油中β-绿叶烯和广藿香醇的含量升高，而塞瑟尔烯、α-瑟林烯、长叶醛和广藿香烯的含量减少；Thakur等（2022）报道，根状茎和根挥发油含量在喜马拉雅山区不同海拔居群之间的差异达到显著水平。

3. 光强

Pandey等（2021a）报道，总类黄酮、单宁和酚类化合物含量以及抗氧化活性均是在阳光充足的条件下较高，而且，缬草酸和大部分酚类的含量，尤其是叶的，均在夏季时较高。

4. 干旱和高温

Pandey等（2021b）证实，干旱胁迫下植株各部分缬草酸的含量均显著增加（1.0~6.9倍），而在35℃热胁迫下，与对照相比，地下部的缬草酸含量增加1.0~1.2倍，地上部的却减少1.1~1.3倍。

5. 驯化和栽培

（1）驯化、栽培提高药材的缬草素类和黄酮类含量   野生蜘蛛香的缬草素类和黄酮类的含量在人工栽培、驯化后增高。如程静等（2008）发现，在

云南省曲靖市食品药品检验所中药试验基地栽培 1~3 年的过程中，药材陈皮苷的含量均比云南师宗县竹基乡龙甸村的野生蜘蛛香的高。何继祥等（2008）比较了曲靖市的家种蜘蛛香和师宗县的野生蜘蛛香，家种后，蜘蛛香的显微鉴别特征不变，外观性状也无显著差异，且挥发油含量和醇溶性浸出物也与野生的基本一致，但陈皮苷含量升高。邰红利等（2013b）发现湖北省恩施州栽培样品的外观和野生样品的几乎一致，显微和薄层层析特征也无差异，但栽培样品的缬草素、总缬草素类和总黄酮含量分别比野生样品的高 37.22%、8.52%和 25.58%，所以蜘蛛香的人工种植是可行的，也是必要的。

（2）栽培条件苛刻使药材的缬草素类积累量增多　在一定程度内，栽培条件越苛刻，药材缬草素类积累量越多。如徐璐等（2018）证实，即使均从四川峨眉山引种至江苏泰州地区，在仿野生栽培、露地栽培和温室栽培条件下，根状茎药材的缬草素含量分别为 1.923%、1.563%和 1.457%，乙酰缬草素含量分别为 0.226%、0.236%和 0.227%，缬草醛含量分别为 0.053%、0.049%和 0.051%，这是因为 3 种栽培条件的苛刻程度为仿野生栽培>露地栽培>温室栽培。

6. 生长季月份

在蜘蛛香年生长周期中，生长季月份对蜘蛛香主要化学成分含量的影响表现在两方面。

（1）化学成分含量随月份而变　蜘蛛香特定化学成分的含量随生长季月份而变，这决定了特定产区药材的适宜采收期（邰红利，2013；Wang et al.，2017），如陈磊（2002）及倪兰等（2010）发现重庆市南川区在 5~11 月采集样品和贵阳市在 7~11 月采集样品的缬草素、二氢缬草素和乙酰缬草素含量均不同，均以 9 月采集样品的含量为最高，因此，南川区和贵阳市药材的最佳采收期应为 9 月。

（2）不同化学成分含量最高时的月份不同　蜘蛛香不同化学成分含量最高时的月份是不同的，即靶成分不同，采收的最佳月份可能就不同。如 Singh 等（2010）发现，在 2001—2006 年，对于种植于印度西部喜马拉雅地区 Himachal Pradesh 的 Palampur 自然遮阳条件下的蜘蛛香 Himbala，地下部缬草素类浓缩部分含量为 2.0%~5.6%，在 2~6 月开花、结果时显著偏低，为 2.4%~3.6%，而在 1 月、10 月和 11 月时显著偏高，分别约为 5.4%、4.7%和 4.9%，地下部挥发油含量则为 0.1%~0.5%，在 3~6 月显著偏高，达 0.3%~0.4%，且在 6 月达最高值，即 0.4%，因此，在西部喜马拉雅地区，如果为了收获 Himbala 的缬草素类，11 月或 1 月是理想的采收月份，如果为了收获挥发油，5 月是最恰当的采收月份。

7. 干燥和储藏时间的长度

干燥和储藏时间延长会导致药材的挥发油类和缬草素类的含量下降（邓君和谈锋，2000；石晋丽，2004），如狄宏晔等（2007a）发现，储藏时间长的药材的缬草素、乙酰缬草素和缬草醛的含量均较低；周颖等（2008）证实，药材乙酸龙脑酯含量在储藏两年后会明显降低；侯文慧等（2014）发现，新鲜药材的缬草素和乙酰缬草素的含量明显高于储存时间较久药材的，并推测是因为缬草素类的化学不稳定性。但是，干燥和储藏时间对黄酮类和其他类成分含量的影响尚未见报道。

8. 炮制方式

（1）炮制影响蜘蛛香药材活性成分种类和含量　目前，含蜘蛛香的中成药多用经炮制的根状茎和根药材，如云南云河药业股份有限公司生产的、用于健胃消食的国家基本药物香果健消胶囊的主要成分就是炒焦后的蜘蛛香根状茎药材和草果（*Amomum tsaoko* Crevost et Lemarie）的干燥、成熟果实。临床实践发现，未炮制的蜘蛛香药材具备良好的镇静、安神功效，而炮制后的具备理气、止痛、健胃和消食功效（李元旦，2011）。事实上，炮制必然影响蜘蛛香药材活性成分的种类和含量，如缬草素类在炮制过程中易分解、产生多种产物（李元旦，2011）。

（2）炮制方式改变蜘蛛香药材活性成分的含量　醋制、姜制、酒制、盐制、蜜制和炒制等炮制方式导致药材活性成分含量的升降趋势和程度均不同（张淑清等，1997；夏彬，2011；郜红利，2013）。如李元旦（2011）对药材进行烘箱加热炮制，经高效液相色谱检测发现，于150℃烘10min后，各成分的含量无明显变化，20min后，缬草醛含量开始增加，30min后，缬草素含量明显降低，而缬草醛的含量则明显增加，炮制前后均出现9个共有峰，相对保留时间分别为 0.2361min、0.4040min、0.4837min、0.5306min、0.7478min、0.8439min、1.0000min、1.3519min 和 1.6523min（图9-2）。夏彬（2011）通过系统探究根状茎药材的醋制、姜制、酒制、盐制和蜜制产品证实，姜制可最大限度地提高产品中 3-*O*-咖啡酰奎宁酸和 4,5-*O*-二咖啡酰奎宁酸的含量，且浸润8h、炮制15min对 3-*O*-咖啡酰奎宁酸含量的提高效果最佳，可使 3-*O*-咖啡酰奎宁酸含量升高约 1.82 倍，浸润4h、炮制15min对 4,5-*O*-二咖啡酰奎宁酸含量的提高效果最佳，醋制可最大限度地提高橙皮苷的含量，且浸润4h、炮制30min 的效果最佳，可使橙皮苷含量升高约 1.38倍。但是，各炮制方式对药材活性成分含量的效应尚需系统探究。

9. 用药方式

在民间多年的用药实践和临床运用中，蜘蛛香药材最主要的用药方式是水煎服，其次为浸（泡）酒服（吴华欣，1985；赵元藩，2003；云南省药物

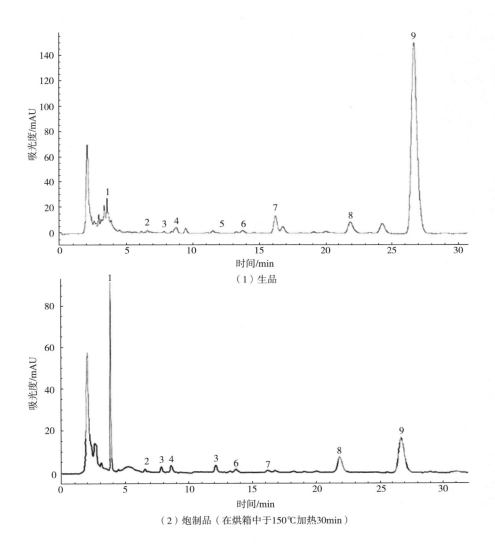

峰1—缬草醛；峰7—乙酰缬草素；峰9—缬草素；其余峰未被归宿。

图9-2 蜘蛛香药材烘箱加热炮制前后甲醇提取液的高效液相色谱图谱

（资料来源：李元旦，2011。）

研究所，2004、2006；黄宝康等，2006；毛晓健等，2008）；迄今，仅水煎服对药材金属元素含量的影响被进行了初步探究，焦立响等（2012）证实，水煎对购于云南省蒙自市药材自由交易集市的野生根状茎药材及其水煎液和残渣的金属元素含量有明显的影响，水煎液和残渣的元素含量均低于原药的，一次水煎液的元素含量远高于二次水煎液的，除Fe外，水煎液及可溶态中各元素含量顺序与原药的相同，表明药材 Fe 的水提取率相对较低，固体残渣和悬浮态的元素含量与原药的相同，故 Mg、K、Cu、Cd 和 Zn 元素易被水提取，而 Fe 较难被提取，水煎液中 Cd 含量远低于《药用植物及制剂外经贸绿色行业标准》的规定（小于等于 0.3mg/kg）。

第十章 蜘蛛香环烯醚萜类成分合成的生化与分子机制

第一节 蜘蛛香环烯醚萜类成分的生物合成途径和关键酶

一、蜘蛛香环烯醚萜类成分的生物合成途径

在高等植物中，环烯醚萜的合成以通过在细胞质和线粒体中的甲羟戊酸（mevalonate，MVA）途径或在质体中的 2-C-甲基-D-赤藓醇-4-磷酸（2-C-methyl-D-erythritol-4-phosphate or methylerythritol phosphate，MEP）途径合成的香叶基二磷酸［即二磷酸香叶酯、香叶基焦磷酸、焦磷酸香叶酯或牻牛儿焦磷酸（geranylpyrophosphate，GPP）］为直接前体（Davidovich-Rikanati et al.，2007；Zhao et al.，2010；Sun et al.，2012；Dong et al.，2013；Wang et al.，2020；王晨舒等，2022）；然后，香叶基二磷酸在香叶醇合酶（geraniol synthase，GES）（EC 3.1.7.11）［即香叶基二磷酸酶（geranyl diphosphate diphosphatase）］催化下转变成香叶醇（即牻牛儿醇）；香叶醇经香叶醇 8-羟化酶（geraniol 8-hydroxylase，G8H）（EC 1.14.14.83）催化转变成 8-羟基香叶醇，后者经环化而转变成臭蚁二醛，臭蚁二醛再经多步反应形成（裂环）环烯醚萜（赵爽等，2019a、2019b）。

二、蜘蛛香环烯醚萜类成分生物合成的关键酶及其酶学特征

据合成途径分析，3-羟基-3-甲基戊二酰辅酶 A 还原酶（3-hydroxy-3-methylglutaryl CoA reductase，HMGR）（EC 1.1.1.88）、1-脱氧-D-木酮糖-5-磷酸合成酶（1-deoxy-D-xylulose-5-phosphate synthase，DXS or DXPS）（EC 2.2.1.7）、香叶醇合酶和香叶醇-10-羟化酶等均可能是蜘蛛香环烯醚萜类合成的关键酶（Suttipanta et al.，2007；王俊峰，2010；Zhao et al.，2010；赵爽等，2019a、2019b）；但目前，仅香叶醇合酶和香叶醇-8-羟化酶被初步探究（赵爽等，2019a、2019b）。

（一）香叶醇合酶的酶学特征

香叶醇合酶催化香叶基二磷酸脱去磷酸基团、生成香叶醇，该酶是植物单萜和环烯醚萜合成的关键酶（赵爽等，2019a）。许多植物香叶醇合酶氨基酸序列的 N 末端具备参与香叶醇合酶质体定位的 RRX8W 基序，该基序在香叶醇合酶被转运到质体后被切除，而高度保守的、富含天冬氨酸的基序 DDIFD 和 NSE/DTE（保守序列为 LWDDLGTAKEE）则负责与底物焦磷酸的结合和依赖金属离子的离子化（Chen et al.，2016）。但是，不同植物香叶醇合酶的亚细胞定位和对底物的亲和力不同，如欧缬草的香叶醇合酶主要定位于质体，而甜舌草（*Lippia dulcis* Trevis）的主要定位于细胞质和质体；在大肠杆菌中表达时，欧缬草和甜舌草香叶醇合酶对底物香叶基二磷酸的米氏常数分别为 32μmol/L 和 51μmol/L（Dong et al.，2013）。

（二）香叶醇 8-羟化酶的酶学特征

香叶醇 8-羟化酶属于含血红素的细胞色素 P450 单加氧酶超家族中的 CYP76B 亚族；该酶可催化香叶醇在 C8 位发生羟化而生成 8-羟基香叶醇，从而参与了萜类的合成（Suttipanta et al.，2007；赵爽等，2019b）；此外，香叶醇-8-羟化酶还能通过较弱地催化 3′-羟基柚皮素转化为圣草酚而加入苯丙素合成途径、合成黄酮类（Sung et al.，2011）。

第二节　蜘蛛香环烯醚萜类成分合成相关结构基因及其转录水平的器官差异性

一、蜘蛛香环烯醚萜类成分合成相关结构基因基于转录组测序的挖掘

Wang 等（2020）基于对蜘蛛香叶片和根组织的转录组测序（RNA-sequencing，RNA-seq）和分析挖掘到 24 个与环烯醚萜类合成途径 3 个阶段关联的单基因（unigene），其中乙酰 CoA C-酰基转移酶基因（acetyl-CoA C-acetyltransferase gene，*ACCT*）、羟甲基戊二酰辅酶 A 合酶基因（hydroxymethylglutaryl-CoA synthase gene，*HMGS*）、羟甲基戊二酰辅酶 A 还原酶基因（hydroxymethylglutaryl-CoA reductase gene，*HMGR*）、甲羟戊酸激酶基因（mevalonate kinase gene，*MVK*）、磷酸甲羟戊酸激酶基因（phosphomevalonate kinase gene，*PMK*）和二磷酸甲羟戊酸脱羧酶基因（diphosphomevalonate decarboxylase gene，*MVD*）属于甲羟戊酸途径阶段，1-脱氧-D-木酮糖-5-磷酸合成酶基因（1-deoxy-D-xylulose-5-phosphate synthase gene，*DXS*）、1-脱氧-D-木酮糖-5-磷酸还原异构酶基因（1-deoxy-D-xylulose-5-phosphate reductoisomerase gene，*DXR*)、2-甲基-D-赤藓糖醇-4-磷酸胞苷基转移酶基因（2-C-methyl-D-erythritol 4-phosphate cytidylyltransferase gene，*MCT or ISPD*)、4-二磷酸胞苷-2-甲基-D-赤藓糖醇激酶基因（4-diphosphocytidyl-2-C-methyl-D-erythritol kinase gene，*DMEK or ISPE*)、2-C-甲基-D-赤藓糖醇 2,4-环二磷酸合酶基因（2-C-methyl-D-erythritol 2,4-cyclodiphosphate synthase gene，*MECPS or ISPF*)、（反式）-4-羟基-3-甲基丁-2-烯基二磷酸合成酶基因 [（*E*)-4-hydroxy-3-methylbut-2-enyl-diphosphate synthase gene，*HDS or GCPE*]、4-羟基-3-甲基丁-2-烯-1-基二磷酸还原酶基因（4-hydroxy-3-methylbut-2-en-1-yl diphosphate reductase gene，*HDR or ISPH*)、异戊烯基二磷酸异构酶基因（isopentenyl diphosphate isomerase gene，*IPPI*）和香叶基二磷酸合酶基因（geranyl diphosphate synthase gene，*GPPS*）属于 2-C-甲基-D-赤藓醇-4-磷酸途径阶段，香叶醇合酶基因（geraniol synthase gene，*GES*)、香叶醇 8-羟化酶基因（geraniol 8-hydroxylase gene，*G8H*)、10-羟基香叶醇氧化还原酶基因（10-hydroxygeraniol oxidoreductase gene，*10HGO*)、环烯醚萜合酶基因（iridoid synthase gene，*IS*)、7-脱氧马钱酸合酶基因（7-deoxyloganetic acid synthase gene，*7DLS*)、7-脱氧马钱酸葡糖基转移酶基因（7-deoxyloganetic acid glucosyl transferase gene，*7DLGT*)、7-脱氧马齿酸羟化酶基因（7-deoxyloganic acid hydroxylase gene，*DL7H*)、马钱酸 *O*-甲基转移酶基因（loganic acid *O*-methyltransferase gene，*LAMT*）和色罗丹宁合酶基因（secologanin synthase gene，*SLS*）属于环烯醚萜形成阶段。

二、蜘蛛香环烯醚萜类成分合成相关主要结构基因的结构和转录水平的器官差异性

（一）香叶醇合酶基因

赵爽等（2019a）用 MiniBEST Universal RNA Extraction Kit 提取蜘蛛香根状茎的总 RNA，用 Prime Script Ⅱ 1ˢᵗ Strand cDNA Synthesis Kit 将 RNA 反转录为互补 DNA，然后，依托转录组数据进行 cDNA 克隆发现，蜘蛛香香叶醇合酶基因（*VjGES*）的 cDNA 序列长 1779bp，拥有完整的开放阅读框（open reading frame，ORF），该阅读框编码 592 个氨基酸，该氨基酸序列与欧缬草香叶醇合酶基因编码的氨基酸序列的相似性为 99%；*VjGES* 编码蛋白质的分子质量为 67.23ku，理论等电点为 5.15，且不存在跨膜结构域；实时荧光定量 PCR（quantitative real-time PCR，qRT-PCR）检测表明，*VjGES* 在根状茎中的转录水平最高，其次是在成熟叶中的，在新生叶中的最低，*VjGES* 对茉莉酸甲酯的诱导较敏感，茉莉酸甲酯处理 48h 后，*VjGES* 的表达水平达到最高。

（二）香叶醇 8-羟化酶基因

赵爽等（2019b）和 Wang 等（2020）报道，蜘蛛香香叶醇 8-羟化酶基因（*VjG8H*）的 cDNA 长 1500bp，有完整的、编码 499 个氨基酸的开放阅读框；氨基酸序列与金银花（*Lonicera japonica* Thunb.）和滇龙胆（*Gentiana rigescens* Franch. ex Hemsl）等香叶醇 8-羟化酶基因编码的氨基酸序列的相似性均为 99%；*VjG8H* 编码蛋白质的相对分子质量为 55.92ku，理论等电点为 7.61；实时荧光定量 PCR 检测表明，*VjG8H* 在蜘蛛香成熟叶中的表达量最高，其次是根状茎中的，在新生叶中的最低；*VjG8H* 对茉莉酸甲酯的诱导也敏感，茉莉酸甲酯诱导处理 48h 后，*VjG8H* 的表达水平也达到最高。

（三）其他结构基因

Wang 等（2020）用实时荧光定量 PCR 证实，蜘蛛香的 *10 HGO*、*IS*、*7DLS*、*DL7H* 和 *LAMT* 以及 *SLS* 在蜘蛛香叶片中的转录水平均为最高，但是 *7DLGT* 在根状茎组织中的转录水平却为最高，*SLS* 在叶柄中的转录水平则为最低。

第三节　蜘蛛香环烯醚萜类成分合成相关转录因子基因及其转录水平的器官差异性

一、蜘蛛香环烯醚萜类成分合成相关的转录因子

参与蜘蛛香环烯醚萜类合成的转录因子家族主要有 6 个，即：AP2/乙烯反应因子蛋白（APETALA2/ethylene responsive factor protein，AP2/ERF）、碱性螺旋-环-螺旋蛋白（basic helix-loop-helix protein，bHLH）、v-myb 骨髓母细胞增多症病毒癌基因同源物蛋白（v-myb myeloblastosis viral oncogene homolog protein，MYB）、NAC 蛋白（NAM，ATAF1/2 and CUC1/2 protein）、色氨酸精氨酸赖氨酸酪氨酸蛋白（tryptophan-arginine-lysine-tyrosine protein，WRKY）和碱性亮氨酸拉链蛋白（basic leucine zipper protein，bZIP）（董燕梅等，2020），但是，迄今只有 bHLH 类被初步证实和探究（王晨舒等，2022）。

二、蜘蛛香环烯醚萜类成分合成相关 *bHLH* 的结构和转录水平特征

因为在长春花（*Catharanthus roseus*（Linn.）G. Don）中，bHLH 类转录因子 CrBIS1（bHLH iridoid synthesis 1）（登录号：KM409646.2）和 CrBIS2（bHLH iridoid synthesis 2）（登录号：KM409645.1）被证实直接调控着环烯醚萜的合成（Moerkercke et al. 2015；Sazegari et al.，2018），王晨舒等（2022）

基于蜘蛛香转录组数据筛选出蜘蛛香环烯醚萜类合成相关的 bHLH 类转录因子基因 *VjBIS1* 和 *VjBIS2*，从蜘蛛香组培苗叶片中克隆了二者的 cDNA 序列，发现 *VjBIS1* 和 *VjBIS2* 的开放阅读框分别长 990bp 和 1011bp，分别编码 329 个和 336 个氨基酸，二者的编码蛋白（VjBIS1 和 VjBIS2）均属于 bHLH 类转录因子Ⅳa 分支类群、为稳定性差的亲水蛋白，具高度保守的 bHLH 结构域，不存在跨膜结构域和信号肽，可能定位于细胞核、细胞质和叶绿体内；VjBIS1 的分子质量为 36.8ku，理论等电点为 5.95，分子式为 $C_{1586}H_{2564}N_{452}O_{516}S_{18}$，不稳定系数为 66.19，脂肪指数为 69.54，亲水性平均数为 -0.674，在二级结构中，α-螺旋占 42.99%，β-折叠占 2.13%，无规卷曲占 46.95%，延伸链占 7.93%；VjBIS2 的分子质量为 37.95ku，理论等电点为 8.21，分子式为 $C_{1650}H_{2715}N_{469}O_{528}S_{12}$，不稳定系数为 63.95，脂肪指数为 85.83，亲水性平均数 -0.576，在二级结构中，α-螺旋占 39.88%，β-折叠占 1.19%，无规卷曲占 50.30%，延伸链占 8.63%；VjBIS1 和 VjBIS2 的相似性为 60.06%，与 CrBIS1 和 CrBIS2 相似性均为 54.24%；就三级结构而言，如以拟南芥（*Arabidopsis thaliana*（L.）Heynh）bHLH 类转录因子 5gnj.3.A 为模板，VjBIS1 和 VjBIS2 的得分分别为 0.50 和 0.48；蜘蛛香叶中 *VjBIS1* 和 *VjBIS2* 的表达水平均低于根中的，但在根、叶中，*VjBIS1* 的表达水平均高于 *VjBIS2* 的。

第十一章　蜘蛛香的药理活性

第一节　蜘蛛香的药理功效及临床使用概况

一、蜘蛛香的药理功效概况

我国各族人民对蜘蛛香 600 余年的使用和探究历史表明（汪毅，2017），蜘蛛香应偏向于属于理气药中的理脾和胃药（赵序国等，2010）；味辛、微苦，性温，归心、脾、胃和肺经；具理气、顺气、和中、温中、散寒、健胃、消食、止泻、活血、止痛、镇痛、消炎、解毒、利咽、透疹、祛风、除湿、疏散风热、解痉、调经、镇静、安神、催眠和明目退翳等功效。（杨济秋等，1958；广西僮族自治区卫生厅，1959；《常用草药治疗手册》编辑组，1969；云南省卫生局革命委员会，1971；广西壮族自治区革命委员会卫生局，1974；陕西省革命委员会卫生局、商业局，1974；江苏新医学院，1977；江西新中医学院，1986；包骏等，1999；国家中医药管理局《中华本草》编委会，1999；中国科学院《中国植物志》编辑委员会，2000；赵元藩，2003；云南省药物研究所，2004、2006；邱德文，2005；南京中医药大学，2006；徐树芸，2006；朱景阳，2007；裴秋燕等，2010；陈畅等，2012；高学敏，2012；李少华等，2012；王国强，2014；国家药典委员会，2020；Tram et al.，2021、2022）。

二、蜘蛛香的临床使用和治疗疾病概况

临床上，蜘蛛香既可内服也可外用。

蜘蛛香的内服用量一般为 3~9g，多水煎服，也可浸（泡）酒服，用于治疗脾胃食滞、食积不化、小儿疳积、脘腹胀痛、胃气痛、胃肠炎、痢疾、腹泻、呕吐、心绞痛、头痛、眼痛、音哑、目赤翳障、风寒湿痹、腰膝酸软、脚气水肿、关节痛、风湿痹痛、筋肉酸痛、风湿麻木、跌打损伤、风寒感冒、发疹、风疹瘙痒、发痧、惊风抽搐、失眠、痨伤咳嗽、肥胖和月经不调等疾病，还可用于减轻患者的紧张、焦虑和过度兴奋等不良情绪（杨济秋等，

1958；广西僮族自治区卫生厅，1959；《常用草药治疗手册》编辑组，1969；云南省卫生局革命委员会，1971；广西壮族自治区革命委员会卫生局，1974；陕西省革命委员会卫生局、商业局，1974；《全国中草药汇编》编写组，1975；江苏新医学院，1977；《四川中药志》协作编写组，1979；江西新中医学院，1986；包骏等，1999；国家中医药管理局《中华本草》编委会，1999；赵元藩，2003；云南省药物研究所，2004、2006；邱德文，2005；徐树芸，2006；裴秋燕等，2010；陈畅等，2012；中华人民共和国商业部土产废品局等，2012；王国强，2014；国家药典委员会，2020）。

蜘蛛香的外用一般经磨汁后涂抹、打成细粉后加菜油或凡士林等调敷、制成膏药外贴或作为洗剂，也可进行脐部熏蒸；蜘蛛香主要用于治疗肿毒、疥疮（肿）、褥疮、臁疮、痔疮、疱疹、斑秃和风疹瘙痒以及犬或蛇咬伤等（杨济秋等，1958；广西僮族自治区卫生厅，1959；《常用草药治疗手册》编辑组，1969；云南省卫生局革命委员会，1971；广西壮族自治区革命委员会卫生局，1974；陕西省革命委员会卫生局、商业局，1974；江苏新医学院，1977；《四川中药志》协作编写组，1979；江西新中医学院，1986；包骏等，1999；邱德文，2005；云南省药物研究所，2006；中华人民共和国商业部土产废品局等，2012；国家药典委员会，2020）。

但是，蜘蛛香辛、温、燥、散功效特征明显，易导致服用者耗气、伤阴（赵序国等，2010），故阴虚明显、气弱的患者以及孕妇慎用（杨济秋等，1958；广西僮族自治区卫生厅，1959；《常用草药治疗手册》编辑组，1969；云南省卫生局革命委员会，1971；广西壮族自治区革命委员会卫生局，1974；陕西省革命委员会卫生局、商业局，1974；江苏新医学院，1977；《四川中药志》协作编写组，1979；江西新中医学院，1986；包骏等，1999；邱德文，2005；云南省药物研究所，2006；中华人民共和国商业部土产废品局等，2012；国家药典委员会，2020）。

第二节　蜘蛛香主要化学成分的药理活性

一、蜘蛛香挥发油类成分的药理活性

蜘蛛香的药理功效和临床价值很大一部分是归因于其根状茎、不定根、地上茎和叶的丰富挥发油类。传统医疗实践表明，蜘蛛香挥发油类具理气、止痛、消炎、止泻、祛风和除湿等功效（黄宝康等，2004；张敏等，2016）；现代药理学研究证实，挥发油类具备多方面的药理活性。

（一）细胞毒性和抗肿瘤

江纪武等（1986）发现，挥发油中的β-榄香烯对小鼠艾氏腹水瘤细胞和小鼠腹水型网状细胞肉瘤等腹水型移植性动物肿瘤具明显的抗性；刘翠娟（2005）和张敏等（2016）报道，挥发油具备细胞毒性和抗肿瘤活性；程果等（2013）证实，挥发油中的香豆素类也具抗肿瘤和细胞毒性作用；赵梅（2015）发现挥发油具有显著抑制人宫颈癌 HeLa 细胞生长的作用，可能机制为挥发油通过诱导细胞凋亡而发挥在体外抗肿瘤活性，通过下调低氧诱导因子-1、血管内皮生长因子和血管内皮生长因子受体的表达而抑制肿瘤血管的生成；范素琴（2016）报道，干燥根状茎挥发油中的一种艾里莫芬烷型倍半萜可通过抑制细胞增殖和诱导细胞凋亡而发挥对人脑恶性神经胶质母细胞瘤 U251 细胞的抑制作用，故该倍半萜有望被开发成治疗神经胶质母细胞瘤的药物；张敏等（2016）报道挥发油中的二氢吡喃酮具有抗肿瘤活性；Maurya 等（2021）证实，根状茎挥发油对人肺癌细胞（A549）和人皮肤癌细胞（A431）具备细胞毒性。

（二）抗细菌和抗真菌

刘翠娟（2005）和张敏等（2016）报道，挥发油的二氢吡喃酮有抗菌作用；Agnihotri 等（2011）报道挥发油对芽孢杆菌（*Bacillus* spp.）、金黄色葡萄球菌、表皮葡萄球菌（*Staphylococcus epidermidis*）、大肠杆菌、绿脓杆菌（*Pseudomonas aeruginosa*）和白色念珠菌均有明显的抑制作用；程果等（2013）证实，挥发油中的香豆素类具抗菌和抗病原微生物作用；赵兵等（2013）发现，挥发油的抑菌效果规律为金黄色葡萄球菌>枯草芽孢杆菌（*Bacillus subtilis*）>大肠杆菌>根霉（*Rhizopus* spp.）>青霉（*Penicillium* spp.）>黑曲霉（*Aspergillus niger*），且对各菌株均有一定抑制作用，其中，挥发油对金黄色葡萄球菌的最低抑菌浓度（minimal inhibitory concentration，MIC）为 6.25mg/mL，但是，蜘蛛香挥发油对真菌的抑制作用较弱，不过仍强于欧缬草挥发油。

（三）抗病毒

刘翠娟（2005）和张敏等（2016）报道，挥发油有抗犬细小病毒（canine parvovirus，CPV）等病毒的作用；程果等（2013）证实，挥发油中的香豆素类有抗艾滋病病毒（human immunodeficiency virus，HIV）的作用；Wang 等（2022b）证实，根状茎和根的阿魏醛表现出显著的抗流感病毒活性，其半抑制浓度（50% inhibiting concentration，IC_{50}）为 19.83μmol/L。

（四）抗炎、镇痛

Sah 等（2010b）通过小鼠醋酸扭体实验和甩尾实验证明挥发油对小鼠的镇痛可能为外周镇痛效应，与前列腺素的合成受抑有关；Agnihotri 等（2011）

报道，挥发油对瑞士白化变种小鼠表现出显著的局部抗炎作用；程果等（2013）证实，挥发油中的香豆素类有抗炎、镇痛作用；Wang等（2022b）证实，根状茎和根的阿魏醛在RAW264.7细胞中对脂多糖刺激的一氧化氮产生有抑制作用，其IC_{50}为27.22μmol/L。

（五）镇静

石晋丽（2004）和刘翠娟（2005）报道，挥发油具镇静作用；张敏等（2016）进一步报道，挥发油有中枢抑制活性；田弋夫等（2012）发现，挥发油中的沉香螺醇和檀香醇具有氯丙嗪样的安定功效；程果等（2013）报道，挥发油中的香豆素类具中枢神经系统保护作用。但是，有研究表明，挥发油的镇静活性与缬草素类成分有关，如Marder等（2003）发现，蜘蛛香的镇静活性源于其挥发油和缬草素类成分的协同效应；Bandana等（2020）强调，蜘蛛香的挥发油是一种天然的镇静剂。

（六）抗抑郁

黄宝康（2005）归纳认为，挥发油中的缬草烯醛、缬草烯酸和缬草酮等均具备一定的抗抑郁作用；Shalam等（2007）提到，挥发油具备明显的抗抑郁作用；Sah等（2011b）通过小鼠强迫游泳试验和悬尾试验证实，广藿香醇型蜘蛛香根的挥发油具抗抑郁活性，该活性在机制方面涉及一氧化氮信号传导途径；程果等（2013）报道，挥发油中的香豆素类也具抗抑郁作用；杨南赟等（2021）证实，根状茎和根挥发油可抑制脂多糖诱导的小胶质细胞活化，该效应可能与挥发油抑制核因子κB/核因子κB抑制蛋白α激酶信号通路有关，故挥发油有望被开发为抗抑郁药物；杨雪等（2021）通过网络药理学结合分子对接技术研究证实，根状茎和根药材的广藿香醇等是抗创伤后应激障碍（post-traumatic stress disorder, PTSD）的有效成分，故具备抗抑郁功效。

（七）抗氧化

Das等（2011）证明，挥发油具抗氧化活性，且浓度越高，挥发油的自由基清除能力和铁还原能力就越强；赵兵等（2013）发现，不同浓度的挥发油对二苯基苦酰肼基（diphenyl picryl hydrazinyl, DPPH）自由基均有较好的清除能力，在试验浓度范围内，挥发油对二苯基苦酰肼基自由基的最高清除率达71.75%。

（八）其他药理活性

Hazelhoff等（1982）发现，在体外，挥发油中的缬草酮能抑制豚鼠回肠闭合部的节律性收缩，而且，在抑制氯化钡导致的节律性收缩中，挥发油中缬草酮和二氢缬草素的功效与罂粟碱的几乎相等；江纪武等（1986）发现，挥发油中的乙酸龙脑酯有祛痰作用，石竹烯具有止咳、化痰和平喘作用，龙脑具有发汗、兴奋、镇痉和驱虫等作用，而樟脑则具有局部刺激和强心作用，在临床上挥发油可用作局部抗感染剂、局部止痒剂和危重病人的急救剂等；张人伟等（1986）报道挥发油有抗心律失常作用；李雯等（2005）报道，挥发油中的油酸和亚油酸等有机酸类成分具备诱导细胞凋亡的效应；程果等（2013）报道，挥发油中的香豆素类成分具保肝作用；苗静琨等（2013）证实，挥发油中的 α-细辛醚具抗癫痫作用；吴金凤（2016）报道，干燥根状茎中的环金合欢烷型倍半萜类成分能明显增加过氧化氢应激损伤后心肌细胞的成活率、明显降低乳酸脱氢酶的活性，故可用来开发成保护心肌的药物；张敏等（2016）报道，挥发油能缓解胃肠道疾病，且二氢吡喃酮具备提高免疫力等活性；Maurya 等（2023b）报道挥发油具备抑制 α-葡萄糖苷酶的活性。

二、蜘蛛香环烯醚萜类成分的药理活性

（一）细胞毒性和抗肿瘤

Bounthanh 等（1981）发现，蜘蛛香根的缬草素、二氢缬草素及其降解产物缬草醛在体外对培养的大鼠肝癌细胞、在体内对雌性小鼠 Krebs II 腹水瘤均有细胞毒性和抗肿瘤活性，二氢缬草素能明显诱导 Krebs II 腹水瘤的缓解，此外，缬草素对肝癌细胞、宫颈鳞癌细胞、胃腺癌细胞和肺腺癌细胞均有较强的细胞毒性，且毒性是二氢缬草素的两倍、缬草醛的 8 倍；Tortarolo 等（1982）证实，环烯醚萜类成分对肺腺癌细胞 A549、转移型前列腺癌细胞 PC-3M、结肠癌细胞 HCT-8 和肝癌 Bel7402 细胞系均有较强的细胞毒性，缬草素可杀死宫颈鳞癌、胃腺癌和肺腺癌细胞，他们还以体外试验证实，具备环氧的缬草素类成分（即缬草素、异缬草素和二氢缬草素）对未分化的小鼠骨髓造血细胞（包括 CFU-GM 和 CFU-EOS）和人的 T 淋巴细胞均有抑制作用，显示其对未分化的造血祖细胞也具有较强的细胞毒性；张人伟等（1986）发现，缬草素对宫颈鳞癌细胞、胃腺癌细胞和肺腺癌细胞均有杀伤功能；Keochanthala-Bounthanh 等（1993）证实，缬草素和二氢缬草素都具备细胞毒性、能抑制肿瘤细胞 DNA 和蛋白质的合成，在培养的肝癌细胞 HTC 死亡之前，缬草素和二氢缬草素都可引起癌细胞膜微绒毛消失、内质网膨大和线粒体显著凝聚，此外，缬草素能快速导致细胞变成圆形并从细胞层脱离，而在二氢缬草素存在时，即使在用胰蛋白酶处理后，肿瘤细胞仍保持向外伸展并牢固地附着在支撑物上；邓君等（2000）总结认为缬草素类成分具明显的细胞毒性和抗癌肿瘤性；石晋丽（2004）认为双烯型环烯醚萜类表现出更强的细胞毒性；徐树芸（2006）报道缬草素和二氢缬草素有抗肿瘤活性；叶建明等（2007）报道缬草素类成分可诱导胃癌细胞 MKN-45 凋亡，对肝癌细胞、Krebs II 腹水癌细胞、骨髓造血祖细胞（包括 CFU-GM 和 CFU-EOS）和人 T_2 淋巴细胞均有抑制作用，故对 S-180 腹水癌、结肠癌和肝癌均有明显的抑制

效应；张书勤等（2008）证实环烯醚萜酯在体外对人白血病 HL-60 和 K-562 细胞株均有显著的细胞毒性；李蓉等（2009）总结认为缬草素类具抗肿瘤活性；Lin 等（2009）报道酰化的环烯醚萜类（即 Jatamanvaltrates A-M）和缬草素对肺腺癌细胞 A549、转移性前列腺癌细胞 PC-3M、结肠癌细胞 HCT-8 和肝癌 Bel7402 细胞系均具细胞毒性；马丽娟（2010）认为，环烯醚萜类成分都具备较强的抗肿瘤活性；Lin 等（2013）证实氯化缬草素类（即氯化缬草素和 Rupesin B）对肺腺癌细胞 A549、转移性前列腺癌细胞 PC-3M、结肠癌细胞 HCT-8 和肝癌 Bel7402 细胞系均有中度细胞毒性，其 IC_{50} 为 0.89～9.76μmol/L；类似地，许科科等（2014）报道氯化缬草素可抑制肺癌、前列腺癌、肝癌和结肠癌等癌细胞；兰明（2015）证实蜘蛛香素 E 能抑制 HepG2 肿瘤细胞的增殖和运动，还明显抑制细胞的侵袭和迁移，并一定程度抑制细胞的异质性黏附，且抑制作用随蜘蛛香素 E 浓度的增加而增强，推测该抑制作用可能是通过丝裂原活化蛋白激酶/细胞外信号调节激酶信号通路实现；林玉（2015）依托小鼠肝癌 H22 荷瘤模型证实总环烯醚萜具良好的抗小鼠肝癌作用，能有效抑制肿瘤细胞的增殖、诱导肿瘤细胞凋亡，其机制可能与调节超氧化物歧化酶、血清肿瘤坏死因子-α 和白介素-2 的表达有关，总环烯醚萜还可调控机体的氧化还原态和免疫能力；张宁宁等（2015）总结认为，环烯醚萜类成分具备明显而强烈的细胞毒性和抗肿瘤活性；王伟倩等（2016）报道，蜘蛛香萜 C 具较弱的细胞毒活性；郑飞珍（2016）证实，干燥根状茎中一种新的倍半萜内酯可抑制胃癌细胞增殖、促进癌细胞凋亡，且该内酯抑制癌细胞生长的作用与其浓度呈正相关，故该内酯可被开发成治疗胃癌的药物；Quan 等（2019）证实，根状茎和根的 3,8-环氧环烯醚萜对胶质瘤干细胞显示出显著的细胞毒性；沈伟锋等（2019）证实，环烯醚萜类成分 Jatamanvaltrate P 能明显抑制乳腺癌细胞 T47D 的增殖，且抑制效应呈时间-剂量依赖性，该化合物能明显将 T47D 细胞阻滞于分裂间期 G_2 期/有丝分裂期（G_2/M 期），并下调细胞分裂周期蛋白 2 和细胞周期蛋白 B1，但上调磷酸化细胞分裂周期蛋白 2，Jatamanvaltrate P 能诱导 T47D 细胞产生凋亡小体、显著增加 T47D 细胞的凋亡比例，该诱导效应呈现剂量依赖性，Jatamanvaltrate P 处理会使细胞的聚腺苷二磷酸核糖聚合酶和胱天蛋白酶 3、胱天蛋白酶 8、胱天蛋白酶 9 均出现活化形式，故认为，Jatamanvaltrate P 通过阻滞乳腺癌细胞的细胞周期、诱导细胞凋亡来抑制癌细胞的增殖，有望被开发为一种潜在的治疗乳腺癌的药物；谭玉柱等（2019）证实，根状茎和根的 Desoxidodidrovaltrate 和 Valtral C 对胃癌细胞 MGC803 和肝癌细胞 HepG2 增殖均显示一定的抑制活性，其 IC_{50} 分别为 4.28μmol/L、1.90μmol/L 和 4.96μmol/L、2.54μmol/L；Tan 等（2019）报道，根的环烯醚萜通过 PDK1/Akt/mTOR 途径诱导人结直肠癌细胞 HCT116 的自噬相关的细胞死亡；Tian 等（2019）证实，缬草素在体外表现出显著的抗癌活性，尤其是在人乳腺癌细胞中，缬草素可诱导 MDA－MB－231 细胞和 MCF－7 细胞停滞在细胞周期的 G_2/M 期和凋亡，减少磷酸化蛋白激酶 B 抗体（Ser 473）、细胞周期蛋白 B1 和胱天蛋白酶 8 的表达，增加 p21、p－cdc2、裂解的胱天蛋白酶 3、裂解的半胱氨酸蛋白酶 7 和聚 ADP 核糖聚合酶的表达，此外，缬草素通过下调 MMP－9 和 MMP－2 的表达来抑制细胞迁移；Quan 等（2020）证实，根状茎和根的 8，－didehydro－7－hydroxy dolichodial 和 Valeridoid F 能抑制三种人类神经胶质瘤干细胞（GSC－3[#]、GSC－12[#] 和 GSC－18[#]）的生长；Sun 等（2020）证实，乙酰缬草素对诱导胶质母细胞瘤细胞凋亡具有显著的作用，乙酰缬草素浓度依赖性地抑制去泛素酶 USP10 介导的对细胞周期蛋白 D1 的去泛素化，从而诱导细胞周期蛋白 D1 蛋白降解；Chen 等（2021）证实，缬草素可通过共价键直接靶向 Stat3、抑制 Stat3 活性，从而导致胰腺癌细胞凋亡和细胞周期阻滞；胡萍萍和胡静娜（2021）证实，根状茎药材缬草素等单萜环烯醚类成分对人源乳腺癌细胞 MCF－7 有较显著的抑制作用；Liu 等（2021）证实，根状茎和根的氯化缬草素 F 可选择性抑制人神经胶质瘤干细胞 GSC－3[#] 和 GSC－18[#] 的增殖，其 IC50 分别为 7.16μmol/L 和 5.75μmol/L；Quan 等（2022a）证实，根状茎和根的 9－epi－valtral C 和缬草醛可选择性抑制人类神经胶质瘤干细胞的生长；Tang 等（2022）证实，根状茎和根的 Jatavaleridoid G 显示出细胞毒性；Tram 等（2022）证实，Jatamansides A 和 Jatamansides B 等可显著抑制脂多糖刺激的 RAW264.7 细胞中肿瘤坏死因子－α 的产生。

（二）抗细菌和抗真菌

　　Fuzzati 等（1996）和许科科等（2014）证实氯化缬草素具有明显的抗真菌功效；Wang 等（2008）报道环烯醚萜类有广谱性的抗菌活性；Singh 等（2020）证实，根中的 Jatamanvaltrate S 对金黄色葡萄球菌、Jatamanin B 对产黄青霉（*Penicillium chrysogenum*）均具备最强抗性；Quan 等（2022a）证实，根状茎和根的 9－epi－valtral C 对无乳链球菌（*Streptococcus agalactiae*）、金黄色葡萄球菌、银黄色葡萄球菌（*Staphylococcus argenteus*）、福氏志贺菌和肺炎克雷伯菌表现出显著的抑制作用，Valeridoid Q 对肠炎沙门菌（*Salmonella enteritidis*）表现出最显著的抑制。

（三）抗病毒

　　Murakami 等（2002）发现缬草素具有潜在的抗艾滋病病毒的作用，这是因为，一方面，缬草素可抑制艾滋病病毒的病毒蛋白表达调节因子从细胞核到细胞质的转运，另一方面，缬草素可在对宿主 MT－4 细胞不表现细胞毒性的条件下抑制艾滋病病毒－1 的病毒蛋白 p24 的产生；马丽娟（2010）总结认为，环烯醚萜类成分均具较强的抗病毒作用；Tamura 等（2010）证实，缬草素因能抑制病毒蛋白表达调节因子的核输出而具备抗艾滋病病毒的活性；王延丽（2011）归纳认为，缬草素、乙酰缬草素和 Valeriananoid B 等均有抗人轮状病毒等病毒的活性；刘欢等（2020）证实，根状茎和根的异缬草素和异缬草素乙酰氧基醇对流感病毒具有抑制作用，其 IC_{50} 分别为 85.45μmol/L 和 19.26μmol/L；吴加慧等（2021）以狗肾细胞为模型发现，环烯醚萜异缬草素乙酰氧基醇具有显著的抗流感病毒活性，核蛋白是异缬草素乙酰氧基醇抑制流感病毒的有效靶点；Quan 等（2022a、2022b）证实，根状茎和根的 Valeridoid Q 以及其他环烯醚萜类和倍半萜类均表现出强效的抗流感病毒活性；石道群等（2022）证实，8-甲氧基-4-乙酰氧基-3-氯甲基-10-亚甲基-2,9-二氧杂环丙烷-［4.3.1.0^{3,7}］-癸酸、4β-羟基-8β-甲氧基-10-亚甲基-2,9-二氧杂环丙烷-［4.3.1.0^{3,7}］-癸烷和4-甲氧基甲基,7-甲醛基环戊烷-吡喃具有一定的抗流感病毒活性，其 IC_{50} 分别约为 51.75μmol/L、51.40μmol/L 和 102.08μmol/L；Wang 等（2022a）证实，根状茎和根的 valeransin E 表现出显著的抗流感病毒活性，其 IC_{50} 为 7.23μmol/L。

（四）抗炎

Singh 等（2020）以老鼠模型证实，根中的 Jatamanvaltrate R 具备抗炎活性；姜明言等（2021）用脂多糖处理的小鼠单核巨噬细胞 RAW264.7 作为炎症细胞模型证实，根状茎和根的环烯醚萜类可能通过下调核因子-κB 及哺乳动物雷帕霉素靶蛋白/信号转导子与转录激活子 3 信号通路、减少炎症相关蛋白的表达以及炎症因子的分泌从而降低 RAW264.7 的炎性反应；Wang 等（2020a）发现，根的 Jatadomin 通过抑制脂多糖诱导的小鼠小胶质细胞 BV-2 中一氧化氮的释放而具有抗炎活性；吴加慧等（2021）以 RAW264.7 为模型发现，环烯醚萜异缬草素乙酰氧基醇具有显著的体外抗炎活性；Liu 等（2021）证实，根状茎和根的 Valejatadoids，尤其是氯化缬草素 F 和 Jatamanvaltrate K，可抑制一氧化氮的产生，类似地，根状茎和根的 Valeridoid O（Quan et al., 2022a）、Jatavaleridoid A 和 Jatavaleridoid B（Tang et al., 2022）以及缬草醛、（+）-9′异戊酰氧基炔诺醇和里查酮 A（Wang et al., 2023）也可抑制。

（五）镇痛

吴华欣（1985）总结认为，缬草属植物的异缬草酸具镇痛作用；樊江波（2008）证实，环烯醚萜类成分均有良好的镇痛作用；彭佳（2009）发现，环烯醚萜类成分对腹腔注射醋酸和足跖皮下注射福尔马林引起的小鼠疼痛均有抑制作用；闫兴丽（2009）证实，环烯醚萜类成分对化学刺激所致的大鼠疼痛有显著的镇痛作用；胡江苗等（2015）认为，环烯醚萜类成分具镇痛功效的机制是，该类成分及其酸性水解产物可充当 N-型钙通道的抑制剂。

（六）镇静、催眠

　　大量研究表明，缬草素类成分及其降解产物是蜘蛛香、欧缬草、宽叶缬草和黑水缬草等缬草属植物的根状茎具镇静、催眠活性的主要成分之一（Thies，1966；Hazelhoff et al.，1979；Wanger et al.，1980；von der Hude et al.，1986；Mathur et al.，1988；都晓伟等，2006；黄宝康等，2008；陈玉娟等，2009a、2009b；邓君等，2000；王延丽，2011）。如李景波（1977）报道，缬草素能提高服用者的精神注意力。Wanger 等（1980）、石晋丽（2004）和 Singh 等（2010）报道，缬草素类成分及其降解产物缬草醚醛具很强的镇静活性。Schneider 等（1982）发现，缬草醛能更显著降低小鼠的自主活动。Leathwood 等（1985）、von der Hude 等（1986）和伍丹等（2009）均报道，缬草醚醛的镇静作用远强于缬草素、异缬草素和乙酰缬草素。吴华欣（1985）总结认为，缬草素对小鼠有安定作用，并有改善小鼠协调动作的能力，对自由活动的猫也显示安定作用，使猫的兴奋、攻击状态有所降低，而猫对外界的反应性则不受影响，缬草酮、缬草烯醛和缬草烯酸也有镇静作用，缬草碱则具抑制中枢神经的活性。张人伟等（1986）报道，环烯醚萜类成分均有镇静功效。于丽丽（2001）总结认为，IVHD-缬草素可作为镇静、催眠药。陈磊等（2003b）证实，总缬草素能显著减少昆明种小白鼠的自主活动次数、明显延长戊巴比妥钠所致小鼠睡眠时间并提高阈下剂量戊巴比妥钠处理小鼠的入睡数，故对小鼠有明显的镇静、催眠活性，且蜘蛛香的镇静、催眠活性要高于欧缬草的。李蓉等（2009）总结认为，缬草素类成分均具良好的镇静、催眠活性。彭佳（2009）发现环烯醚萜类成分能明显减少小鼠自主活动并延长戊巴比妥钠处理的睡眠时间，显示出明显的镇静、催眠活性。张宁宁等（2015）总结认为，环烯醚萜类成分均具镇静、催眠活性。但是，环烯醚萜类成分的镇静、催眠活性与挥发油类成分密切相关，如 Wanger 等（1980）发现，挥发油对缬草素类的镇静活性存在较小程度的增加效应，石晋丽（2004）则记述，缬草素的镇静作用与挥发油的镇静作用有良好的协同效应。

（七）抗抑郁

　　李永彪等（2020b）基于慢性温和不可预测性应激抑郁模型小鼠证实，环烯醚萜可能主要通过影响能量代谢、氨基酸代谢和神经递质水平发挥抗抑郁作用。Li 等（2020）基于慢性不可预测性轻度应激小鼠证实，总环烯醚萜通过调节多种代谢途径发挥抗抑郁作用，包括三羧酸循环、神经递质合成和氨基酸代谢；Wang 等（2020b）基于慢性不可预测性轻度应激小鼠模型证实，环烯醚萜的抗抑郁活性与肠道菌群结构以及脑和肠中 5-羟色胺、去甲肾上腺素、P 物质和促肾上腺皮质激素释放因子的调节有关。Zhang 等（2021b）基于慢性温和不可预测性应激小鼠模型证实，总环烯醚萜可调节肠道菌群，从而诱导闭锁小带蛋白-1和封闭蛋白的表达，保护血脑屏障并发挥抗抑郁作用。

（八）抗焦虑

李蓉等（2009）、王素娟（2014）和郜红利等（2014b）总结认为，缬草素类成分具良好的抗焦虑作用。秦晋之（2009）以昆明小鼠为模型证实，环烯醚萜类成分的抗焦虑作用与其提高小鼠中枢抑制性神经递质甘氨酸、脑组织中β-内啡肽和血浆中一氧化氮含量有关。Yan等（2010）和王延丽等（2011a）证实，缬草素具明显的抗焦虑作用，该作用可能与其调节下丘脑-垂体-肾上腺轴功能有关；王延丽等（2011b）用高架十字迷宫模型证实，缬草素对大鼠有明显的抗焦虑作用。翟欣等（2016）基于明暗箱、敞箱、高架十字迷宫和自发性活动试验发现，根状茎药材总缬草素对小鼠有抗焦虑作用，该作用可能是通过作用于下丘脑-垂体-肾上腺轴和调节脑组织神经递质实现的。杨雪等（2021）通过网络药理学结合分子对接技术研究证实，蜘蛛香根状茎和根药材的缬草素、二氢缬草素和缬草醚醛是抗创伤后精神紧张性障碍的有效成分，故具备抗焦虑作用。

（九）抑制胃肠功能亢进

Hazelhoff等（1982）证实，在体外，异缬草素和缬草素能抑制豚鼠回肠闭合部的节律性收缩，而二氢缬草素能松弛钾刺激的豚鼠回肠的挛缩、抑制氯化钡导致的收缩。樊江波（2008）发现，对于大鼠，环烯醚萜类成分能抑制胃肠功能亢进、降低内脏敏感性而改善肠易激综合征的临床症状，可能机制为，环烯醚萜类成分能降低中枢和结肠的5-羟色胺含量、影响胃肠的激素水平和调节免疫状态等。闫兴丽（2009）和闫兴丽等（2009）证实，环烯醚萜类成分可减缓正常小鼠的胃肠运动和利血平化小鼠的胃肠功能亢进，从而改善小鼠腹泻型肠易激综合征的临床症状，同时降低慢性应激所致肠易激综合征模型大鼠的内脏敏感性、显著减少大鼠的排便数量。闫兴丽等（2011）证实，环烯醚萜类成分可改善大鼠的肠易激综合征症状，并抑制肠易激综合征大鼠的胃肠功能亢进、降低其内脏敏感性、改善其精神状态，其机制可能与环烯醚萜类成分调节大鼠从胃肠到中枢的5-羟色胺、胃肠激素P物质和血管活性肽等的水平有关，事实上，环烯醚萜可降低外周血清和结肠中的5-羟色胺含量，但升高中枢的5-羟色胺含量。史瑞瑞等（2014）报道环烯醚萜类成分可通过调节结肠色氨酸羟化酶1和单胺氧化酶A而影响血清5-羟色胺的水平、降低肠易激综合征大鼠内脏的敏感性。王娟等（2014a）证实，环烯醚萜类ZXX对肠易激综合征模型大鼠有较好的治疗作用，并可改善大鼠血浆和结肠中P物质、血管活性肽和生长抑素的分泌水平。王娟等（2014b）又证明，ZXX 具有止泻作用，提示 ZXX 可能是改善大鼠腹泻型肠易激综合征的有效成分。张宁宁等（2015）总结认为，环烯醚萜类成分可降低肠易激综合征大鼠内脏的敏感性。肖丛瑞等（2016）证实，4-乙氧基甲基，7-甲醛基环戊烷-吡喃可抑制肠易激综合征大鼠肠嗜铬细胞和肥大细胞的表达。张婷等（2016）发现，4-乙氧基甲基，7-甲醛基环戊烷-吡喃对大鼠结肠纵行肌细胞具直接舒张作用，该作用可能与 5-羟色胺有关。陶丝雨等（2017a）证实，缬草醛通过降低结肠中促肾上腺皮质激素释放因子、色氨酸羟化酶 1mRNA 的表达及 5-羟色胺的含量而改善肠易激综合征相关症状。陶丝雨等（2017b）又证实，缬草醛对慢、急性应激致肠易激综合征模型大鼠的胃肠道功能亢进有明显的抑制作用，可降低内脏敏感性，作用机制可能与缬草醛调节结肠内 5-羟吲哚乙酸含量和 5-羟色胺受体的表达水平相关。孙勇（2019）证实，环烯醚萜类具改善小鼠内脏高敏的作用，该作用可能与环烯醚萜类通过降低结肠中 5-羟色胺、去甲肾上腺素、P 物质和促肾上腺皮质激素释放因子等神经递质的含量从而调节胃肠动力有关。Wang 等（2021a）证实，去酰缬草醛抑制 5-羟色胺介导的 5-羟色胺 3A 受体电流。

（十）解痉

　　蜘蛛香的缬草素类具良好的解痉作用（李蓉等，2009），如 Wagner 等（1979）发现，缬草素和二氢缬草素对组胺引起的离体豚鼠回肠痉挛的解痉活性是盐酸罂粟碱的 25%～33%，但乙酰缬草素、二氢缬草素和缬草素按质量比 5∶80∶15 配成的制剂的解痉作用为盐酸罂粟碱的 1.5 倍；吴华欣（1985）总结认为，缬草酮、缬草烯醛和缬草烯酸也有解痉作用；Occhiuto 等（2009）证实，缬草素类成分可抑制人的非妊娠子宫肌收缩。

（十一）舒张血管、改善心肌缺血

　　缬草素和乙酰缬草素等缬草素类成分已被证明具舒张血管的作用（陈磊等，2003b；王延丽等，2011a、2011b），如 Estrada-Soto 等（2010）证实缬草素类能舒张去甲肾上腺素等导致的大鼠主动脉收缩，张人伟等（1986）报道乙酰缬草素具改善心肌缺血作用。

（十二）抗惊厥

　　彭佳（2009）发现环烯醚萜类成分可延长戊四氮、士的宁和异烟肼引起的小鼠惊厥潜伏期，并降低戊四氮和士的宁引起的小鼠惊厥死亡率，但对异烟肼所致的惊厥死亡率无明显影响，环烯醚萜类成分的中枢抑制作用可能与其使脑组织抑制性神经递质 γ-氨基丁酸含量升高、使兴奋性神经递质谷氨酸含量降低等因素有关。

（十三）神经保护

　　蜘蛛香环烯醚萜类成分具备明显的神经保护活性（张宁宁等，2015），如缬草烷类、氯化缬草素和蜘蛛香素 B 均具适度的神经保护作用（Xu et al.，2011；许科科等，2014）。Xu 等（2012）报道，Jatamandoid A、缬草烷 C、氯化缬草素和 1,5-二羟基-3,8-环氧氯化缬草素均对 1-甲基-4 苯基吡啶离子诱导的神经元 SH-SY5Y 细胞死亡具中度神经保护功效，这暗示 4 种环烯醚萜类化合物具潜在的治疗帕金森病的作用。闫智勇等（2013）报道，蜘蛛香素 B 对被谷氨酸损伤的 PC12 细胞具明显的保护作用，且可用于脑梗死、阿尔茨海默病、帕金森病和焦虑症等多种中枢神经系统疾病的预防和治疗。唐玉琴（2017）证实，环烯醚萜类成分能显著改善缺氧大鼠的精神和体质状态。王茹静等（2017）证实，蜘蛛香根状茎和根中的蜂斗菜内酯 D、Jatamanvaltrate A、Valeriotetrate C 和氯化缬草素 A 均能显著抑制 PC12 细胞的凋亡，故具有神经保护活性；熊德启（2018）证实环烯醚萜类成分对急性脊髓损伤模型大鼠具一定的神经保护作用，该作用可能与该类成分降低丙二醛含量以及促进脑源性神经营养因子和神经生长因子的表达有关。黄姣娟等（2019）和黄姣娟（2019）报道，环烯醚萜类成分对大鼠脊髓损伤具神经保护作用，其机制可能与该类成分减轻脊髓损伤后的氧化应激反应、发挥抗氧化作用有关。Xiong 等（2021）证实，环烯醚萜类成分可减弱脊髓损伤后脊髓的氧化应激和炎症反应，这与 TLR4/核因子 κB 信号通路的抑制有关。王静怡等（2021）证实，蜘蛛香环烯醚萜类成分能减轻大鼠脊髓损伤后的炎症反应、发挥神经保护作用，其机制可能与调控核苷酸结合寡聚化结构域样受体蛋白 3/胱天蛋白酶-1 通路、抑制急性脊髓损伤大鼠的神经细胞凋亡有关。

（十四）调控脂质代谢

许科科（2016）证实，蜘蛛香素 E 可有效抑制油酸诱导后 HepG2 细胞内的脂质堆积，总环烯醚萜可明显促进高脂血症大鼠的血脂代谢和肝脂代谢，并具有保肝作用，其机制可能与环烯醚萜激活过氧化物酶体增殖物激活受体 α 的表达、抑制固醇调节元件结合蛋白 1c 和肝 X 受体 α 的表达，从而上调载脂蛋白 A5 的表达及提高脂蛋白脂酶和肝脂酶等脂代谢相关酶类的活性有关。

（十五）其他药理活性

Kaur 等（1999）报道，根状茎和根的缬草素抗麻风病高度有效。樊江波（2008）发现，环烯醚萜类成分能改善大鼠的精神状态。肖丹等（2008b、2009、2010、2012）证实，环烯醚萜类成分可治疗良性前列腺增生，且具有良好的市场前景。孙勇（2019）证实，环烯醚萜类成分具抗模型小鼠抑郁的作用，该作用可能与该类成分升高海马中 5-羟色胺和去甲肾上腺素等神经递质的含量有关，此外，小鼠肠道菌群中乳杆菌科、瘤胃菌科和拟杆菌属的相对丰度变化可能与抑郁症相关，而环烯醚萜类可调节肠道菌群的结构。Singh 等（2020）基于老鼠模型证实，根中的 Jatamanvaltrate R 可抑制完全弗氏佐剂诱导的关节炎。Maurya 等（2023a）证实，根的环烯醚萜类有较强的 α-葡萄糖苷酶抑制活性。

三、蜘蛛香黄酮类成分的药理活性

（一）抗癌

1. 芹菜素的抗癌活性

Lepley 等（1996）证实，芹菜素在局部使用时能明显抑制紫外线诱导的小鼠皮肤肿瘤，并诱导肿瘤衍生细胞系 C50 和 308 以及人白血病-60 细胞的细胞周期停滞于 G_2/M 期，但细胞在无芹菜素的培养基中再培养 24h 后，上述停滞现象消失；孟勇等（2008）证实，芹菜素能抑制人结肠癌细胞 SW480 的增殖，且抑制作用随芹菜素浓度的增加和作用时间的延长而增强；而且，张占平（2010）报道，芹菜素能显著抑制 SW480 细胞的增殖，促进细胞的凋亡，将细胞阻滞于 DNA 合成期（S 期）和 G_2/M 期，并抗细胞的转移。

2. 橙皮苷的抗癌活性

张冬松等（2006）总结认为，橙皮苷对人乳腺癌细胞增殖有一定的抑制作用，对人肺癌、直肠癌和肾癌细胞增殖有显著的抑制活性，不仅无致突变性，还能拮抗呋喃氟尿嘧啶、噻替哌和环磷酰胺等多种化疗药物的致突变毒性，且因能显著拮抗环磷酰胺所致的雄性小鼠生殖细胞损伤而可用于癌症的预防，此外，橙皮苷及其衍生物还能抑制多种诱变物引起的癌变；钱俊臻等（2010）认为，橙皮苷的抗癌机制可能与其抗始发突变作用、抗促癌作用、诱发肿瘤细胞的分化和凋亡、促进致癌物的排出和解毒反应有关；张占平（2010）报道，橙皮苷抑制 SW480 细胞增殖的机制与芹菜素的一致。

3. 槲皮素的抗癌活性

Ranelletti 等（2000）发现，槲皮素能减少结肠癌细胞系以及原发性结肠和直肠肿瘤中 p21-ras 蛋白的稳态水平，暗示该化合物能在结肠、直肠癌变中发挥化学预防作用。

4. 总黄酮的抗癌活性

肖婷（2010）证实，总黄酮对接种 H22 细胞和 S180 细胞的小鼠有明显的抗肿瘤作用，其中以低剂量和中剂量的抗性为佳，所以闫智勇等（2011a、2011b）认为，总黄酮能明显抗肝癌和纤维肉瘤，其机制可能与总黄酮抑制酪氨酸蛋白激酶/信号转导与转录激活因子信号通路相关。兰明等（2014）用肝癌 H22 小鼠证实了总黄酮有一定的抗肝癌活性，总黄酮处理会导致 17 个基因表达发生显著变化，其中，细胞周期蛋白 E2 基因（cyclin E2 gene，*Ccne2*）、细胞周期蛋白依赖性激酶抑制剂 2B 基因（cyclin-dependent kinase inhibitor 2B gene，*Cdkn2b*）和 C 端结合蛋白 2 基因（C-terminal binding protein 2 gene，*Ct-*

bp2）等的表达上调，而集落刺激因子 1 受体基因（colony stimulating factor 1 receptor gene，*Csflr*）、内皮 PAS 结构域蛋白 1 基因（endothelial PAS domain protein 1 gene，*Epasl*）和 c-fos 诱导的生长因子基因（c-fos induced growth factor gene，*Figf*）等的表达下调，故总黄酮主要从细胞周期调控、P13K-AKT 和 Wnt 途径来抑制肿瘤的增殖、转移并促进肿瘤细胞凋亡。姚欢欢等（2021）证实，总黄酮通过抑制上皮间质转化而抑制乳腺癌细胞 MDA-MB-231 的侵袭和转移。

（二）抗细菌、抗真菌

张冬松等（2006）总结认为，橙皮苷能抑制细菌和真菌的生长和繁殖，前者主要涉及枯草芽孢杆菌、大肠杆菌、克雷伯菌（*Klebsiella sp*）、绿脓杆菌、伤寒沙门菌（*Salmonella typhi*）、痢疾志贺菌（*Shigella dysenteriae*）、福氏志贺菌、产气消化球菌（*Enterococcus aerogenes*）、溶血性链球菌（*Streptococcus haemolyticus*）和霍乱弧菌（*Vibrio cholerae*）等，后者主要涉及灰葡萄孢（*Botrytis cinerea*）、里氏木霉（*Trichoderma reesei*）和黑曲霉等，但橙皮苷不能抑制酵母的生长和繁殖；李蓉（2009）还发现，总黄酮能对猪大肠杆菌有一定的抑制作用。

（三）抗病毒

李药兰等（2006）发现，槲皮素有较好的体外抗呼吸道合胞病毒活性。龚金炎等（2008）总结认为，芹菜素具有中等强度的抑制艾滋病病毒-1 逆转录酶的活性。张冬松等（2006）总结发现，橙皮苷对水疱性口炎病毒、流感病毒、单纯疱疹病毒、疱疹病毒 Ⅰ 型、副流感病毒 3 型、脊髓灰质炎病毒 Ⅰ 型、呼吸道合胞病毒和轮状病毒等都有抑制作用，其抗病毒的机制主要是，刺激寄主细胞的 cAMP 等核苷酸的合成和抑制病毒的复制，但是，橙皮苷的抗病毒活性能被透明质酸消除。

（四）抗炎

张冬松等（2006）总结认为，橙皮苷能抑制多形细胞渗出和淋巴细胞、组织细胞和巨噬细胞等的形成，还能防治肉芽肿微血管和血管周边瘤等慢性炎症以及胶原纤维的出现。李蓉（2009）证实，总黄酮能降低二甲苯所致的小鼠耳廓肿胀度。

（五）镇静、催眠

Wasowski 等（2002）发现，根状茎和根中的 6-甲基芹菜素是苯（并）二氮䓬类（即抗精神失常、抗焦虑药地西泮）结合位点的配基、可竞争结合 γ-氨基丁酸受体上苯二氮䓬类的结合位点，提示其可能具有潜在的镇静作用。Marder 等（2003）报道，2S（-）-橙皮苷具备镇静和增进睡眠活性，6-甲基芹菜素具备抗焦虑活性，并能强化橙皮苷的增进睡眠活性，二者均作用于中枢神经系统。Fernández 等 （2004）等报道，6-甲基芹菜素可被称为抗焦虑黄酮，2S（-）-橙皮苷和蒙花苷均具镇静和增进睡眠活性，6-甲基芹菜素能增强 2S（-）-橙皮苷的睡眠诱导性质，蒙花苷的镇静和增进睡眠功效还能被同时施用的缬草酸强化。Wang 等 （2021c）基于大鼠模型，用无条件反射高架迷宫试验和开放场地试验发现，1.153mg/kg 橙皮苷、2.197mg/kg 异绿原酸 A、0.699mg/kg 异绿原酸 B 和 1.249mg/kg 绿原酸是抗焦虑的最佳组合，而抗焦虑则可能涉及神经活性配体-受体互作、蛋白质消化和吸收、胆固醇代谢、恰加斯病和晚期糖基化终产物-晚期糖基化终产物受体信号通路。

（六）抗抑郁

杨雪等 （2021）通过网络药理学结合分子对接技术研究证实，蜘蛛香根状茎和根药材的芹菜素、香叶木素、木犀草素、金合欢素和山柰酚等是抗创伤后应激障碍的有效成分，故具备抗抑郁功效。

（七）改善心血管系统的功能

研究表明，橙皮苷能兴奋离体和在体的蛙心，静脉注射橙皮苷能使在体兔心的收缩力增强、增加心脏的输出量，但对心率影响不大（张冬松等，2006）。

（八）延缓衰老

张冬松等 （2006）总结认为，橙皮苷能降低大鼠因注射四氯化碳而升高的总胆固醇含量以及氨基转移酶和碱性磷酸酶的活性，也能抑制或降低因四氯化碳而升高的血清和肝脏核糖体的氨基转移酶活性，这些结果均暗示橙皮苷具备延缓衰老的功效。

（九）其他药理活性

张冬松等 （2006）总结认为，橙皮苷能抑制透明质酸酶的活性，从而降低毛细血管通透性和毛细血管壁的脆性，故可用于治疗水肿、出血、高血压、糖尿病、慢性静脉机能不全、痔疮、坏血病、胸膜炎、肺结核、格雷夫斯病、脚气病、各种溃疡和血管挫伤等多种渗出性疾病，此外橙皮苷还具祛痰、平喘和利胆等活性；郜红利等 （2014a、2014b）认为，黄酮类具镇痛和改善胃肠运动功效；李丽等 （2015）证实，香叶木素可升高血压。

四、蜘蛛香其他成分的药理活性

（一）酚酸的药理活性

蜘蛛香的新绿原酸、绿原酸、隐绿原酸和咖啡酸等酚酸类成分具有抗氧化、抑制突变、抗菌抗炎、活血降压和抗癌等作用（刘兴赋等，2020）。

（二）多糖和低聚糖的药理活性

1. 多糖的抗氧化活性

李强等 （2010a、2010b）报道，蜘蛛香的多糖具良好的抗氧化活性；冉靓等（2006）认为，蜘蛛香的多糖的良好抗氧化活性可能是蜘蛛香具抗肿瘤、抗衰老和抗感染等功效的药理学原因之一。

2. 普通寡糖和功能性寡糖的差异性药理活性

蜘蛛香的麦芽四糖至麦芽七糖等普通寡糖均可被人体消化、吸收，但人体肠道内却不具备分解、消化功能性寡糖的酶，故半乳糖三糖、水苏糖、棉籽糖和毛蕊花糖等功能性寡糖是不能被人体消化、吸收的，但是，功能性低聚糖却具备益生原功效，如可促进肠道内有益菌双歧杆菌（*Bacillus bifida*）的活化和增殖、调整肠道菌群的平衡、改善肠的功能，产生有机酸，降低肠道的 pH，促进 Ca、Mg、Zn 和 Fe 等元素的吸收，改善脂质代谢并促进短链脂肪酸的产生，降低血压、血脂和血糖，提高免疫力，抗病毒，抗菌，抑制腐败菌的生长；同时，因可与细菌毒素、病毒和真核细胞表面结合而成为外源抗原的助剂，功能性低聚糖能减缓抗原的吸收、增加抗体效价、激活 T 淋巴细胞和巨噬细胞、促进细胞因子的分泌、释放，显著提高 T 淋巴细胞亚群的比例，提高血浆中白细胞介素-1β、白细胞介素-2、白细胞介素-6、白细胞介素-10、Ig A、Ig G 和 Ig M 的浓度以及抗体的免疫应答能力，显著增强 T 淋巴细胞的表达和分泌活动，产生通便、提高细胞和体液的免疫功能、减轻肝脏的负担、抑制和预防肿瘤等功效（黄永坤等，2012）。

（三）氨基酸维持肠道健康和功能的活性

肖桦等（2011a、2011b）报道，谷氨酸、谷氨酰胺和精氨酸对维持肠道健康和功能有重要作用。

（四）β-谷固醇的药理活性

丁红等（1995a）认为，β-谷固醇具镇咳、祛痰和平喘作用，并能降低血液的胆固醇含量；Wang 等（2023）报道，根状茎和根的 β-谷固醇具抗流感病毒活性。

（五）木脂素类的药理活性

Lin 等（2010）报道，蜘蛛香全草的木脂素单体（+）-9′-异戊氧基松脂醇在体外对前列腺转移癌细胞 PC-3M 和结肠癌 HCT-8 细胞系均表现出明显的细胞毒性。Tan 等（2022）报道，木脂素类具备抗氧化、抗菌和抗病毒等活性，并证实，蜘蛛香根中的 2-（3′,4′-二羟基苯基）-1,3-苯并二氧杂环戊烯-5-醛对 2,2′-联氮-双-（3-乙基苯并噻唑啉-6-磺酸）自由基和二苯基苦酰肼基自由基具有显著的清除能力，其 IC_{50} 分别为（1.35±0.011）μg/mL 和（2.94±0.01）μg/mL；Huong 等（2022）报道，蜘蛛香全草的呋喃木脂素具有抗氧化和抗癌特性。

（六）Rupesin E 的抗癌活性

Qi 等（2020）报道，根状茎和根的 Rupesin｛［（1R，3S，4S，6S，7S，

8S) −4−羟基−3−甲基−10−亚甲基−2,9−二氧杂环［4.4.03,7］癸−8−基］−3−甲基丁酸} E 能抑制神经胶质瘤干细胞（GSC−3#、GSC−12# 和 GSC−18#）的增殖，其 IC_{50} 分别为（7.13±1.41）$\mu g/mL$、（13.51±1.46）$\mu g/mL$ 和（4.44±0.22）$\mu g/mL$，此外，Rupesin E 还诱导神经胶质瘤干细胞凋亡、抑制神经胶质瘤干细胞集落形成。

（七）4−甲基苯酚的抗流感病毒活性

Wang 等（2023）证实，根状茎和根的 4−甲基苯酚具抗流感病毒活性，其 IC_{50} 为 0.99$\mu mol/mL$。

（八）元素的药理活性

蜘蛛香含的元素 Zn、Cu、Co、Ca、Mg、Fe、Mn、Sr、Al、P、S 和 Si 等均具独特的药理活性（秦云等，2010；张虹等，2010；肖桦等，2011a、2011b；焦立响等，2012）。如 Zn 是多种酶的激活剂，又可影响某些非酶有机分子配体的构型，故可参与核酸代谢和能量代谢、维生素 A 和视黄醇结合蛋白的合成以及机体的免疫功能，维持细胞膜的稳定性，促进性器官的发育、食欲以及细胞的分化和发育，影响维生素 C 的排泄量，且与脂肪酸和维生素 E 有协同作用，缺 Zn 会使消化系统功能明显减退、使人易患复发性口角炎（曹治权，1993；夏敏，2003；秦云等，2010）。Cu 可维持造血系统和中枢神经系统的功能、骨和结缔组织的形成以及糖、脂肪和蛋白质的正常代谢，是多种酶的组分或激活剂，具有合成酶和活化血红蛋白的作用，可增强机体的防御功能（曹治权，1993；夏敏，2003）。Co 可促进造血、心血管生长和代谢以及核酸和蛋白质合成（夏敏，2003）。Ca 是人骨骼和牙齿的主要无机成分，也是神经传递、肌肉收缩、血液凝集、激素释放和乳汁分泌等所必需的，可充当酶的激活剂，降低神经细胞的兴奋性，调节细胞和毛细血管的通透性以及心血管系统的收缩和舒张，维持肌肉神经的正常兴奋等（孟惠平等，2010）。Mg 可充当酶的激活剂，影响 K^+ 和 Ca^{2+} 的转运，促进骨的形成，调控信号传递，维持肌肉的收缩性、神经的应激性以及胃肠道和激素的功能，参与维持基因组的稳定性、能量代谢以及蛋白质和核酸的合成，具有镇静、降低血压、胆固醇和血糖含量以及导泻和抗癌等功效（侯俭，2008）。Fe 主要参与血红蛋白、肌红蛋白和细胞色素氧化酶等的合成，并与许多酶的活性有关，缺 Fe 会引起营养不良性缺铁性贫血。Mn 参与组成氧化还原酶类、可充当酶的激活剂、增强蛋白质代谢、合成维生素、维持动脉弹性，参与骨骼生长发育和造血过程，促进机体对 Cu 的利用，且具备防癌功效（夏敏，2003；秦云等，2010）。Sr 可促进骨骼的生长、维持血管的功能和通透性以及组织弹性（夏敏，2003）。Si 是人正常生长和骨骼钙化不可缺少的，且在人的主动脉壁内含量较高（夏敏，2003）。

第三节　蜘蛛香药材粗提物的药理活性

一、蜘蛛香药材水提取物的药理活性

（一）抗病毒

蜘蛛香药材的水提取液已被证实可治疗某些病毒感染（吴华欣，1985）。如 Pang 等（1984）证实，水提取液用于治疗树鼩（*Tupaia belangeri* Wagner）人工感染轮状病毒肠炎有良好的止泻效果，可促进肠黏膜绒毛的修复。云南省小儿腹泻防治协作组（1985）证实，药材的水煎剂对轮状病毒引起的肠炎有退热和止泻效果，且无任何不良反应，推测该效果可能与水煎剂增强机体免疫力、促进肠黏膜病变的修复有关。马静等（1987a、1987b）证实，用于治疗小儿轮状病毒肠炎所致腹泻时，水煎剂能抑制肠蠕动、缩短腹泻持续时间、促进肠黏膜绒毛上皮细胞的修复，故认为蜘蛛香是治疗小儿轮状病毒肠炎的有效药。秦枫等（2020）发现药材的水提取液在体外直接灭活猪繁殖与呼吸综合征病毒的最高抑制率为 83.5%。

（二）镇痛

曹斌和洪庚辛（1994）发现，药材的水提取液不能对抗小鼠醋酸所致的扭体反应，但能明显减少反应的次数，说明提取液有一定的镇痛活性。毛晓健等（2008）证实，水提取液对小鼠有非常显著的镇痛作用。

（三）镇静、催眠

杜广门等（1985）和曹斌和洪庚辛（1994）证实，药材水提取液灌服或腹腔注射均能明显减少小鼠的自发活动、显著增强阈下剂量戊巴比妥钠对小鼠的催眠作用、明显提高入睡小鼠数、显著延长小鼠的睡眠时间，也能显著减弱吗啡引起的小鼠竖尾反应。毛晓健等（2008）证实，水提取液对小鼠具有非常显著的镇静作用。

（四）降血压

吴华欣（1985）总结认为，药材的水提取液对犬、猫、兔和小白鼠均有降血压的作用，该作用与水提取液的拟副交感神经药类活性、阻断颈动脉窦反射和抑制中枢神经系统有关，水提取液还能抑制强心苷对离体蛙心收缩期的作用、拮抗由氯仿引起的心律不齐，但不能拮抗乌头碱引起的心律不齐，且对心脏的作用表现为减慢窦性心律。类似地，李蓉（2009）报道，药材的水提取液对上述动物均有降低血压的功效。

（五）调节胃肠运动

滕初兴等（1986）证实，中成药秋泻灵（蜘蛛香提取物制成的水煎剂或散剂）在短时间（约 1min）内会使肠收缩活动出现轻度抑制，但在长时间（60min）内，肠肌活动却未表现出明显变化。毛晓健等（2008）用炭末推进法和家兔离体肠肌法证实，药材的水提取物显著增加家兔小肠炭末推进率、对家兔离体肠肌也有非常显著的兴奋作用。

（六）其他药理活性

《全国中草药汇编》（1975）记载，药材的水提取物对鼠疟原虫有一定的抑制作用。吴华欣（1985）认为，水提取液用于治疗癫痫有一定的疗效。云南省小儿腹泻防治协作组（1985）证实，药材的水煎剂具有抗革兰阳性菌的作用。曹斌等（1994）发现，对小鼠腹腔注射药材的水提取液能明显对抗小鼠被印防己毒素诱发的惊厥，又能明显延长硫代氨基脲诱发小鼠惊厥的潜伏期，该作用可能与 γ-氨基丁酸有关。Subhan 等（2010）通过小鼠强迫游泳试验和悬尾试验证实，药材的水提取物具抗抑郁效应，既可导致单相剂量相关的静止时间的减少，又可导致双相剂量反应。李鹏（2014）用 3-（4,5-二甲基噻唑-2）-2,5-二苯基四氮唑溴盐法初步证实，药材的水煎液制备的含药血清能增强小鼠脾淋巴细胞的转化能力，并提高腹腔巨噬细胞的能量代谢水平和吞噬能力，故具有一定的免疫增强功效。此外，雷晔等（2016）证实，贵州苗侗百草医药发展有限公司生产的、以蜘蛛香为主要成分的苗药复方窝来溜溶液对大肠杆菌、金黄色葡萄球菌和白色念珠菌的平均抑菌率都达到 100.00%。

二、蜘蛛香药材醇提取物的药理活性

（一）抗病毒

秦枫等（2020）发现药材的 60% 乙醇提取物在体外直接灭活猪繁殖与呼吸综合征病毒的最高抑制率约为 120.9%。Zhang 等（2021a）基于小鼠模型证实，药材的 95% 乙醇提取物通过下调磷脂肌醇-3-激酶和蛋白激酶 B 的表达水平，并通过抑制脱水来治疗由轮状病毒引起的腹泻。

（二）抗癌

张占平（2010）发现，药材的 65% 乙醇提取物能显著抑制人结肠癌细胞 SW480 的增殖、促进 SW480 的凋亡，并具一定的抗肿瘤转移的作用。兰明等（2015）通过 3-（4,5-二甲基噻唑-2）-2,5-二苯基四氮唑溴盐法、脱落细胞检查、病理观察和流式细胞仪检测证实，65% 乙醇提取物明显抑制 SW480 的增殖和转移。

（三）抗细菌

管庆松等（2013）用纸片扩散法、牛津小杯法和平皿法进行体外药敏试验证实，药材的 95% 乙醇提取液对仔猪的致病性大肠杆菌具备较强的抑制作用，且抑制作用随提取液浓度的升高而升高，最低抑菌浓度为 0.02g/mL。

（四）抗焦虑

Bhattacharyya 等（2007）借助汉密尔顿精神病评定量表（Hamilton's brief psychiatric rating scale，HBPRS）发现，根状茎药材粉末的 70%乙醇提取液能显著缓解人的压力、焦虑和抑郁状态，故蜘蛛香可用于治疗人压力相关的疾病。闫智勇等（2008）证实，乙醇提取物可明显提高大鼠在高架十字迷宫中开臂的次数和持续时间，还可显著降低大鼠脑组织的 5-羟色胺、去甲肾上腺素和多巴胺的含量，这意味着提取物有明显的抗焦虑作用。翟欣等（2016）证实，95%乙醇提取物对小鼠的抗焦虑功效可能是通过提取物作用于小鼠下丘脑-垂体-肾上腺轴系统和调节脑组织神经递质而实现的。何帅等（2019）报道，35%乙醇提取物具明确的抗焦虑药效，其功效成分主要为新绿原酸、绿原酸、隐绿原酸、异绿原酸 B、异绿原酸 A、异绿原酸 C 以及橙皮苷。Yang 等（2021）以小鼠模型证实，根状茎和根的 95%乙醇提取液可通过调节神经递质和下丘脑-垂体-肾上腺轴以及脑中内源性大麻素相关基因的表达水平来治疗创伤后应激障碍。Zhao 等（2022）认为，根状茎和根的 95%乙醇提取液可调节前列腺素内过氧化物合酶 2、细胞色素 P450 3A4、雌激素受体 1、肉瘤酪氨酸激酶、基质金属蛋白酶 9 和丝裂原活化蛋白激酶 8 等以及催乳素信号通路、雌激素信号通路和花生四烯酸代谢通路，从而直接或间接影响大脑神经递质和下丘脑-垂体-肾上腺轴激素水平、发挥抗焦虑作用。

（五）抗抑郁

Subhan 等（2010）通过小鼠强迫游泳试验和悬尾试验证实，蜘蛛香甲醇、乙醇提取物均对小鼠具抗抑郁作用，可导致小鼠单相剂量相关的静止时间的减少。李永彪等（2020a）也报道，蜘蛛香甲醇、乙醇提取物具抗抑郁作用，其机制可能与提取物调节脑内神经递质等有关。在国外，以蜘蛛香作为主要原料、治疗抑郁型失眠的保健品"Tagara"已上市销售。

（六）缓解肠易激综合征

刘窈玉等（2021）基于母婴分离联合束缚、冰泳和夹尾应激所致腹泻型肠易激综合征模型大鼠证实，药材的 70%乙醇提取液能明显改善大鼠的内脏敏感性，显著缓解腹痛、腹泻症状，其机制可能与环烯醚萜类成分调节大鼠体内胆汁酸和原发性胆汁酸的合成有关。Ma 等（2022）证实，蜘蛛香根状茎 31%乙醇提取液通过多种机制对蓖麻油诱导的小鼠腹泻发挥保护作用，包括抗氧化应激、恢复肠黏膜细胞之间的紧密连接以及调节焦孔素（Gasdermin D）介导的细胞焦亡途径。

（七）抑制心脏

Sajid 等（1996）药材的乙醇提取物可显著降低离体家兔心脏的心肌收缩

力和收缩频率，并减少冠脉流出量，即表现出一定的心脏抑制活性。

（八）抗前列腺增生

肖丹（2005）发现，药材的 95%乙醇提取物有明显的抗大、小鼠良性前列腺增生的作用，且没有明显的毒副作用，其机制可能与提取物抑制 5α-还原酶的活性、阻断睾酮的代谢及二氢睾酮的合成有关。

（九）保肝

Prasad 等（2010）证实，蜘蛛香根状茎的 50%乙醇提取物能有效改善由硫代乙酰胺导致的大鼠肝细胞损伤、部分逆转鼠的肝硬化和组织过度增生，提示该提取物具有良好的保肝作用，且可能用于人肝硬化的治疗。

（十）抗惊厥

闫志勇等（2010）经行为学观察证实，药材的 95%醇提取物对小鼠惊厥潜伏期有一定的延长作用，但对惊厥的发生率无明显影响，且高剂量组能明显降低惊厥小鼠的死亡率，作用机制可能和提取物升高小鼠脑组织中抑制性神经递质 γ-氨基丁酸的含量有关。

（十一）降血脂

陈朝勇等（2012）证实，药材的 80%乙醇提取物可显著降低大鼠血清和肝组织的甘油三酯含量、肝组织的血清胆固醇含量以及血清中丙氨酸转氨酶和天冬氨酸转氨酶的活性，故提取物具备降血脂功效，能降低大鼠的血脂含量、并能保护高血脂动物的肝功能。

（十二）抗氧化

Jugran 等（2015）发现，西喜马拉雅山脉蜘蛛香居群的地上部和根的 80%甲醇提取物具良好的抗氧化活性，但活性的具体数值却因检测方法而异，且不同地区居群根状茎提取物的抗氧化活性不一致，如 2,2'-联氮-双-（3-乙基苯并噻唑啉-6-磺酸）法检测表明，Katarmal 居群根状茎提取物的抗氧化活性最高，约为 8.36mol/L 抗坏血酸当量/100g DW，但是，二苯基苦酰肼基自由基清除法检测表明，Didihat 居群的抗氧化活性最高，为（17.53±0.04）mol/L 抗坏血酸当量/100g DW。Jugran 等（2015）进一步证实，简单序列间重复分子标记可用于鉴别不同居群蜘蛛香药材的抗氧化活性；王菲菲等（2018）用二苯基苦酰肼基自由基清除能力测定方法证实，蜘蛛香根状茎 25%~80%甲醇提取液均表现出较高的抗自由基能力，且 25%甲醇提取液的抗自由基能力最强，提取液中发挥抗氧化能力的主要化合物应为绿原酸、3,5-二-O-咖啡酰奎宁酸和 4,5-二-O-咖啡酰奎宁酸。此外，蜘蛛香的抗氧化活性被发现与其抗癌活性相关，如 Kakehashi 等（2014）证明，蜘蛛香通过抗氧化作用［即激活 γ-氨基丁酸（A）受体介导的信号传导］来抑制老鼠发生肝癌。

三、蜘蛛香药材二氯甲烷提取物的抗抑郁活性

Sah 等（2011a）通过小鼠强迫游泳试验的急、慢性研究证实，蜘蛛香的广藿香醇化学型的二氯甲烷提取物具备抗抑郁活性，能显著增加小鼠前脑中的去甲肾上腺素和多巴胺水平。

四、蜘蛛香药材超临界二氧化碳提取物的抗细菌和抗真菌活性

王鹏娇等（2014）用固体培养基连续稀释法证实，蜘蛛香的超临界二氧化碳提取物对金黄色葡萄球菌、大肠杆菌、枯草芽孢杆菌和白色念珠菌均有较好的抑制作用，最低抑菌浓度分别为 0.625g/L、2.500g/L、2.500g/L 和 5.000g/L，最小杀菌浓度分别为 0.625g/L、5.000g/L、> 10.000g/L 和 >10.000g/L；孟小夏等（2017）进一步证实，龙血竭 {Dragon's blood，即 Resina Draconis，为剑叶龙血树 [*Dracaena cochinchinensis*（Lour.）S. C. Chen] 的树脂} 与蜘蛛香联合用药对上述四种菌均有良好的协同抵抗作用。

第四节　蜘蛛香的药理安全性

一、人和动物对蜘蛛香存在较小的身体依赖性潜在风险

蜘蛛香的药物依赖性包括身体依赖性和精神依赖性，前者是指人和动物的机体对长期使用蜘蛛香而产生的一种适应状态，包括耐受性以及兴奋、失眠、出汗、呕吐或腹泻等停药后的一系列戒断症状，后者则是指蜘蛛香作用于使用者的中枢神经系统而产生的一种特殊的精神效应，主要表现为对蜘蛛香药材的强烈渴求和强迫性觅药行为（蔡志基，1992）。

目前，蜘蛛香的药物依赖性中仅身体依赖性被以昆明种小白鼠为模型进行了探究，潘玲珍（2011）以长期、逐量递增方式给小白鼠连续灌胃地西泮 12 周建立的身体依赖性模型为对照，以基因芯片为关键技术，证实高剂量和低剂量蜘蛛香药材的 95% 乙醇提取物均没有导致小白鼠产生明显的身体依赖性，且对小鼠神经配体–受体互作信号转导通路中的毒草碱型乙酰胆碱 M1 受体基因、毒草碱型乙酰胆碱 M3 受体基因、5–羟色胺 1A 受体基因、5–羟色胺 2C 受体基因、氨基丁酸 A 型 α3 受体基因和氨基丁酸 A 型 γ6 受体基因等与药物身体依赖性密切相关的基因的表达影响较小；所以，蜘蛛香药材对小白鼠产生身体依赖性的潜在风险较小。

二、蜘蛛香的"小毒"属性

《中药大辞典》记载蜘蛛香"有小毒"（江西新中医学院，1986）。以小鼠为模型的研究也表明蜘蛛香有小毒，如杜广门等（1985）基于腹腔注射给药法证实，饲喂蜘蛛香水提取物小鼠的半数致死量（lethal dose with 50% mortality rate，LD_{50}）为（43.7±4.97）g/kg（$P<5\%$），小鼠中毒症状为竖毛、蜷睡和发绀，部分小鼠于给药后 1~3d 死亡；陈冀胜等（1987）记载，蜘蛛香全草有小毒，主要毒性成分为蒙花苷异戊酸酯、缬草（苦）苷、乙酰氧基缬草素和二氢缬草素等。现在，在《中国有毒植物图谱数据库》中，蜘蛛香被记载为"全草有小毒"。

三、蜘蛛香在常用剂量范围内的无毒与安全属性

（一）中医药典籍对蜘蛛香无毒属性的记载

基于多年的、大范围的民间用药、民族用药实践，《本草纲目》和《贵阳民间药草》等若干中医药典籍均记载："蜘蛛香无毒"（贵阳市卫生局，1959；李时珍，1979；尚志钧，1991；秦晋之，2009）。

（二）蜘蛛香对人和动物无毒属性的试验与临床证实

大量以小鼠、大鼠、家兔和犬的毒性试验以及含蜘蛛香中成药的临床运用结果均表明，在常用剂量范围内，蜘蛛香药材的水提取物、95%乙醇提取物、环烯醚萜类以及秋泻灵和蜘蛛香胶囊等中成药都是无毒的。如云南省小儿腹泻防治协作组（1985）证实，蜘蛛香用于治疗轮状病毒肠炎患儿是安全、有效的，且无任何不良反应。在急性毒性试验中，滕初兴等（1986）发现，经秋泻灵灌胃的小鼠未出现中毒症状或死亡，故认为秋泻灵是基本无毒的，在亚急性毒性试验中，他们又发现，经"秋泻灵"灌胃家兔的血象、肝功能、肾功能、心率和各脏器均无明显异常。曹斌等（1994）先给小鼠腹腔注射不同剂量的药材水提取物，72h 后，测得小鼠的半数致死量为（22.05±3.53）g/kg，再给小鼠一次灌胃给药 69.5g/kg，7d 后，仍未发现小鼠出现毒性反应。Huang 等（2001）证实，秋泻灵用于治疗儿童不同类型轮状病毒肠炎都是安全的。肖丹（2005）依托丙酸睾酮诱导前列腺增生的大鼠、小鼠模型证实，药材的 95%乙醇提取物在长期使用于大鼠、小鼠时是安全的，基于大鼠的长期毒性试验也表明，药材的各剂量组对大鼠的一般表现、血液学指标和血液生物化学指标均无显著的影响，大鼠的系统解剖和病理组织学检查也未见大鼠各脏器组织的病理性改变，故认为，药材对大鼠无明显的毒性，而停药后 4 周进行的恢复性毒性观察和延迟性毒性观察均仍未见药材引起大鼠上述指标的明显异常变化，这再次证明药材对大鼠是无毒的。马丽娟（2010）发现，

被灌服药材的水提取物后，小鼠没有死亡，且采食、饮水和活动均正常，小鼠的心、肝、脾、肺和肾等以及体重、脏器系数、血常规指标和血液生化指标也均未出现异常，故认为药材在试验剂量范围内对小鼠是安全、无毒的。孙远等（2011）经急性毒性测试发现，被灌胃药材水提取物后，小鼠在短时间内表现活动减少，而后趋于正常，病理学检测未发现小鼠组织或脏器有明显的异常改变，且半数致死量大于10000mg/kg，另一方面，亚急性毒性测试显示，各剂量组处理大鼠的增重、脏器系数、血常规指标、血液生化指标和组织的病理变化与灌胃1%羧甲基纤维素钠对照组大鼠均无显著性差异，所以，蜘蛛香被使用于大鼠、小鼠时有较好的安全性。陈冲（2013）通过急性毒性研究证明，小鼠对蜘蛛香总环烯醚萜类成分的最大耐受量是3200mg/kg，且小鼠没有出现死亡和一般行为的异常，又通过长期毒性研究初步证明，小鼠长期被总环烯醚萜类成分灌胃给药后也无明显的毒性反应，无毒安全剂量为120mg/（kg·d），为临床最大拟用剂量的100倍，故总环烯醚萜类成分在临床用药剂量下是安全的。王素娟（2014）证实，药材的水粗提物与总缬草素对小鼠的半数致死量分别约为79.31g/kg和56.88g/kg，二者均不在中药的毒性等级范围内，并且在半数致死量试验中也未见粗提物与总缬草素对小鼠存在明显的毒性效应。Xu等（2015）证实，蜘蛛香的环烯醚萜在通常的临床剂量下是非常安全的，并且可能没有任何单剂量毒性，小鼠的半数致死量超过2000mg/kg，大鼠未观察到不良反应的水平为1200mg/（kg·d），受试大鼠的血液学、血液生化指标和器官系数与环烯醚萜的毒性无直接相关性。李艳艳等（2016）证实，蜘蛛香胶囊可主治犬的腹泻和痢疾等病，将胶囊在5倍推荐剂量的范围内连续对犬给药3d，对犬的临床体征和血液生化指标也无明显影响，故认为，蜘蛛香胶囊对犬是安全的。施金钹（2016）对小鼠灌胃给药并监测小鼠的形态、体重、摄食量、行为活动、分泌物、排泄物和脏器病变等指标，发现蜘蛛香4-乙氧基甲基，7-甲醛基环戊烷-吡喃和缬草醛在常用剂量范围内对小鼠是安全、无毒的。

第十二章　蜘蛛香活性成分的体外生产

第一节　蜘蛛香活性成分基于愈伤组织培养的生产

一、组织培养中的愈伤组织及其活性成分生产潜力

在组织培养中，成熟的外植体的活细胞在培养基中经激素、机械损伤和特定光强等外在因素的诱导后恢复其潜在全能性、发生脱分化，转变为分生细胞，最终可形成结构无序的愈伤组织；如愈伤组织被定期地（2~4 个星期）分成小块、接种到新鲜的培养基上进行继代培养，愈伤组织将长期保持旺盛生长，可用于大规模、工厂化生产次生产物类活性成分，该过程不受土壤组成或气候等环境因素的制约、不存在微生物或昆虫攻击的威胁、适用于任何植物的细胞，且成本低、效率高（Efferth, 2019）。

二、蜘蛛香的愈伤组织培养及环烯醚萜类活性成分的生产

目前，蜘蛛香环烯醚萜类活性成分基于愈伤组织培养的生产以 Das 等（2013）和 Singh 等（2020）的研究最有代表性。

Das 等（2013）以蜘蛛香叶片、叶柄和根状茎为外植体，将其 2.0~2.5cm 长的切段先在自来水中漂洗 3 次、在 2%吐温-20 溶液中洗涤 15min，然后在 10%次氯酸钠溶液中表面灭菌 5min、在 0.1%氯化汞溶液中浸泡 1min，最后用无菌蒸馏水冲洗 3 次；将外植体在含 3%蔗糖和 0.8%琼脂以及不同浓度 2,4-二氯苯氧乙酸、萘乙酸和吲哚丁酸、pH 为 5.8 的 MS 培养基上培养；继代培养每隔 4 周进行 1 次。Das 等（2013）发现，在所用的外植体中，根状茎具有最高的愈伤组织诱导潜力，其次是叶，在添加 0.5mg/L 2,4-二氯苯氧乙酸的培养基上，根状茎的愈伤组织诱导发生率最佳，含 2,4-二氯苯氧乙酸 1mg/L 的培养基可增加愈伤组织的乙酰缬草素和二氢缬草素的产量，但含萘乙酸 1mg/L 的培养基可增加缬草素的产量，吲哚丁酸却不利于缬草素类成分的合成，但是，在 8 周后的对数生长期，愈伤组织缬草素类成分的积累下降。

Singh 等（2020）将蜘蛛香侧芽（2~3mm）用 0.1%氯化汞溶液表面消毒

1.5~2.0min，用消毒的双蒸馏水漂洗 3~4 次，接种在添加了 2,4-二氯苯氧乙酸等激素的 MS 培养基上，培养温度为（25±1）℃，相对湿度为 65%；接种 25~30d，愈伤组织开始形成；再生的愈伤组织每隔 5 周转移到新的 MS 培养基上，并在 6 周龄时收获；新鲜收获的先在 100℃ 干燥，然后在 37℃ 干燥至质量恒定。Singh 等（2020）证实，从愈伤组织的乙酸乙酯提取物中可获得 Jatamanvaltrate R 等 7 种环烯醚萜类成分，MS 培养基中添加 4.0mg/L 2,4-二氯苯氧乙酸和 1.0mg/L 激动素可实现 Jatamanvaltrate S 的最大量积［即（69.39±0.45）mg/g］，且细胞生物量和环烯醚萜类成分的合成量均在 6 周时的愈伤组织中最高。

第二节　蜘蛛香活性成分基于不定根培养的生产

一、组织培养中的不定根及其活性成分生产潜力

在组织培养中，不定根可从叶、茎和下胚轴等非根器官、组织诱导发生，是植物特定部位应答外界刺激的结果；不定根的形成可分为四个阶段，即：根出现前阶段，包括去分化（即诱导）、根发端的形成（即根起始）、有组织的根原基的发育和根原基出现（即根伸长），植物生长物质在该阶段发挥关键作用；根发育的早期阶段；根大量生长阶段；根布局最后阶段（Rahmat et al.，2019）。不定根的遗传背景一致，在人工无菌环境下易生长、增殖速度快、生长周期短、重复性强、活性成分提取容易，可全年生产，且不涉及遗传转化操作，可用于在工业规模上大量、稳定地生产活性成分，并实现种质资源保护（Rahmat et al.，2019；Devi et al.，2021）。但是，不定根合成活性成分受到外植体类型、培养基强度、培养温度、植物生长物质的种类和浓度、接种密度、诱导子类型及其浓度等多因素的制约（Devi et al.，2021）。

二、蜘蛛香的不定根培养及活性成分的生产

目前，蜘蛛香多种活性成分基于不定根培养的生产以 Gehlot 等（2022）和 Pandey 等（2022）的研究最有代表性。

Gehlot 等（2022）以蜘蛛香叶片为外植体诱导、培养不定根，先用 2~3 滴含吐温-20 的水洗涤叶片进行表面灭菌，用 0.1% 的多菌灵和链霉素处理 10min，用 0.1% 氯化汞进一步灭菌 2min，再用高压灭菌水洗涤；接种前，将叶片放在高压灭菌的吸墨纸上去除游离水。Gehlot 等（2022）发现，含吲哚丁酸 9.84μmol/L 的 SH（Schenk and Hildebrandt）培养基与其他培养基有显著差异的高不定根诱导率（90%）；在含蔗糖 2% 和吲哚丁酸 4.92μmol/L 的 1/2

SH 培养基中获得了最大的不定根鲜根生物量 [（144.09±11.36）g/L]，不定根的相对生长率（2.01±0.04）和生长指数（13.41）均高，不定根中的总缬草酸衍生物产量（11525.14μg/g DW）显著偏高，以山奈酚和芦丁为主的酚类成分含量最高（451.85μg/g DW），乙酰氧基缬草酸和在供体植物中没检测到的羟基缬草酸含量也高，分别为 534.91μg/g DW 和 919.57μg/g DW，此外，不定根还积累了 0.059%的精油，其中广藿香醇是关键成分（占 24%）；在后续培养中，活性成分增加显著；体外不定根培养的周期仅为 2 个月，而大田种植植株的周期为 24 个月。

Pandey 等（2022）以蜘蛛香芽尖为外植体诱导、培养不定根，先用自来水冲洗具有叶和节的成熟植株、以去除土壤和碎屑，用几滴吐温-20 消毒，在无菌水中冲洗 30min，再用 0.1%氯化汞处理 5min，用无菌水冲洗，以去除痕量氯化汞；切下芽尖，用无菌滤纸进行印迹干燥；将芽尖接种在加了 3%蔗糖和 0.1%肌醇的 MS 固体培养基上；植株在含 10%椰子水的 MS 培养基中繁殖。Pandey 等（2022）发现，在所有被测试的植物生长调节剂以及诱导因子中，2.0mg/L 萘乙酸诱导的不定根的生物量最高，根提取物的总酚含量和总黄酮含量以及抗氧化能力均最高；茉莉酸甲酯诱导的根培养物的生物量比水杨酸（salicylic acid，SA）、萘乙酸诱导的更高，水杨酸诱导没有产生显著的生物量；萘乙酸可有效诱导缬草素类成分的大量生产，导致根积累 50 种类似于野生根的活性成分；水杨酸可诱导根产生 23 种化合物，包括一些戊酸衍生物；茉莉酸甲酯可诱导根积累 21 种化合物，但无助于缬草素类成分的产生。

第三节　蜘蛛香活性成分基于毛状根培养的生产

一、毛状根培养的基本内涵及其活性成分生产潜力

毛状根培养是 20 世纪 80 年代发展起来的、基于基因工程和细胞工程相结合的一项技术；该技术通过将发根农杆菌（*Agrobacterium rhizogenes*）Ri 质粒的 T-DNA 整合到植物细胞的核基因组中，使被侵染的植物在受伤部位生长出一种特殊的冠瘿组织，即毛状根（也称发状根）；毛状根属于转基因不定根，分枝多、根毛多，无向地性，可产生与原植物相同或类似的化合物。与传统的组织培养和细胞培养相比，毛状根培养体系遗传学和生物化学特征稳定，具激素自主性，生长迅速、生产周期短、合成次生产物能力强且稳定，易于规模化生产，故毛状根培养已发展成为高效、稳定的次生产物生产手段；但是，外植体类型、发根农杆菌的类型与活力、转化过程和培养条件等均制约毛状根的形成（Sharma et al.，2013；郑淇尹等，2021）。

二、蜘蛛香的毛状根培养及环烯醚萜类活性成分的生产

目前，蜘蛛香环烯醚萜类活性成分基于毛状根培养的生产以 Zhao 等（2020）的工作最有代表性。

Zhao 等（2020）先将蜘蛛香种子播种在固体 MS 培养基上，在 25℃、700lx 光强下发芽，获得 5 周龄的幼苗；取幼叶、切成 5~10mm 长的小段；将小段浸泡于发根农杆菌 R1601 菌株悬浮液中 20min 完成感染；约 3 周后，毛状根主要在叶基出现，且在含 100μmol/L 乙酰丁香酮（acetosyringone，AS）的 MS 培养基中共培养 2d 可获得最大毛状根诱导率；100mg/L 茉莉酸甲酯诱导后 7d 可大大促进缬草素的产生，其缬草素含量是未诱导对照的 3.63 倍，但水杨酸没有显著增加缬草素的产量。

附　录

附录一　物种和药材拉丁名

中文名	拉丁名
（中国）缬草	*Valeriana pseudofficinalis* C. Y. Cheng et H. B. Chen
白色念珠菌	*Candida albicans*
白头翁	*Pulsatilla chinensis*（Bunge）Regel
百部	*Stemona japonica*（Blume）Miq.
表皮葡萄球菌	*Staphylococcus epidermidis*
薄荷	*Mentha haplocalyx* Briq.
草果	*Amomum tsaoko* Crevost et Lemarie
产黄青霉	*Penicillium chrysogenum*
产气消化球菌	*Enterococcus aerogenes*
长春花	*Catharanthus roseus*（Linn.）G. Don
长序缬草	*Valeriana hardwickii* Wall.
肠炎沙门菌	*Salmonella enteritidis*
大肠杆菌	*Escherichia coli*
大花双参	*Triplostegia grandiflora* Gagnep.
大灰象甲	*Sympiezomias velatus* Chevrolat
大叶芹	*Spuriopimpinella brachycarpa*（Kom.）Kitag
滇龙胆	*Gentiana rigescens* Franch. ex Hemsl.
杜衡	*Asarum forbesii* Maxim.
发根农杆菌	*Agrobacterium rhizogenes*

续表

中文名	拉丁名
肺炎克雷伯菌	*Klebsiella pneumoniae*
福氏志贺菌	*Shigella flexneri*
甘松	*Nardostachys chinensis* Batal
光叶菝葜	*Smilax glabra* Roxb.
锅铲藤	*Passiflora wilsonii* Hemsl.
黑曲霉	*Aspergillus niger*
黑水缬草	*Valeriana amurensis* Smir. ex Kom.
华中五味子	*Schisandra sphenanthera* Rehd. et Wils.
黄柏	*Phellodendron chinense* Schneid.
黄单胞杆菌	*Xanthomonas campestris*
黄花败酱	*Patrinia scabiosaefolia* Fisch. ex Trev.
黄芪	*Astragalus membranaceus*（Fisch.）Bge.
灰葡萄孢	*Botrytis cinerea*
霍乱弧菌	*Vibrio cholerae*
棘孢木霉菌	*Tricoderma asperellum*
剑叶龙血树	*Dracaena cochinchinensis*（Lour.）S. C. Chen
金黄色葡萄球菌	*Staphylococcus aureus*
金银花	*Lonicera japonica* Thunb.
克雷伯菌	*Klebsiella sp*
枯草芽孢杆菌	*Bacillus subtilis*
宽叶缬草	*Valeriana officinalis* Linn. var. *latifolia* Miq.
雷公藤	*Tripterygium wilfordii* Hook. f.
痢疾志贺菌	*Shigella dysenteriae*
列斑黄腹三节叶蜂	*Arge xanthogaster* Cameron
龙血竭（药材）	Resina Draconis
绿脓杆菌	*Pseudomonas aeruginosa*

续表

中文名	拉丁名
萝卜	*Raphanus sativus* L.
马唐	*Digitaria sanguinalis*（L.）Scop.
马蹄香	*Saruma henryi* Oliv.
毛节缬草	*Valeriana alternifolia* Bunge
密环菌	*Armillaria mellea*（Vahl）P. Kumm.
密蒙花	*Buddleja officinalis* Maxim.
木霉	*Trichoderma reesei*
拟南芥	*Arabidopsis thaliana*（L.）Heynh.
牛筋草	*Eleusine indica*（L.）Gaertn.
欧缬草	*Valeriana officinalis* Linn.
溶血性链球菌	*Streptococcus haemolyticus*
柔垂缬草	*Valeriana flaccidissima* Maxim.
肉豆蔻	*Myristica fragrans* Houtt.
三叶青	*Tetrastigma hemsleyanum* Diels et Gilg
伤寒沙门菌	*Salmonella typhi*
石菖蒲	*Acorus tatarinowii* Schott
树鼩	*Tupaia belangeri* Wagner
双歧杆菌	*Bacillus bifida*
天麻	*Gastrodia elata* Bl.
甜舌草	*Lippia dulcis* Trevis
铜绿假单胞菌	*Pseudomonas aeruginosa*
万丈深	*Crepis lignea*（Vaniot）Babcock
无乳链球菌	*Streptococcus agalactiae*
五味子	*Schisandra chinensis*（Turcz.）Baill.
小（白）鼠	*Mus musculus*
小缬草	*Valeriana tangutica* Bat.

续表

中文名	拉丁名
小叶马蹄香	*Asarum ichangense* C. Y. Cheng et C. S. Yang
绣球防风	*Leucas ciliata* Benth.
芽孢杆菌	*Bacillus* spp.
意大利蜜蜂	*Apis mellifera ligustica* Spinola
银黄色葡萄球菌	*Staphylococcus argenteus*
印度缬草	*Valeriana wacllihii* DC.
蜘蛛香（药材）	*Valerianae Jatamansi* Rhizoma Et Radix
蜘蛛香	*Valeriana jatamansi* Jones
中华蜜蜂	*Apis cerana* Fabricius

附录二　缩略词表

缩略词	英文含义	中文含义
10HGO	10-hydroxygeraniol oxidoreductase gene	10-羟基香叶醇氧化还原酶基因
^{13}C NMR	^{13}C nuclear magnetic resonance	核磁共振碳谱
^{1}H NMR	^{1}H nuclear magnetic resonance	核磁共振氢谱
2,4-D	2,4-dichlorophenoxyacetic acid	2,4-二氯苯氧乙酸
6-BA	6-benzyladenine	6-苄基腺嘌呤
7DLGT	7-deoxyloganetic acid glucosyl transferase gene	7-脱氧马钱酸葡糖基转移酶基因
7DLS	7-deoxyloganetic acid synthase gene	7-脱氧马钱酸合酶基因
ABA	abscisic acid	脱落酸
ACCT	acetyl-CoA C-acetyltransferase gene	乙酰 CoA C-酰基转移酶基因
AgNP	silver nanoparticle	银纳米粒子
allele-specific PCR	allele-specific polymerase chain reaction	等位基因特异聚合酶链反应
ARMS	amplification refractory mutation system	扩增阻滞突变系统

续表

缩略词	英文含义	中文含义
AS	acetosyringone	乙酰丁香酮
BAP	benzyl amino purine	苄氨基嘌呤
bHLH	basic helix-loop-helix	碱性螺旋-环-螺旋蛋白
bHLH	basic helix-loop-helix gene	bHLH 类转录因子基因
CaCV	capsicum chlorosis orthotospovirus	辣椒绿脓症正托斯波病毒
CC	column chromatography	柱层析
CPV	canine parvovirus	犬细小病毒
CTAB	cetyltrimethyl ammonium bromide	溴化十六烷基三甲基铵
DL7H	7-deoxyloganic acid hydroxylase gene	7-脱氧马齿酸羟化酶基因
DMEK	4-diphosphocytidyl-2-C-methyl-D-erythritol kinase gene	4-二磷酸胞苷-2-甲基-D-赤藓糖醇激酶基因
DPPH	diphenyl picryl hydrazinyl	二苯基苦酰肼基
DXR	1-deoxy-D-xylulose-5-phosphate reductoi-somerase gene	1-脱氧-D-木酮糖-5-磷酸还原异构酶基因
DXS	1-deoxy-D-xylulose-5-phosphate synthase gene	1-脱氧-D-木酮糖-5-磷酸合成酶基因
DXS	1-deoxy-D-xylulose-5-phosphate synthase	1-脱氧-D-木酮糖-5-磷酸合成酶
ECD	electronic circular dichroism	电子圆二色性
G8H	geraniol 8-hydroxylase gene	香叶醇8-羟化酶基因
G8H	geraniol 8-hydroxylase	香叶醇8-羟化酶
GC-MS	gas chromatography-mass spectrum	气相色谱-质谱联用
gDNA	genomic DNA	基因组 DNA
GES	geraniol synthase gene	香叶醇合酶基因
GES	geraniol synthase	香叶醇合酶
GPP	geranylpyrophosphate	香叶基二磷酸
GPPS	geranyl diphosphate synthase gene	香叶基二磷酸合酶基因
HBPRS	Hamilton's Brief Psychiatric Rating Scale	汉密尔顿精神病评定量表

续表

缩略词	英文含义	中文含义
HDR	4-hydroxy-3-methylbut-2-en-1-yl diphosphate reductase gene	4-羟基-3-甲基丁-2-烯-1-基二磷酸还原酶基因
HDS	(*E*)-4-hydroxy-3-methylbut-2-enyl-diphosphate synthase gene	(反式)-4-羟基-3-甲基丁-2-烯基二磷酸合成酶基因
HIV	human immunodeficiency virus	艾滋病病毒
HMGR	hydroxymethylglutaryl-CoA reductase gene	羟甲基戊二酰辅酶 A 还原酶基因
HMGR	hydroxy methylglutaryl-CoA reductase	羟甲基戊二酰辅酶 A 还原酶
HMGS	hydroxymethylglutaryl-CoA synthase gene	羟甲基戊二酰辅酶 A 合酶基因
HPLC	high performance liquid chromatography	高效液相色谱
IAA	indoacetic acid	吲哚乙酸
IBA	indolo butyric acid	吲哚丁酸
IC_{50}	50% inhibiting concentration	半抑制浓度
IPPI	isopentenyl diphosphate isomerase gene	异戊烯基二磷酸异构酶基因
IR	infrared spectrum	红外光谱
IS	iridoid synthase gene	环烯醚萜合酶基因
ITS	internal transcribed spacer	内转录间隔区
KT	kinetin	激动素
LAMT	loganic acid *O*-methyltransferase gene	马钱酸 *O*-甲基转移酶基因
LD_{50}	lethal dose with 50% mortality rate	半数致死量
LH	lactoalbumin hydrolysate	水解乳蛋白
MCT	2-C-methyl-D-erythritol 4-phosphate cytidylyltransferase gene	2-甲基-D-赤藓糖醇-4-磷酸胞苷基转移酶基因
MECPS	2-C-methyl-D-erythritol 2,4-cyclodiphosphate synthase gene	2-C-甲基-D-赤藓糖醇 2,4-环二磷酸合酶基因
MeJA	methyl jasmonate	茉莉酸甲酯
MEP	2-C-methyl-D-erythritol-4-phosphate/methylerythritol phosphate	2-C-甲基-D-赤藓醇-4-磷酸

续表

缩略词	英文含义	中文含义
MIC	minimal inhibitory concentration	最低抑菌浓度
MVA	mevalonate	甲羟戊酸
MVD	diphosphomevalonate decarboxylase gene	二磷酸甲羟戊酸脱羧酶基因
MVK	mevalonate kinase gene	甲羟戊酸激酶基因
NAA	naphthylacetic acid	萘乙酸
NTS	non-transcribed spacer	非转录间隔区
ORF	open reading frame	开放阅读框
PAGE	polyacrylamide gel electrophoresis	聚丙烯酰胺凝胶电泳
PMK	phosphomevalonate kinase gene	磷酸甲羟戊酸激酶基因
POD	peroxidase	过氧化物酶
PTSD	post-traumatic stress disorder	创伤后应激障碍
Q-merker	quality marker	质量标志物
qRT-PCR	quantitative real-time PCR	实时荧光定量 PCR
Rf	retardation factor or rate of flow	比移值
RNA-seq	RNA-sequencing	转录组测序
SA	salicylic acid	水杨酸
SFE-CO_2	supercritical CO_2 extraction	超临界二氧化碳萃取
SLS	secologanin synthase gene	色罗丹宁合酶基因
SNP	single-nucleotide polymorphism	单核苷酸多态性
SoNP	sodium nitroprusside	硝普钠
TLC	thin layer chromatography	薄层层析
TOFMS	time of flight mass spectrometry	飞行时间质谱
Tris	trishydroxymethylaminomethane	三羟甲基氨基甲烷
UPLC	ultra performance liquid chromatography	超高效液相色谱
UV	UV spectrum	紫外光谱

续表

缩略词	英文含义	中文含义
β-CD	β-cyclodextrin	β-环糊精
ψ_w	water potential	水势

参考文献

［1］《常用草药治疗手册》编辑组．常用草药治疗手册［M］．成都：成都中医学院出版社，1969.

［2］《全国中草药汇编》编写组．全国中草药汇编［M］．北京：人民卫生出版社，1975.

［3］《四川中药志》协作编写组．四川中药志［M］．成都：四川人民出版社，1979，356.

［4］包骏，冉懋雄．贵州苗族医药研究与开发［M］．贵阳：贵州科技出版社，1999：199.

［5］蔡于罗，果佳慧，王鑫国，等．彝族药蜘蛛香的研究进展及质量标志物的预测分析［J］．中国药物警戒，2023，20（3）：348-352.

［6］蔡志基．药物依赖性与药物滥用问题的研究［J］．北京医科大学学报，1992，24（4）：278-280.

［7］曹斌，洪庚辛．蜘蛛香的中枢抑制作用［J］．中国中药杂志，1994，19（1）：40-42.

［8］曹井龙，薛慧，李艳楠，等．缬草三酯的提纯、成型工艺及其含量测定研究进展［J］．当代化工研究，2023，（4）：4-6.

［9］曹治权．微量元素与中医药［M］．北京：中国中医药出版社，1993.

［10］陈畅，李韶菁，唐仕欢，等．蜘蛛香药理研究进展［J］．中国中药杂志，2012，37（14）：2174-2176.

［11］陈朝勇，闫智勇，李少华，等．蜘蛛香对高脂血症大鼠血脂及肝功能的影响［J］．中国实验方剂学杂志，2012，18（19）：154-157.

［12］陈冲．蜘蛛香总环烯醚萜类成分急性毒性及长期毒性安全性评价研究［D］．成都：西南交通大学，2013.

［13］陈发奎．常用中草药有效成分含量测定［M］．北京：人民卫生出版社，1999：188-198.

［14］陈冀胜，郑硕．中国有毒植物［M］．北京：科学出版社，1987：609-610.

［15］陈科力，谭文界，余仲超．缬草的生药鉴定［J］．中药材，1993，16（6）：17-19.

［16］陈磊，康鲁平，秦路平，等．缬草属药用植物 HPLC 指纹特征研究［J］．中药材，2003a，26（4）：256-259.

［17］陈磊，康鲁平，秦路平，等．总缬草素的质量标准和镇静催眠活性研究［J］．中成药，2003b，25（8）：663-665.

［18］陈磊，秦路平，郑汉臣，等．三种缬草属植物的缬草素类含量种间和种内比较［J］．中药材，2002，25（4）：237-238.

［19］陈磊，秦路平，郑汉臣．缬草的化学成分、植物资源和药理活性［J］．药学实践杂志，2000，18（5）：277-279.

［20］陈磊，郑清明，郑汉臣，等．蜘蛛香的研究进展［J］．中国野生植物资源，2002b，21（1）：8-11.

［21］陈磊．中国缬草属药用植物的生药鉴定和资源利用研究［D］．上海：第二军医大学，2002.

［22］陈灵芝．中国的生物多样性——现状及保护对策［J］．北京：科学出版社，1993.

［23］陈玲，鲍家科，徐洪，等．贵州地产蜘蛛香质量分析［J］．中国当代医药，2010，17（13）：46-47.

［24］陈文武，彭兰华．药用植物的组织培养的应用［J］．陕西农业科学，2006，（5）：62-65.

［25］陈羲之．《滇南本草》药物马蹄香在脾胃病科的应用浅述［C］//首届兰茂中医药发展学术论坛暨云南省中医药界 2014 学术年会论文汇编，2014：424-425.

［26］陈训，巫华美，刘朝辉，等．贵州两种一变种缬草属植物染色体研究［J］．云南植物研究，1997，19（4）：449-450.

［27］陈业高，于丽丽，张燕．马蹄香化学成分的分离与鉴定［J］．云南化工，2005，32（5）：13-16.

［28］陈玉娟，石晋丽，闫兴丽，等．正交设计优选超声提取蜘蛛香中缬草素的提取工艺［J］．世界科学技术——中医药现代化，2009a，11（6）：889-891.

［29］陈玉娟，石晋丽，闫兴丽，等．蜘蛛香中缬草素在不同溶媒中的稳定性研究［J］．北京中医药大学学报，2009b，32（5）：349-350.

［30］陈玉燕，陈雪，黄泽豪．《本草图经》药物杜衡的本草考证［J］．亚热带植物科学，2020，49（4）：312-316.

［31］陈宗瑜．云南气候总论［M］．北京：气象出版社，2001.

［32］程果，徐国兵．香豆素类化合物的药理作用研究进展［J］．中成药，2013，35（6）：1288-1291.

［33］程静，解翠珠，何继祥．野生蜘蛛香与家种蜘蛛香中陈皮苷含量对比［J］．中国现代药物应用，2008，2（22）：62．

［34］程盛勇，付洋，陈慧，等．UPLC 同时测定蜘蛛香中 9 种成分［J］．中成药，2020，42（9）：2351-2356．

［35］程盛勇，付洋，郁林娜，等．HPLC 同时测定蜘蛛香中 9 种指标成分的含量［J］．贵州医科大学学报，2019a，44（12）：1413-1418．

［36］程盛勇，付洋，郁林娜，等．蜘蛛香 UPLC 指纹图谱研究［J］．中药材，2019b，42（5）：1080-1084．

［37］程盛勇，付洋，郁林娜，等．蜘蛛香 HPLC 指纹图谱及化学模式识别研究［J］．中国药学杂志，2019c，54（6）：489-493．

［38］褚洪标，陈冬，王茜．抗焦虑天然药物中桃叶珊瑚苷的闪式提取及高效液相色谱测定［J］．时珍国医国药，2016，27（7）：1578-1580．

［39］崔亚君，穆赫塔尔·亚森，岳松健，等．七种缬草属植物中缬草三酯和乙酰缬草三酯含量考察［J］．西北药学杂志，1999，14（4）：152-153．

［40］邓桂萍，杨跃梅，冯云典，等．香果健消胶囊质量标准的研究［J］．云南中医中药杂志，2011，32（8）：71-74．

［41］邓君，谈锋．缬草的研究进展［J］．国外医药·植物药分册，2000，15（2）：53-56．

［42］狄宏晔，石晋丽，闫兴丽，等．蜘蛛香中总缬草素的提取纯化工艺研究［J］．中药材，2007a，30（9）：1125-1127．

［43］狄宏晔，石晋丽，闫兴丽，等．HPLC 法测定蜘蛛香中缬草素、乙酰缬草素及其分解产物 baldrinal［J］．中草药，2007b，38（12）：1892-1894．

［44］狄宏晔，石晋丽，闫兴丽，等．蜘蛛香药材质量标准研究［J］．中国中药杂志，2007c，32（22）：2357-2359．

［45］刁英，段卫涛，林先民，等．基于 5S rDNA 序列利用 ARMS 技术鉴定蜘蛛香［J］．药学学报，2010，45（8）：1067-1070．

［46］丁红，明东升，米秀英，等．蜘蛛香中 β-谷固醇的定性鉴别和含量测定［J］．山西医学院学报，1995a，26（3）：261-263．

［47］丁红，明东升，岳海，等．蜘蛛香中棕榈酸的定性鉴别及总酸性成分的含量测定［J］．山西临床医药，1995b，4（3）：234-235．

［48］丁铃，熊厚溪，刘正玉．毕节市野生蜘蛛香主要农艺性状相互关系研究［J］．现代农业科技，2018，（24）：55-56．

［49］丁永芳，李航，李燕，等．水族常用根茎类植物药［J］．中国民族民间医药，2016，25（23）：13-15．

［50］董燕梅，张文颖，凌正一，等．转录因子调控植物萜类化合物生物

合成研究进展［J］．植物学报，2020，55（3）：340-350.

［51］董钻，王术．作物栽培学总论［M］．3版．北京：中国农业出版社，2018.

［52］都晓伟，吴军凯．缬草属植物化学成分及药理活性研究进展［J］．国外医药·植物药分册，2006，21（1）：10-14.

［53］杜广门，尚建华，包守全．马蹄香的镇静作用［J］．中成药研究，1985，（4）：40.

［54］樊江波．蜘蛛香治疗肠易激综合征的作用和机制研究［D］．北京：北京中医药大学，2008.

［55］范素琴．一种艾里莫芬烷型倍半萜类化合物及其医药用途：CN105503556A［P］．2016-04-20.

［56］方亮，吕万良，吴伟，等．药剂学［M］．8版．北京：人民卫生出版社，2016.

［57］费永俊，田志宏，路成华．坪用乡土狗牙根的茎节繁殖试验［J］．中国草地，2002，24（3）：75-76.

［58］付思红，姚成芬，张宝，等．蜘蛛香药材HPLC指纹图谱研究［J］．中草药，2017，48（21）：4537-4540.

［59］付洋，程盛勇，陈慧，等．响应面法结合熵权法多指标优选蜘蛛香提取工艺［J］．中药材，2021，44（2）：403-407.

［60］付洋，程盛勇，郁林娜，等．一测多评法测定蜘蛛香中9个成分的含量［J］．药物分析杂志，2019，39（9）：1666-1672.

［61］傅亮，楚清脆，黄宝康，等．毛细管电泳-电化学检测法测定蜘蛛香中多元酚类化合物［J］．分析化学，2005，33（2）：161-164.

［62］高弘扬．石竹和拟南芥试管苗玻璃化机制及控制研究［D］．大连：大连理工大学，2018.

［63］高寿利．我国设施园艺区域发展模式研究［D］．北京：北京林业大学，2010.

［64］高学敏．中药学［M］．北京：中国中医药出版社，2012.

［65］高志嶙，李照福．中药炮制之姜制法［J］．首都医药，2006，（2）：43-44.

［66］郜红利，谭玉柱．蜘蛛香提取物的药理学研究［J］．华西药学杂志，2014a，29（2）：154-157.

［67］郜红利，谭玉柱．Plackett-Burman试验设计联合星点设计效应面法优选蜘蛛香中总缬草三酯提取工艺［J］．中国实验方剂学杂志，2013a，19（10）：38-41.

［68］郜红利，谭玉柱．恩施州野生蜘蛛香特征指纹图谱研究［J］．时珍国医国药，2013b，24（7）：1749-1751．

［69］郜红利，谭玉柱．蜘蛛香野生转家种品质评价研究［J］．中成药，2013c，35（12）：2710-2713．

［70］郜红利，谭玉柱．蜘蛛香总缬草三酯提取物的纯化工艺优选［J］．中国实验方剂学杂志，2013d，19（12）：37-39．

［71］郜红利，谭玉柱．大孔吸附树脂纯化蜘蛛香总黄酮的工艺研究［J］．现代药物与临床，2014b，29（10）：1100-1104．

［72］郜红利．蜘蛛香化学成分影响因素的研究进展［J］．山东医药，2013，53（19）：82-84．

［73］耿其勇，吕德芳，张宝，等．中药材立体种植模式集成技术研究与应用［J］．安徽农学通报，2017，23（12）：137-138．

［74］龚金炎，张英，吴晓琴．黄酮类化合物抗病毒活性的研究进展［J］．中草药，2008，39（4）：623-627．

［75］谷臣华．湘鄂西边陲蜘蛛香精油的化学成分［J］．吉首大学学报（自然科学版），1989，（1）：68-71．

［76］关云琳，杨根林，李庆华，等．纳西族传统药用植物蜘蛛香人工栽培的关键技术［J］．现代园艺，2021，（13）：78-79．

［77］管庆松，袁雪波，项勋，等．马蹄香对仔猪大肠杆菌的抑菌效果观察［J］．山东畜牧兽医，2013，34（2）：12-14．

［78］广西壮族自治区革命委员会卫生局．广西本草选编［M］．南宁：广西人民出版社，1974：1806．

［79］广西僮族自治区卫生厅．广西中药志［M］．南宁：广西僮族自治区人民出版社，1959．

［80］贵阳市卫生局．贵阳民间草药［M］．贵阳：贵州人民出版社，1959：248-281．

［81］贵州省药品监督管理局．贵州省中药材、民族药材质量标准（2003年版）［S］．贵阳：贵州科技出版社，2003：401．

［82］贵州省中医研究所．贵州草药［M］．贵阳：贵州人民出版社，1970：598．

［83］郭海，赵明，郭敏．一种山野菜——大叶芹［J］．蔬菜，2002，（4）：42．

［84］郭济贤，明东升，顺庆生．常用中药材品种整理和质量研究［M］．北京：北京大学医学出版社，1997：489-490．

［85］郭济贤，顺庆生，王志伟，等．中国缬草属植物叶毛茸的显微观察

［J］. 上海第一医学院学报，1985，12（4）：260-264.

［86］郭雪艳，赵荣华，倪婉晔，等. 砂仁复方制剂对水浸应激致胃肠动力障碍的改善作用研究［J］. 时珍国医国药，2020，31（6）：1305-1308.

［87］国家药典委员会. 中华人民共和国药典：1977 年版. 一部［M］. 北京：人民卫生出版社，1978.

［88］国家药典委员会. 中华人民共和国药典：2010 年版. 一部［M］. 北京：中国医药科技出版社，2010.

［89］国家药典委员会. 中华人民共和国药典：2015 年版. 一部［M］. 北京：中国医药科技出版社，2015.

［90］国家药典委员会. 中华人民共和国药典：2020 年版. 一部［M］. 北京：中国医药科技出版社，2020.

［91］国家中医药管理局《中华本草》编委会. 中华本草（第七册）［M］. 上海：上海科学技术出版社，1999.

［92］汉语大字典编辑委员会. 汉语大字典（缩印本）［M］. 武汉：湖北辞书出版社，1992：1444.

［93］郝佳旭，杨丽娟，范晓，等. 复方蜘蛛香挥发油 GC-MS 指纹图谱的建立及多组分定量分析［J］. 中草药，2022，53（22）：7048-7057.

［94］何继祥，许庆，朱正华，等. 蜘蛛香野生变家种可行性研究［J］. 云南中医中药杂志，2008，29（10）：29-30.

［95］何灵芳，白红丽，郭俊明，等. 红河野生马蹄香根茎及花中金属元素含量分析［J］. 农业研究与应用，2013，（6）：5-7.

［96］何帅，马晓杰，贺蕊，等. 蜘蛛香 35% 乙醇提取物的肠吸收特性［J］. 中成药，2019，41（3）：485-489.

［97］侯俭. 镁在人体中的作用［J］. 金属世界，2008（3）：64.

［98］侯文慧，刘勇，王春国，等. HPLC 法同时测定蜘蛛香药材中缬草三酯类化合物及其降解产物的含量［J］. 世界科学技术——中医药现代化，2014a，16（12）：2658-2663.

［99］侯文慧，石晋丽，刘勇，等. 正交实验设计优选蜘蛛香的提取工艺［J］. 中医药信息，2014b，31（3）：92-94.

［100］胡定绶. 野生植物缬草人工驯化栽培［J］. 农技服务，1995（1）：7-8.

［101］胡江苗，杨建，年寅，等. 蜘蛛香环烯醚萜部位在制备 N-型钙通道抑制剂中的应用：CN104721180A［P］. 2015-06-24.

［102］胡萍萍，胡静娜. 蜘蛛香单萜环烯醚类成分及其抗乳腺癌活性［J］. 中成药，2021，43（11）：357-3061.

[103] 胡晓娜，周欣，李明，等．不同提取方法对蜘蛛香挥发油的研究 [J]．分析试验室，2008，27（增刊）：186-189．

[104] 胡轶群，张如松．药用植物蜘蛛香化学成分及药理作用研究 [J]．中国现代药物应用，2009，3（24）：194-197．

[105] 黄宝康，黄流清，赵忠新，等．国产缬草属4种药用植物镇静催眠作用的比较研究 [J]．时珍国医国药，2008，19（11）：2710-2711．

[106] 黄宝康，郑汉臣，秦路平，等．国产缬草属药用植物资源调查 [J]．中药材，2004，27（9）：632-634．

[107] 黄宝康，郑汉臣，张巧艳，等．缬草和蜘蛛香的资源分布及民族药用调查 [J]．中国野生植物资源，2006，25（1）：12-15．

[108] 黄宝康．中国缬草属植物的生药学及缬草的种内变异研究 [D]．上海：第二军医大学，2005．

[109] 黄姣娟，王文春，熊德启，等．蜘蛛香环烯醚萜类成分对大鼠脊髓损伤后氧化应激的影响 [J]．康复学报，2019，29（3）：27-32．

[110] 黄姣娟．蜘蛛香环烯醚萜类激活 Nrf2/ARE 通路减轻脊髓损伤氧化应激反应的机制研究 [D]．成都：西南交通大学，2019．

[111] 黄仁泉，张立，杨建丽．同种缬草中缬草三酯和缬草烯酸类成分的 HPLC 分析和比较 [J]．中草药，2002，33（11）：1000-1001．

[112] 黄泰康．现代本草纲目 [M]．北京：中国医药科技出版社，2001：170．

[113] 黄新．中药饮片储藏与养护问题研究 [J]．亚太传统医药，2013，9（11）：202-203．

[114] 黄永坤，潘媛，肖桦，等．单方中药马蹄香和5种微生态制剂中的低聚糖含量测定和比较分析 [J]．中国微生态学杂志，2012，24（10）：868-872，875．

[115] 贾敏如．关于保护珍稀濒危中药的等级标准和种类的建议 [J]．中国中药杂志，1995，20（2）：67-70．

[116] 江纪武，肖庆祥．植物药有效成分手册 [M]．北京：人民卫生出版社，1986：135．

[117] 江苏新医学院．中药大辞典 [M]．上海：上海人民出版社，1977：2555．

[118] 江西新中医学院．中药大辞典 [M]．上海：上海科学技术出版社，1986：1160．

[119] 姜慧明．β-环糊精对典型芳香化合物的分子组装和识别研究 [D]．大连：大连理工大学，2011．

［120］姜明言，饶凯瑞，廖彩岑，等．蜘蛛香中的环烯醚萜类化合物在巨噬细胞中的抗炎活性研究［J］．天然产物研究与开发，2021，33：913-920.

［121］姜宗庆，李成忠，陆辉，等．一种提高蜘蛛香发芽率的方法：CN105960881A［P］．2016-09-28.

［122］蒋冲，刘晓磊，程楠楠，等．秦岭南北日照时数时空变化及突变特征［J］．干旱区地理，2013，36（3）：416-424.

［123］焦家良，灵晓燕，陈刚，等．一种蜘蛛香挥发油抗菌剂包合物及其制备方法：CN107080785A［P］．2017-08-22.

［124］焦立响，夏艳，黄梅，等．马蹄香中8种微量元素的初级形态分析［J］．食品科技，2012，37（2）：48-50.

［125］兰明，林玉，张瑞桐，等．蜘蛛香总黄酮对肝癌 H_{22} 小鼠抗肿瘤作用及对 pathways in cancer 的影响［J］．中华中医药学刊，2014，32（5）：1006-1008.

［126］兰明．蜘蛛香素 E 对人肝癌 HepG2 细胞增殖、侵袭和迁移的影响［D］．成都：西南交通大学，2015.

［127］兰振水．蜘蛛香繁育方法：CN102668981A［P］．2012-09-19.

［128］蓝海，兰振水，张淑霞．一种蜘蛛香籽种的育苗方法与流程CN201711415820.7［P］．2018-5-18.

［129］雷晔，禹俊梅，刘书华．苗药复方窝来溜溶液的抗菌活性研究［J］．中国民族民间医药，2016，25（10）：21-22.

［130］李广雷，林青华，昶国平，等．蜘蛛香中缬草三酯的制备方法［J］．现代中药研究与实践，2014，28（4）：48-50.

［131］李华鹏，桑立红，侯准，等．中药酒制的研究概况［J］．中药材，2011，34（3）：478-481.

［132］李锦莲，单静影，曲之佳，等．正交试验法优选蜘蛛香挥发油-β-环糊精包合工艺［J］．数理医药学杂志，2006，19（2）：199-200.

［133］李景波．国外对缬草的研究［J］．中草药通讯，1977（3）：47.

［134］李靖，刘佳，乔里，等．高效液相色谱法同时测定蜘蛛香中3种活性成分的含量［J］．中国药学杂志，2014，49（20）：1840-1844.

［135］李丽，于定荣，麻印莲，等．根及根茎类中药饮片产地炮制加工生产模式的构建［J］．中国实验方剂学杂志，2013，19（5）：356-358.

［136］李丽，周红暇，刘焱，等．纳米银参与的化学发光法测定蜘蛛香中的香叶木素［J］．中国卫生检验杂志，2015，25（20）：3436-3438，3444.

［137］李莉．2种施肥方式对日本落叶松种子园球果产量的影响［J］．现

代农业科技，2014，（12）：164，166.

［138］李鹏．马蹄香对小鼠免疫系统影响的初步研究［J］．畜牧与饲料科学，2014，35（2）：12-13，17.

［139］李萍，闫兴丽，高增平，等．蜘蛛香中总环烯醚萜及2个指标性成分 baldrinal 和 11-ethoxyviburtinal 含量测定［J］．中国中医药信息杂志，2016，23（6）：88-91.

［140］李强，丁爱玲，郑伟，等．脱蛋白方法对蜘蛛香多糖总抗氧化能力的影响［J］．中国实验方剂学杂志，2010a，16（8）：18-21.

［141］李强，郑伟，陈林，等．蜘蛛香多糖提取工艺的研究［J］．食品工业科技，2010b，31（7）：273-274，277.

［142］李庆杰，王琦，都帅，等．蜘蛛香的化学成分及其抗焦虑作用研究进展［J］．吉林中医药，2020，40（9）：1254-1256.

［143］李蓉，李小平，吴莹．紫外分光光度法测定蜘蛛香中总黄酮的含量［J］．辽宁中医药大学学报，2008a，10（12）：149-150.

［144］李蓉，李小平，于生兰，等．超声法提取蜘蛛香中总黄酮的正交试验研究［J］．安徽农业科学，2008b，36（25）：10943-10944，10977.

［145］李蓉，吴莹．蜘蛛香的药理作用研究进展［J］．科技资讯，2019（31）：159.

［146］李蓉．蜘蛛香中黄酮类化合物的提取分析及抗炎抑菌活性研究［D］．苏州：苏州大学，2009.

［147］李少华，闫智勇．蜘蛛香环烯醚萜类成分的研究进展［J］．中国新药杂志，2012，21（6）：633-637.

［148］李雯，王建华，徐世荣．有机酸诱导肿瘤细胞凋亡研究进展［J］．现代肿瘤学，2005，13（5）：706-710.

［149］李雪，文婕英，曾小英，等．百合属几种植物亲缘关系的可溶性蛋白质和过氧化物酶分析［J］．西北师范大学学报（自然科学版），2005，41（6）：58-60.

［150］李艳艳，杨海峰，李勇军．蜘蛛香胶囊对靶动物犬的安全性试验［J］．黑龙江畜牧兽医，2016，（07下）：163-165.

［151］李药兰，李克明，苏妙贤，等．猴耳环抗病毒有效成分研究［J］．中国中药杂志，2006，（5）：397-400.

［152］李永彪，陈畅，毛森，等．蜘蛛香抗抑郁作用及机制的研究进展［J］．中国实验方剂学杂志，2020a，26（2）：235-240.

［153］李永彪，吴兰兰，樊玉青，等．蜘蛛香环烯醚萜部位干预 CUMS 致抑郁小鼠脑组织的^{1}H-NMR 代谢组学分析［J］．中国实验方剂学杂志，

2020b, 26 (19)：195-203.

［154］李元旦，李蓉涛，李海舟．蜘蛛香的化学成分研究［J］．云南中医中药杂志，2011，32 (6)：80-81.

［155］李元旦．蜘蛛香炮制前后的物质基础研究［D］．昆明：昆明理工大学，2011.

［156］练从龙，兰金旭，王利丽，等．气雾栽培研究进展及其在药用植物中的应用前景［J］．中国现代中药，2020，22 (30)：461-465.

［157］梁光义，周欣，王道平，等．贵州蜘蛛香挥发性成分的 GC-MS 研究［J］．中国药学杂志，2002，37 (12)：959.

［158］林杰，郑宏钧．蜘蛛香的形态组织鉴定［J］．中药材，1995，18 (8)：387-389.

［159］林玉．蜘蛛香环炮醚萜类抗肝癌作用及其机制初步研究［D］．成都：西南交通大学，2015.

［160］刘翠娟．蜘蛛香挥发油 β-环糊精包合物稳定性的探讨［J］．黑龙江医药科学，2005，28 (6)：65.

［161］刘红．β-环糊精衍生物的包合作用及缓释性能研究［D］．西安：西北大学，2011.

［162］刘欢，吴佳慧，刘丹，等．蜘蛛香中的环烯醚萜类成分及其抗流感病毒活性研究［J］．中草药，2020，51 (11)：2886-2894.

［163］刘剑，胡松谋．香果健消片及生产方法：CN101352553［P］．2009-01-28.

［164］刘开萍，程盛勇，郁林娜，等．蜘蛛香总缬草三酯自微乳的制备及质量评价［J］．中国实验方剂学杂志，2018a，24 (11)：16-21.

［165］刘开萍，杨军，程盛勇，等．HPLC 法同时测定蜘蛛香中 7 种成分含量［J］．中药材，2018b，41 (4)：922-924.

［166］刘开萍，杨军，罗喜荣，等．蜘蛛香中绿原酸及总酚酸的含量测定［J］．湖北农业科学，2017，56 (2)：288-290.

［167］刘稳．植物过氧化物酶超家族的分子结构［J］．生命科学，2002，14 (4)：212-214.

［168］刘晓鹏，王锋，赵黎明，等．药用植物组织培养研究进展［J］．湖北民族学院学报（自然科学版），2019，37 (1)：13-18.

［169］刘兴赋，程盛勇，陈慧，等．大孔树脂对蜘蛛香总酚酸的吸附热力学和动力学研究［J］．离子交换与吸附，2020，36 (5)：443-450.

［170］刘窈玉，穆芳园，王一程，等．蜘蛛香提取物治疗腹泻型肠易激综合征模型大鼠粪便 UPLC-MS/MS 代谢组学研究［J］．中国中药杂志，

2021，46（3）：678-684.

　　[171] 龙庆德，杨南赟，李启瑞，等．蜘蛛香不同部位挥发性化学成分分析 [J]．中华中医药杂志，2021，36（10）：6193-6197.

　　[172] 龙庆德，杨南赟，龙春升，等．不同海拔蜘蛛香挥发油 GC-MS 分析 [J]．中华中医药学刊，2022，40（10）：182-185.

　　[173] 鲁文琴，程盛勇，付洋，等．蜘蛛香药材 HPLC 指纹图谱鉴别 [J]．时珍国医国药，2020，31（1）：114-116.

　　[174] 鲁文琴，刘开萍，程盛勇，等．蜘蛛香总缬草三酯固体自微乳的制备及体外评价 [J]．中药材，2019，42（4）：853-857.

　　[175] 陆琳．温室类型、用途和规模的确定 [J]．云南农业，2014（6）：73-74.

　　[176] 罗茂玉．中药超微粉发展应用的影响因素 [J]．海峡药学，2012，24（4）：158-159.

　　[177] 罗喜荣，罗俊，杨军，等．蜘蛛香不同部位中总缬草三酯含量测定 [J]．安徽农业科学，2012a，40（16）：8884，9106.

　　[178] 罗喜荣，苑天红，杨军，等．超临界 CO_2 萃取蜘蛛香中总缬草三酯的工艺研究 [J]．广东农业科学，2012b，（16）：119-121.

　　[179] 罗喜荣，苑天红，杨军，等．超临界 CO_2 萃取蜘蛛香中缬草素工艺优化 [J]．湖北农业科学，2013，52（8）：1901-1902，1912.

　　[180] 马静，陈世德，谢学礼．马蹄香治疗轮状病毒肠炎疗效的研究 [J]．昆明医学院学报，1987b，（4）：78-81.

　　[181] 马静，刘宝源，张新生，等．马蹄香治疗小儿病毒性腹泻机理研究 [J]．云南中药杂志，1987a，8（4）：1-3.

　　[182] 马丽娟．CPV LAMP 检测方法建立和蜘蛛香治疗效果研究 [D]．长春：吉林大学，2010.

　　[183] 毛成栋，宋会珠，杨波，等．蜘蛛香化学成分研究 [J]．中药材，2015，38（8）：1665-1667.

　　[184] 毛晓健，李静平，王军．蜘蛛香镇痛、镇静作用及对胃肠运动的影响 [J]．云南中医学院学报，2008，31（3）：34-37.

　　[185] 毛自朝．植物生理学 [M]．2 版．武汉：华中科技大学出版社，2016：269-280.

　　[186] 孟惠平，李冬莉，杨延哲．钙与人体健康 [J]．微量元素与健康研究，2010，27（5）：65-67.

　　[187] 孟庆举，刘晓谦，杨华，等．闪式提取技术的研究进展 [J]．中国实验方剂学杂志，2013，19（19）：349-355.

［188］孟小夏，张硕，张敏，等．龙血竭和蜘蛛香体外联用的抗菌作用研究［J］．华西药学杂志，2017，32（1）：109-110.

［189］孟勇，马清涌，马涛，等．芹菜素对人结肠癌细胞SW480增殖抑制作用的实验研究［J］．现代肿瘤医学，2008，16（5）：701-703.

［190］苗静琨，陈启雄，李春，等．α-细辛醚抗癫痫作用的实验研究［J］．中国临床药理学杂志，2013，29（1）：38-41.

［191］兰茂．滇南本草［M］．于乃文，于兰馥整理主编．昆明：云南科技出版社，2004：482-483.

［192］兰茂．滇南本草（第二卷）［M］.《滇南本草》整理组整理．昆明：云南人民出版社，1977：273.

［193］兰茂．滇南本草图说［M］．北京：中医古籍出版社，2007.

［194］李时珍．本草纲目（校点本）第2册［M］．北京：人民卫生出版社，1979：845.

［195］明东升，郭济贤，顺庆生，等．四种缬草生药挥发油化学成分的气相层析-质谱联用鉴定［J］．中成药，1994，16（1）：41-42.

［196］明东升，郭济贤，顺庆生，等．中药蜘蛛香和缬草类的形态组织学研究［J］．上海医科大学学报，1993a，20（3）：205-207.

［197］明东升，郭济贤．缬草类生药中总缬草素的含量测定［J］．上海医科大学学报，1993b，20（3）：210-212.

［198］明东升．连翘和蜘蛛香化学成分及生物活性研究［D］．北京：中国协和医科大学，1998.

［199］莫志江．中药材干燥方法概述［J］．基层中药杂志，2000，（1）：42-43.

［200］南京中医药大学．中药大辞典．下册［M］．上海：上海科学技术出版社，2006：2555.

［201］倪兰，陈磊．不同产地、部位和采收期的缬草属植物中缬草素成分含量比较［J］．海峡药学，2010，22（8）：45-46.

［202］潘玲珍．蜘蛛香药物依赖性评价的毒理基因组学研究［D］．成都：西南交通大学，2011.

［203］潘新毅，李飞跃．中药酒制方法、理论的探讨［J］．中医药信息，1988（6）：12-13.

［204］裴秋燕，李璇，朱军旋，等．蜘蛛香的药理作用及其机理研究进展［J］．中华中医药学刊，2010，28（9）：1864-1865.

［205］彭佳．蜘蛛香环烯醚萜类成分中枢抑制作用研究［D］．成都：西南交通大学，2009.

［206］彭强，赵桦，张国柱．马蹄香的生药鉴定及其与华细辛的鉴别［J］．中草药，2005，36（2）：277-280.

［207］浦绍敬，李剑峰，王小婷．一种高纯度缬草三酯的制备工艺［J］．中国民族民间医药，2019，28（22）：32-35.

［208］祁琴，万新，石晋丽，等．缬草属常见药用植物的红外光谱鉴别［J］．中国医院药学杂志，2007，27（4）：504-506.

［209］钱俊臻，王伯初．橙皮苷的药理作用研究进展［J］．天然产物研究与开发，2010，（22）：176-180.

［210］强胜．植物学［M］．2版．北京：高等教育出版社，2017，161.

［211］郄建坤，屈会化，栾新慧．缬草属植物化学成分及药理研究概况［J］．中国药学杂志，2002，37（10）：729-733.

［212］秦枫，刘云，吴植，等．蜘蛛香提取物体外抗猪繁殖与呼吸综合征病毒的作用［J］．河南农业科学，2020，49（10）：149-155.

［213］秦晋之．蜘蛛香环烯醚萜类成分抗焦虑药效及作用机制研究［D］．成都：西南交通大学，2009.

［214］秦路平，陈磊，郑汉臣．一种制备总缬草素的新方法：CN1396166［P］，2003-02-12.

［215］秦云，张蒙，张杨芹，等．彝药马蹄香（根）中微量元素的测定［J］．微量元素与健康研究，2010，27（6）：20-21.

［216］邱德文．中华本草苗药卷［M］．贵阳：贵州科技出版社，2005：566-567.

［217］冉靓，杨小生，王伯初，等．抗氧化多糖的研究进展［J］．时珍国医国药，2006，17（4）：494-496.

［218］阮勇彬．姜制药物作用探析［J］．中国医药导报，2008，5（26）：190-191.

［219］桑迎迎，周国燕，王爱民，等．中药材干燥技术研究进展［J］．中成药，2010，32（12）：2140-2144.

［220］沙莹，张志兰，曾一华．肉豆蔻挥发油β-环糊精包合物的制备工艺研究［J］．中成药，2005，27（1）：110-111.

［221］陕西省革命委员会卫生局、商业局．陕西中草药［M］．北京：科学出版社，1974.

［222］尚志钧．《本草纲目》新增药品出处的分析［J］．时珍国药研究，1991，2（2）：49-53.

［223］申旭霁，杜杉，孙颖，等．一种从蜘蛛香药渣中获得高纯度橙皮素的方法：CN103667385A［P］．2014-03-26.

［224］沈伟锋，朱智慧，朱瑞，等．Jatamanvaltrate P 对乳腺癌细胞 T47D 增殖的影响及机制研究 ［J］．中国现代应用药学，2019，36（1）：10-14.

［225］施金钺．蜘蛛香大孔树脂洗脱物环烯醚萜成分提取分离、稳定性及急性毒性研究 ［D］．北京：北京中医药大学，2016.

［226］石道群，王云，饶凯瑞，等．蜘蛛香中的倍半萜和环烯醚萜类成分及其抗炎和抗流感病毒活性 ［J］．药学学报，2022，57（2）：428-432.

［227］石晋丽，刘勇，肖培根．缬草属植物化学成分与药理作用 ［J］．国外医药植物药分册，2003，18（6）：231-239.

［228］石晋丽，刘勇，肖培根．HPLC 法测定不同产地蜘蛛香中橙皮苷的含量 ［J］．中草药，2005a，36（3）：449-450.

［229］石晋丽，刘勇，肖培根．缬草属药用植物极性成分的 HPLC 指纹图谱研究 ［J］．中国中药杂志，2005b，30（6）：426-429.

［230］石晋丽．国产缬草属药用植物资源的研究 ［D］．北京：北京中医药大学，2004.

［231］史瑞瑞，王娟，闫兴丽，等．蜘蛛香环烯醚萜类成分对肠易激综合征大鼠的作用机制研究 ［J］．北京中医药大学学报，2014，37（5）：304-308.

［232］四川省中药研究所．四川常用中草药 ［M］．成都：四川人民出版社，1971.

［233］宋歌，王宝华，闫兴丽，等．蜘蛛香中环烯醚萜类成分大孔树脂纯化工艺的研究 ［J］．北京中医药大学学报，2012，35（3）：200-204.

［234］宋歌．蜘蛛香化学成分分离及肠溶片制剂工艺研究 ［D］．北京：北京中医药大学，2011.

［235］宋开蓉，刘雄，高建德，等．中药颗粒剂研究现状及展望 ［J］．甘肃中医药大学学报，2017，34（3）：79-82.

［236］宋容．一种蜘蛛香大棚土壤种植方法：CN106888757A ［P］，2017-06-27.

［237］苏丽花．两种药用植物的化学成分和生物活性研究 ［D］．昆明：昆明理工大学，2016.

［238］孙立立，张泰．中药蜜制法历史沿革探讨 ［C］//中华中医药学会四大怀药与地道药材研究论坛暨中药炮制分会第二届第五次学术会与第三届会员代表大会论文集，2007：321-325.

［239］孙勇．基于脑肠轴探讨蜘蛛香环烯醚萜类有效部位抗抑郁作用及其机制 ［D］．成都：西南交通大学，2019.

［240］孙远，付玉，刘冰，等．马蹄香对小鼠的急性毒性及对大鼠的亚

急性毒性观察［J］．中国生物制品学杂志，2011，24（11）：1290-1292.

［241］谭玉柱，杨凡，李博，等．蜘蛛香化学成分及其抗肿瘤活性［J］．中成药，2019，41（3）：572-576.

［242］唐艳．贵州六盘水水城县蜘蛛香资源减少货源难收［OL］．中药材天地网，2014-06-25．http：//www.zyctd.com/zixun/201/173489.html.

［243］唐玉琴．基于表观遗传研究蜘蛛香有效部位抗缺氧的神经保护作用［D］．成都：成都中医药大学，2017.

［244］陶丝雨，肖丛瑞，王晶，等．缬草醛对肠易激综合征模型大鼠结肠CRF，TPH1mRNA及5-HT表达的影响［J］．中国中药杂志，2017a，42（2）：347-351.

［245］陶丝雨，肖丛瑞，王晶，等．缬草醛对肠易激综合征模型大鼠胃肠敏感性和结肠中5-HIAA及5-HT相关受体蛋白表达的影响作用［J］．北京中医药大学学报，2017b，40（7）：572-577.

［246］滕初兴，卫珍，黄有芬，等．秋泻灵的毒性及其对肠肌功能的观察［J］．昆明医学院学报，1986，7（2）：23-26.

［247］田国忠，李怀方，裘维蕃．植物过氧化物酶研究进展［J］．武汉植物学研究，2001，19（4）：332-344.

［248］田弋夫，龙庆德，罗喜荣，等．蜘蛛香油化学成分的气相色谱-飞行时间质谱分析［J］．时珍国医国药，2012，23（4）：924-926.

［249］万新．缬草属常用药用植物形态特征、光谱鉴别及ITS序列研究［D］．北京：北京中医药大学，2007.

［250］汪小全，洪德元．植物分子系统学近五年的研究进展概况［J］．植物分类学报，1997，35（5）：465-480.

［251］汪毅．中国苗族药物彩色图集［M］．贵阳：贵州科技出版社，2002.

［252］汪毅．黔本草［M］．贵阳：贵州科技出版社，2017：351.

［253］王晨舒，常箫月，赵爽．蜘蛛香 VjBIS1 和 VjBIS2 基因的克隆及原核表达［J］．中药材，2022，45（2）：310-315.

［254］王栋，范圣此，李安平．中药材贮藏方法的研究进展［J］．中国现代中药，2013，15（5）：416-419.

［255］王法章，张春梅．培养基种类及成分对核桃叶片组织培养褐变的影响［J］．吉林农业，2016，（1）：87-88.

［256］王菲菲，吴寿海，张聿梅，等．蜘蛛香药材提取物抗氧化活性的研究［J］．药学学报，2018，53（3）：439-443.

［257］王国强．全国中草药汇编［M］．3版．北京：人民卫生出版

社，2014.

[258] 王海来，万新，闫兴丽，等．蜘蛛香超临界 CO_2 萃取物化学成分的研究 [J]．北京中医药大学学报，2007a，30（12）：832-835，853.

[259] 王海来，万新，闫兴丽，等．蜘蛛香 SFE-CO$_2$ 萃取物与水蒸气蒸馏所得挥发油的 GC-MS 对比分析 [J]．中国中药杂志，2007b，32（24）：2667-2670.

[260] 王洪礼，虞正伟，赵宝凯．蜘蛛香冻干制剂及制备方法：CN103169740A [P]．2013-06-26.

[261] 王静怡，尹杰，刘建成，等．蜘蛛香环烯醚萜类成分对急性脊髓损伤大鼠神经细胞焦亡的影响 [J]．中国康复理论与实践，2021，27（6）：653-660.

[262] 王娟，史瑞瑞，王晶，等．蜘蛛香环烯醚萜类成分 ZXX 对肠易激综合征模型大鼠的治疗作用和胃肠激素的影响 [J]．长春中医药大学学报，2014a，30（3）：396-399.

[263] 王娟，张婷，胡京红，等．蜘蛛香环烯醚萜类成分 ZXX 止泻作用实验研究 [J]．辽宁中医药大学学报，2014b，16（11）：30-32.

[264] 王俊峰．川西樟牙菜体细胞杂交及其环烯醚菇类化合物合成相关基因香叶醇-10-羟化酶的克隆和功能验证 [D]．济南：山东大学，2010.

[265] 王鹏娇，孟小夏，高秀丽．龙血竭、苦参、蜘蛛香的体外抑菌作用研究 [J]．贵阳医学院学报，2014，39（4）：508-510.

[266] 王强，苏若，王翰华．醒脾养儿颗粒 HPLC 指纹图谱研究与化学模式识别 [J]．药物分析杂志，2021，41（6）：1083-1091.

[267] 王茹静，陈银，黄青，等．蜘蛛香化学成分及其神经保护活性 [J]．中成药，2017，39（4）：756-760.

[268] 王素娟，郑承剑，岳伟，等．用 HPLC 法同时测定蜘蛛香中 4 种缬草素类成分的含量 [J]．药学服务与研究，2014，14（5）：376-378.

[269] 王素娟．蜘蛛香总缬草素抗焦虑的成药性研究 [D]．银川：宁夏医科大学，2014.

[270] 王伟，肖文杰，王玉梅．中药材贮藏保管探要 [J]．实用中医内科杂志，2008，22（7）：89.

[271] 王伟倩，周东恒，朱英，等．蜘蛛香中 1 个新的单萜环烯醚酯类化合物 [J]．中草药，2016，47（22）：3944-3946.

[272] 王小蓉．中药及其醋制．中国药业，2007，16（18）：54.

[273] 王延丽，刘勇，石晋丽，等．缬草素抗焦虑作用及其机制的初探 [J]．中国药理学通报，2011a，27（4）：501-504.

[274] 王延丽，石晋丽，郭建友，等．缬草素抗焦虑活性研究 [J]．中国实验方剂学杂志，2011b，17（6）：126-128.

[275] 王延丽．复方马蹄香抗焦虑胶囊药效学研究及机制探讨 [D]．北京：北京中医药大学，2011.

[276] 王有为，陈倩，王跃进，等．缬草属植物制种方法：CN1732747 [P]．2006.02.15.

[277] 王雨清．白刺果与蜘蛛香中化学成分的提取、分离、鉴定 [D]．上海：华东理工大学，2014.

[278] 王正芹，袁莉，刘瑛．浅谈苗族"隔药"用于疾病的预防和治疗 [J]．中国民族医药杂志，1997，3（4）：38.

[279] 王子毅．中药饮片质量控制的风险识别研究 [D]．北京：北京中医药大学，2019.

[280] 王宗玉，钮芳娣．马蹄香精油的化学成分研究 [J]．云南植物研究，1980，2（1）：58-61.

[281] 巫华美，刘朝辉，陈训，等．缬草属两种一变种过氧化物酶同工酶研究 [J]．贵州科学，1996，14（4）：26-28.

[282] 吴彩霞，刘红丽，卢素格，等．固相微萃取法与水蒸气蒸馏法提取蜘蛛香挥发油成分的比较 [J]．中国药房，2008，19（12）：918-920.

[283] 吴华欣．缬草属植物化学成分及药理作用研究的回顾 [J]．云南中医杂志，1985（1）：49-51.

[284] 吴加慧，蒋娜，周艳，等．环烯醚萜 isovaltrate acetoxyhydrin 的抗流感及抗炎作用 [J]．中国药理学通报，2021，37（10）：1377-1382.

[285] 吴家荣．中草药蜘蛛香（印度缬草）的鉴定研究 [J]．新医药通讯，1976（1）：73-78.

[286] 吴金凤．环金合欢烷型倍半萜化合物、制备方法和医药用途：CN105503795A [P]．2016-04-20.

[287] 吴素仪，丘泰球，范晓丹．超声波在中草药有效成分提取应用中的研究进展 [J]．江苏中医药，2008，40（7）：93-94.

[288] 吴希，邓勤，徐志勇，等．制备型高效液相色谱在天然产物分离中的应用 [J]．化学分析计量，2017，26（1）：113-117，122.

[289] 伍丹，王宝华，闫兴丽，等．正交设计研究蜘蛛香中缬草醚醛的提取工艺 [J]．北京中医药大学学报，2009，32（7）：481-483.

[290] 夏彬．苗药蜘蛛香药材质量评价研究 [D]．贵阳：贵阳医学院，2011.

[291] 夏敏．必需微量元素与人体健康 [J]．广东微量元素科学，2003，

10（1）：11-16.

［292］肖丛瑞，陶丝雨，闫兴丽，等．蜘蛛香成分 11-ethoxyviburtinal 对肠易激综合征大鼠肠嗜铬细胞及肥大细胞表达的影响［J］．北京中医药大学学报，2016，39（1）：21-25.

［293］肖丹，边燕红，王森，2008a．蜘蛛香在制备治疗异食癖的兽药中的用途：CN101164554［P］．

［294］肖丹，边燕红，2008b．环烯醚萜类化合物在制备治疗良性前列腺增生的药物中的用途：CN101167720［P］．

［295］肖丹，边燕红．环烯醚萜类化合物在制备治疗良性前列腺增生的药物中的用途：CN101569621［P］．2009-11-04.

［296］肖丹，边燕红．环烯醚萜类化合物在制备治疗良性前列腺增生的药物中的用途：CN101732305A［P］．2010-06-16.

［297］肖丹，边燕红．环烯醚萜类化合物在制备治疗良性前列腺增生的药物中的用途：CN102389415A［P］．2012-03-28.

［298］肖丹，管咏梅，边燕红．蜘蛛香药材中总缬草素的含量测定［J］．时珍国医国药，2006，17（2）：198-199.

［299］肖丹．蜘蛛香提取物抗良性前列腺增生的作用及机理研究［D］．成都：成都中医药大学，2005.

［300］肖桦，黄永坤，刘梅，等．单方中药马蹄香散剂和几种微生态制剂中氨基酸和微量元素含量的测定和比较［J］．中国微生态学杂志，2011a，23（11）：961-965.

［301］肖桦，杨成金，张峻，等．中药马蹄香和 5 种治疗胃肠病药物中氨基酸含量的测定和比较［J］．云南中医中药杂志，2011b，32（11）：67-69.

［302］肖婷，闫智勇，左长英，等．蜘蛛香总黄酮大孔树脂纯化工艺［J］．中国实验方剂学杂志，2010，16（17）：36-39.

［303］肖婷．蜘蛛香总黄酮的提取纯化及抗肿瘤作用研究［D］．成都：西南交通大学，2010.

［304］肖雨婷，赵明芬，彭芳，等．香果健消片质控方法研究Ⅰ：蜘蛛香主要成分的鉴别和含量测定［J］．大理学院学报，2010，9（8）：9-11.

［305］熊德启．蜘蛛香环烯醚萜类有效部位对急性脊髓损伤大鼠运动功能的影响及相关机制探讨［D］．成都：成都中医药大学，2018.

［306］熊耀坤，李斐，刘志勇，等．中药材干燥研究现状及基础理论探讨［J］．江西中医药，2015（2）：56-60.

［307］徐春龙，林书玉．超声提取中草药成分研究进展［J］．药物分析

杂志，2007，27（6）：933-937.

[308] 徐慧. 浅谈中药盐制的作用 [J]. 中医药信息，2005，(5)：74.

[309] 徐璐，吴怀民. 引种栽培蜘蛛香中 3 种缬草素类成分含量比较研究 [J]. 花卉，2018，(24)：11-13.

[310] 徐树芸. 贵州十种民族药的应用研究 [J]. 世界科学技术—中医药现代化，2006，8（6）：73-78.

[311] 徐瑛，刘根凡，舒朝辉. 中药粉碎设备的研究及应用 [J]. 中国粉体技术，2004（2）：25-28.

[312] 许婧，刘翠周，桂丽萍，等. 蜘蛛香的化学成分研究 [J]. 药物评价研究，2010，33（2）：132-134.

[313] 许科科，李少华，左长英，等. 蜘蛛香总环烯醚萜中 chlorovaltrate 和蜘蛛香素 B 的测定 [J]. 中国实验方剂学杂志，2014，20（16）：64-66.

[314] 许科科. 蜘蛛香有效成分调控脂质代谢及其机制研究 [D]. 成都：西南交通大学，2016.

[315] 闫兴丽，洪缨，石晋丽，等. 蜘蛛香环烯醚萜对肠易激综合征模型大鼠胃肠敏感性和胃肠激素的影响 [J]. 北京中医药大学学报，2009，32（8）：546-549.

[316] 闫兴丽，洪缨，石晋丽，等. 蜘蛛香环烯醚萜对肠易激综合征模型大鼠 5-HT 和 5-HIAA 的影响 [J]. 中国中药杂志，2011，36（9）：1235-1238.

[317] 闫兴丽. 蜘蛛香环烯醚萜对肠易激综合征的治疗作用及机理探讨 [D]. 北京：北京中医药大学，2009.

[318] 闫智勇，彭佳，秦晋之，等. 蜘蛛香对惊厥小鼠行为学及脑组织 γ-氨基丁酸和甘氨酸含量的影响 [J]. 中国药理与临床，2010，26（1）：47-49.

[319] 闫智勇，张天娥，彭佳，等. 蜘蛛香对焦虑模型大鼠行为学及脑组织神经递质含量的影响 [J]. 中药药理与临床，2008，24（3）：67-69.

[320] 闫智勇，张天娥，肖婷，等，2011a. 蜘蛛香总黄酮的新用途：CN101972286A [P].

[321] 闫智勇，左长英，陈冲，等. 蜘蛛香总黄酮抗肝癌作用及对 JAK/STAT 信号通路的影响 [J]. 中国药理学与毒理学杂志，2011b，25（增刊）：60.

[322] 闫智勇，左长英，林玉，等. 一种环烯醚萜类新化合物及其神经保护作用：CN103145724A [P]. 2013-06-12.

[323] 杨波，谷满仓，程汝滨，等. 蜘蛛香环氧环烯醚萜酯有效部位的

制备方法：CN103599144A ［P］. 2014-02-26.

［324］杨成雄，陆敏英，杨宗芳，等. 提高中药材饮片质量措施探讨 ［J］. 时珍国医国药，2000，11（10）：907.

［325］杨济秋，杨济中. 贵州民间方药集 ［M］. 贵阳：贵州人民出版社，1958.

［326］杨军，龙庆德，罗喜荣，等. 超临界二氧化碳萃取蜘蛛香油工艺的研究 ［J］. 时珍国医国药，2012，23（1）：157-158.

［327］杨磊，朱青，曹臣. 中药材储藏过程中的质量变化及其影响因素 ［J］. 湖南中医杂志，2012，28（6）：95-97.

［328］杨南赟，曾凡利，张旭，等. 蜘蛛香挥发油抑制小胶质细胞活化的机制研究 ［J］. 中药药理与临床，2021，37（4）：79-83.

［329］杨欣文，吴德康，李俊松，等. 中药酒制法的研究进展 ［J］. 西北药学杂志，2012，27（3）：274-277.

［330］杨雪，郭建友，李秋雨，等. 基于分子对接和网络药理学的蜘蛛香抗创伤后应激障碍的作用机制分析 ［J］. 中国中药杂志，2021，46（10）：2380-2391.

［331］杨再波，毛海立，钟才宁，等. 顶空萃取分析蜘蛛香挥发油化学成分 ［J］. 食品工业，2008（2）：64-65.

［332］杨再波，彭黔荣，杨敏，等. 同时蒸馏萃取/GC-MS 法分析蜘蛛香挥发油的化学成分 ［J］. 中国药学杂志，2006，41（1）：74-75.

［333］姚欢欢，陈思思，邵锦晖，等. 蜘蛛香总黄酮对乳腺癌细胞侵袭转移抑制作用的实验研究 ［J］. 中国中医药科技，2021，28（1）：33-38.

［334］叶建明，胡品津，易粹琼，等. 缬草波春诱导 MKN-45 胃癌细胞凋亡 ［J］. 世界华人消化杂志，2007，15（1）：22-28.

［335］尹海德. 蜘蛛香活性成分萃取与颗粒制剂制备的研究综述 ［J］. 科技风，2019（11）：230.

［336］雍妍，黄青，王茹静，等. 蜘蛛香化学成分与双环氧木脂素类化合物的波谱特征 ［J］. 天然产物研究与开发，2016，28（7）：1045-1050.

［337］雍妍，黄青，王茹静，等. 蜘蛛香化学成分研究 ［J］. 中草药，2015，46（23）：3466-3470.

［338］于丽丽. 补骨脂等三种植物药化学成分研究 ［D］. 昆明：云南师范大学，2001.

［339］于兆英，李思锋. 秦巴山区珍稀濒危植物初步研究 ［M］// 陕西省科学院. 秦岭生物资源及其开发利用 ［M］. 北京：科学技术文献出版社，1989：5-32.

［340］余爱农，陶恩，邓齐福．蜘蛛香香气成分的研究［J］．香料香精化妆品 2002，(6)：14-15；29.

［341］余乐，李成忠，李勇军，等，2018a．一种蜘蛛香温室无土培育实验基台：CN207940177U［P］．

［342］余乐，李成忠，陆辉，等，2018b．一种药用植物蜘蛛香组培繁育方法：CN108566888A［P］．

［343］袁久荣．中药鉴别紫外谱线组法及应用［M］．北京：人民卫生出版社，1999.

［344］云南省楚雄彝族自治州卫生局药检所．彝药志［M］．成都：四川民族出版社，1983.

［345］云南省食品药品监督管理局．云南省中药材标准 第 2 册 彝族药［M］．昆明：云南科技出版社，2005.

［346］云南省卫生局．云南省药品标准（1974 年版）［M］．昆明：云南省卫生局，1974.

［347］云南省卫生局．云南省药品标准（1996 年版）［M］．昆明：云南大学出版社，1998.

［348］云南省卫生局革命委员会．云南中草药［M］．昆明：云南人民出版社，1971.

［349］云南省小儿腹泻防治协作组．马蹄香治疗轮状病毒肠炎研究［J］．中华儿科杂志，1985，23（3）：129-131.

［350］云南省药物研究所．云南天然药物图鉴（第一卷）［M］．昆明：云南科技出版社，2004：75.

［351］云南省药物研究所．云南重要天然药物［M］．昆明：云南科学技术出版社，2006.

［352］翟欣，孔周扬，王素娟，等．蜘蛛香提取物及总缬草素的抗焦虑活性研究［J］．中草药，2016，47（8）：1361-1365.

［353］张冬松，高慧媛，吴立军．橙皮苷的药理活性研究进展［J］．中国现代中药，2006，8（7）：25-27.

［354］张虹，白红丽，郭俊明，等．马蹄香微量元素的分析研究［J］．云南民族大学学报（自然科学版），2010，19（2）：135-136.

［355］张虹，王宝森，白红丽，等．云南野生马蹄香总黄酮含量的分析［J］．北方园艺，2011（10）：37-38.

［356］张静娴，林天明，林水明．气培植物的方法和发展前景［J］．福建农业科技，1991（1）：29-31.

［357］张军，闫顺华，李笑蕾，等．新疆维吾尔药材质量现状调查分析

[J]．中国药事，2021，35（3）：263-268．

[358] 张敏，赵梅，印酬，等．3 种不同提取方法对蜘蛛香挥发油化学成分的气相色谱-飞行时间质谱分析 [J]．中华中医药杂志，2016，31（8）：3312-3317．

[359] 张宁宁，丁广治．蜘蛛香中的环烯醚萜类成分及其生物活性研究进展 [J]．中国中药杂志，2015，40（10）：1893-1897．

[360] 张人伟，吴华欣，李勤华．马蹄香环烯醚萜类成分的分离鉴定 [J]．云南植物研究，1986，8（1）：107-108．

[361] 张瑞桐，兰明，林玉，等．蜘蛛香总环烯醚萜类成分纯化工艺优选 [J]．中华中医药学刊，2014，32（6）：1276-1279．

[362] 张书勤，薛存宽，何学斌，等．缬草环烯醚萜酯体外抗肿瘤作用的实验研究 [J]．医药导报，2008，27（1）：27-29．

[363] 张淑清，苏坚，宋滨鹏．中药炒法实践与理论初探 [J]．黑龙江医药，1997，10（6）：363-364．

[364] 张婷，胡京红，王晶，等．蜘蛛香环烯醚萜类成分 ethoxyviburtinal-11 对大鼠结肠纵行肌细胞收缩效应的影响 [J]．中华中医药杂志，2016，31（4）：1386-1389．

[365] 张雪，舒相华，高云梅，等．马蹄香多糖和灯盏花黄酮复合物的免疫调节作用研究 [J]．中兽医医药杂志，2020，39（6）：17-22．

[366] 张雁萍，李正华，杨志刚，等．不同猪粪基肥量对蜘蛛香生长发育及产量的影响 [J]．安徽农业科学，2013a，41（34）：13182-13185．

[367] 张雁萍，杨志刚，陈显国．安顺．六枝（两地）野生蜘蛛香生长发育及产量对比试验 [J]．安徽农业科学，2013b，41（7）：2907-2909．

[368] 张占平．蜘蛛香提取物体外抗结肠癌作用研究 [D]．成都：西南交通大学，2010．

[369] 赵兵，郝萍，高昂，等．缬草与蜘蛛香挥发油的抗菌抗氧化活性研究 [J]．天然产物研究与开发，2013，25（8）：1037-1040，1066．

[370] 赵昶灵，李桂琼，张金渝，等．蜘蛛香的开发与利用 [M]．昆明：云南科技出版社，2020．

[371] 赵桦，杨培君，李会宁．马蹄香种子生物学特性研究 [J]．广西植物，2006，26（1）：14-17．

[372] 赵丽，王一萍，吴亚林，等．RP-HPLC 法测定蜘蛛香中蒙花苷的含量 [J]．安徽农业科学，2010，38（36）：20638-20639．

[373] 赵梅，龙厚宁，贺欢，等．蜘蛛香挥发油的气相色谱指纹图谱 [J]．医药导报，2016，35（3）：291-295．

［374］赵梅．贵州道地药材蜘蛛香挥发油的提取工艺及抗肿瘤实验研究［D］．贵阳：贵阳医学院，2015．

［375］赵倩，饶凯瑞，周艳，等．蜘蛛香炮制品的化学成分和抗炎活性研究［J］．中国药学杂志，2022，57（7）：539-548．

［376］赵爽，董婷婷，唐红．蜘蛛香 GES 基因的克隆与生物信息学及基因表达分析［J］．时珍国医国药，2019a，30（8）：1972-1975．

［377］赵爽，董婷婷，唐红．蜘蛛香香叶醇-10-羟化酶基因的克隆及表达分析［J］．中药材，2019b，42（5）：1007-1011．

［378］赵序国，孙爱云．理气药的功效探讨［J］．中国现代药物应用，2010，4（6）：97-98．

［379］赵元藩．红河优势生物资源的开发与利用［M］．昆明：云南科技出版社，2003．

［380］郑飞珍．一种新的倍半萜内酯类化合物及其制备方法和医药用途：CN106008427A［P］．2016-10-12．

［381］郑淇尹，黄鹏，曾建国．毛状根生产次生代谢产物研究进展［J］．农业生物技术学报，2021，29（5）：995-1006．

［382］郑颖．辽东山区大叶芹林下栽培技术［J］．林业科技，2016，41（4）：35-36．

［383］中国科学院《中国植物志》编辑委员会．中国植物志：第 73 卷，第 1 分册［M］．北京：科学出版社，1986：5，27-44．

［384］中国科学院《中国植物志》编辑委员会．中国植物志［M］．北京：科学出版社，2000：28．

［385］中国科学院植物研究所．中国高等植物图鉴（第四册）［M］．北京：科学出版社，1975：334-334．

［386］中国医学科学院药物所．中药志［M］．北京：人民卫生出版社，1982：559．

［387］中华人民共和国商业部土产废品局，中国科学院植物研究所．中国经济植物志［M］．北京：科学出版社，2012．

［388］周成河，吴云，吴志江．缬草田杂草防除技术的研究［J］．安徽农业科学，2006，34（15）：3740-3740．

［389］周宏宇，陈世灵，管彦忠．缬草属植物的镇静催眠作用［J］．云南医药，2011，32（2）：261-263．

［390］周凯林，杨立勇，潘炉台．苗医治疗消化系统疾病常用药［J］．中国民族民间医药，2002，（6）：360-361．

［391］周万燕．一种中药材立体种植方法：CN104137728A［P］．2014-

11-12.

［392］周秀芳，李燕，骆书彦. 苗药解郁安神汤治疗抑郁症失眠的临床疗效及对 PSQI 评分的影响［J］. 中药药理与临床，2020，36（6）：189-193.

［393］周颖，李桥，方颖，等. 超临界二氧化碳萃取缬草油气相指纹图谱研究［J］. 时珍国医国药，2008，19（11）：2610-2612.

［394］EFFERTH T. 植物愈伤组织培养的生物技术应用［J］. Engineering，2019，5（1）：50-59.

［395］AGNIHOTRI S, WAKODE S, ALI M. Chemical composition, antimicrobial and topical anti-inflammatory activity of *Valeriana jatamansi* Jones. Essential oil［J］. Journal of Essential Oil-bearing Plants, 2011, 14（4）：417-422.

［396］AHMED S, ZIA A, MEHMOOD S A, et al. Change in malate dehydrogenase and alpha amylase activities in *Rubus fruticosus and Valeriana jatamansi* treated granary weevil, *Sitophilus granarius*［J］. Brazilian Journal of Biology, 2021, 81（2）：387-391.

［397］ARUN K J, RAVINDRA K J, INDRA D B, et al. The relationship of visiting insect diversity and density of *Valeriana jatamansi* with increasing altitude in western Himalaya［J］. Proceedings of the National Academy of Sciences, India Section B：Biological Sciences, 2019, 89（1）：371-378.

［398］BANDANA D, PRASHANT S, SHIVANI, et al. Biology, chemical diversity, agronomy, conservation and industrial importance of *Valeriana jatamansi*：A natural sedative［J］. Journal of Applied Research on Medicinal and Aromatic Plants, 2020, 16：100243.

［399］BHATTACHARYYA D, JANA U, DEBNATH P K, et al. Initial exploratory observational pharmacology of Valeriana wallichii on stress management：a clinical report［J］. Nepal Medical College Journal, 2007, 9（1）：36-39.

［400］BOS R, WOERDENBAG H J, PRAS N. Determination of valepotriates［J］. Journal of Chromatography A, 2002, 967（1）：131-146.

［401］BOUNTHANH C, BERGMANN C, BECK J P, et al. Valepotriates, a new class of cytotoxic and antitumor agents［J］. Planta Medica, 1981, 41（1）：21-28.

［402］CAI Z H, LI P, DONG T T, et al. Molecular diversity of 5S-rRNA spacer domain in *Fritillaria* species revealed by PCR analysis［J］. Planta Medica, 1999, 65（4）：360-364.

［403］CASTILLO P, MÁRQUEZ J, RUBLUO A, et al. Plant regeneration from callus and suspension cultures of *Valeriana edulis* ssp. *procera* via simultaneous organogenesis and somatic embryogenesis [J]. Plant Science, 2000, 151 (2): 115-119.

[404] CHAKRABORTY S, MUKHERJEE D, BASKEY S. Floral homeostasis breakdown in endangered plant *Valeriana jatamansi* Jones (Valerianaceae) in north eastern Himalayan region [J]. American Journal of Plant Sciences, 2015, 6: 3119-3138.

[405] CHARMAKAR S, KUNWAR R M, SHARMA H P, et al. Production, distribution, use and trade of *Valeriana jatamansi* Jones in Nepal [J]. Global Ecology and Conservation, 2021, 30: e01792.

[406] CHEN F, LI W, JIANG L, et al. Functional characterization of a geraniol synthase-encoding gene from *Camptotheca acuminate* and its application in production of geraniol in *Escherichia coli* [J]. Journal of Industrial Microbiology & Biotechnology, 2016, 43 (9): 1281-1292.

[407] CHEN L, FENG D, QIAN Y, et al. Valtrate as a novel therapeutic agent exhibits potent anti-pancreatic cancer activity by inhibiting Stat3 signaling [J]. Phytomedicine, 2021, 85: 153537.

[408] DAS J, MAO A A, HANDIQUE P J. Terpenoid compositions and antioxidant activities of two Indian valerian oils from the Khasi Hills of north-east India [J]. Natural Product Communications, 2011, 6 (1): 129-132.

[409] DAS J, MAO A A, HANDIQUE P J. Callus-mediated organogenesis and effect of growth hormones on production of different valepotriates in Indian valerian (*Valeriana jatamansi* Jones.) [J]. Acta Physiologiae Plantarum, 2013, 35: 55-63.

[410] DAVIDOVICH-RIKANATI R, SITRIT Y, TADMOR Y, et al. Enrichment of tomato flavor by diversion of the early plastidial terpenoid pathway [J]. Nature Biotechnology, 2007, 25: 899-901.

[411] DEVI J, KUMAR R, SINGH K, et al. *In vitro* adventitious roots: a non-disruptive technology for the production of phytoconstituents on the industrial scale [J]. Critical Reviews in Biotechnology, 2021, 41 (4): 564-579.

[412] DONG L, MIETTINEN K, GOEDBLOED M, et al. Characterization of two geraniol synthases from *Valeriana officinalis* and *Lippia dulcis*: Similar activity but difference in subcellular localization [J]. Metabolic Engineering, 2013, 20 (10): 198-211.

[413] ESTRADA-SOTO S, RIVERA-LEYVA J, RAMÍREZ-ESPINOSA J J, et al. Vasorelaxant effect of *Valeriana edulis* ssp. *procera* (Valerianaceae) and its

mode of action as calcium channel blocker [J]. Journal of Pharmacy and Pharmacology, 2010, 62 (9): 1167-1174.

[414] FERNÁNDEZ S, WASOWSKI C, PALADINI A C, et al. Sedative and sleep-enhancing properties of linarin, a flvaonoid isolated from *Valeriana officinalis* [J]. Pharmacology Biochemistry and Behavior, 2004, 77 (2): 399-404.

[415] FURSA N S, BELYAEVA L E, RIBALCHENKO A S. Phenol compounds of the overground part of valerian. 3. Flavonoid composition of *Valeriana turcestanica* [J]. Khimiya Prirodnykh Soedinenii, 1981, 1: 98.

[416] FURSA N S. Study of the flavonoid composition of common valer of the Asian part of the USSR [J]. Khimiko-Farmatsevticheskii Zhumal, 1980, 21 (3): 72-75.

[417] FUZZATI N, WOLFENDER J L, HOSTETTMANN K, et al. Isolation of antifungal valepotriates from *Valeriana capense* and the search for valepotriates in crude Valerianaceae extracts [J]. Phytochemical Analysis, 1996, 7 (2): 76-85.

[418] GAUTAM R D, KUMAR A, KUMAR R, et al. Clonal propagation of *Valeriana jatamansi* retains the essential oil profile of mother plants: An approach toward generating homogenous grade of essential oil for industrial use [J]. Frontiers in Plant Science, 2021, 12: 738247.

[419] GEHLOT A, CHAUDHARY N, DEVI J, et al. Induction and submerged cultivation of *Valeriana jatamansi* adventitious root cultures for production of valerenic acids and its derivatives [J]. Plant Cell, Tissue and Organ Culture, 2022, 148: 347-361.

[420] HAZELHOFF B, MALINGRÉ T M, MEIJER D K. Antispasmodic effects of valeriana compounds: an *in-vivo* and *in-vitro* study on the guinea-pig ileum [J]. Archives Internationales de Pharmacodynamie et de Therapie, 1982, 257 (2): 274-287.

[421] HAZELHOFF B, WEERT B, DENEE R, et al. Isolation and analytical aspects of *Valeriana compounds* [J]. Pharmaceutisch Weekblad Scientific Edition, 1979, 1 (1): 956-964.

[422] HENDRIKS H, BOS R, ALLERSMA D P, et al. Pharmacological screening of valerenal and some other components of essential oil of *Valeriana officinalis* [J]. Planta Medica, 1981, 42 (1): 62-68.

[423] HUANG Y K, LI H L, WEI Q D, et al. Ninety-four cases of enteritis caused by rotavirus with different RNA types treated with Qiuxieling [J]. Chinese Journal of Integrated Traditional and Western Medicine, 2001, 7 (2): 128-129.

［424］HUONG T T, TRAM L H, VAN T N, et al. Furofuran lignans from *Valeriana jatamansi* with their antioxidant and anticancer properties ［J］. Vietnam Journal of Chemistry, 2022, 60 （2）: 157-163.

［425］ILIEVA S. Experience with cultivation of *Valeriana* in the Samokov region ［J］. Farmatsiia （Sofia）, 1955, 5 （3）: 32-35.

［426］IQBAL M, BAWAZEER S, BAKHT J, et al. Green synthesis of silver nanoparticles from *Valeriana jatamansi* shoots extract and its antimicrobial activity ［J］. Green Processing and Synthesis, 2020, 9: 715-721.

［427］JUGRAN A K, BHATT I D, RAWAL R S. Identification of ISSR markers associated with valerenic acid content and antioxidant activity in *Valeriana jatamansi* Jones in the West Himalaya ［J］. Molecular Breeding, 2015, 35 （2）: 73.

［428］JUGRAN A K, RAWAT S, BHATT I D, et al. *Valeriana jatamansi*: An herbaceous plant with multiple medicinal uses ［J］. Phytotherapy Research, 2019, 33 （3）: 482-503.

［429］JUGRAN A K, RAWAT S, BHATT I D, et al Essential oil composition, phenolics and antioxidant activities of *Valeriana jatamansi* at different phenological stages ［J］. Plant Biosystems - An International Journal Dealing with all Aspects of Plant Biology, 2021, 155 （4）: 891-898.

［430］KAKEHASHI A, KATO A, ISHII N, et al. Valerian inhibits rat hepatocarcinogenesis by activating GABA （A） receptor-mediated signaling ［J］. Plos One, 2014, 9 （11）: e113610.

［431］KANDPAL K C, KUMAR S, VENKAT G S, et al. Onsite age discrimination of an endangered medicinal and aromatic plant species *Valeriana jatamansi* using field hyperspectral remote sensing and machine learning techniques ［J］. International Journal of Remote Sensing, 2021, 42 （10）: 3777-3796.

［432］KAUR R, SOOD M, CHANDER S, et al. *In vitro* propagation of *Valeriana jatamansi* ［J］. Plant Cell, Tissue and Organ Culture, 1999, 59 （3）: 227-229.

［433］KEOCHANTHALA-BOUNTHANH C, BECK J P, HAAG-BERRURIER M, et al. Effects of two monoterpene esters, valtrate and didrovaltrate, isolated from *Valeriana wallichii*, on the ultrastructure of hepatoma cells in culture ［J］. Phytotherapy Research, 1993, 7 （2）: 124-127.

［434］KHAJURIA A, VERMA S, SHARMA P. Stylar movement in *Valeriana wallichii* DC. A contrivance for reproductive assurance and species survival ［J］.

Current Science, 2011, 100: 1143-1144.

[435] KONOVALOVA O A, RYBALKO K S, TOLSTYKH L P, et al. Quantitative determination of total valepotriates in *Valeriana officinalis* L rhizomes with roots [J]. Khimiko Farmatsevticheskii Zhurnal, 1983, 17 (7): 831-836.

[436] KULKARNI K S, PAKNIKAR S K, BHATTACHARYYA S C. Terpenoids-XLVIII: Structure and stereochemistry of hydroxyvaleranone and acetylhydroxyvaleranone [J]. Tetrahedron, 1964, 20 (5): 1289-1300.

[437] KUMAR, I. Nodal planting-a new means of clonal propagation in rice [J]. Journal of Heredity, 1981, 72 (4): 298.

[438] LEATHWOOD P D, CHAUFFARD F. Aqueous extract of valerian reduces latency to fall asleep in man [J]. Planta Medica, 1985, 51 (2): 144-148.

[439] LEPLEY D M, LI B, BIRT D F, et al. The chemopreventive flavonoid apigenin induces G_2/M arrest in keratinocytes [J]. Carcinogenesis, 1996, 17 (11): 2367-2375.

[440] LI Y, WU L, CHEN C, et al. Serum metabolic profiling reveals the antidepressive effects of the total iridoids of *Valeriana jatamansi* Jones on chronic unpredictable mild stress mice [J]. Frontiers in Pharmacology, 2020, 11: 338.

[441] LIN S, CHEN T, LIU X H, et al. Iridoids and lignans from *Valeriana jatamansi* [J]. Journal of Natural Products, 2010, 73 (4): 632-638.

[442] LIN S, SHEN Y H, LI H L, et al. Acylated iridoids with cytotoxicity from *Valeriana jatamansi* [J]. Journal of Natural Products, 2009, 72 (4): 650-655.

[443] LIN S, ZHANG Z X, CHEN T, et al Characterization of chlorinated valepotriates from *Valeriana jatamansi* [J]. Phytochemistry, 2013, 85: 185-193.

[444] LIU H, LIU D, JIANG M Y, et al. Iridoids from *Valeriana jatamansi* with anti-inflammatory and antiproliferative properties [J]. Phytochemistry, 2021, 184: 112681.

[445] MA Y, PEI S, HE N, et al. A narrative review of botanical characteristics, phytochemistry and pharmacology of *Valeriana jatamansi* jones [J]. Longhua Chinese Medicine, 2021, 4: 5.

[446] MA Y L, WU Z M, LIU X, et al. Antidiarrheal activity of the extracts of *Valeriana jatamansi* Jones on castor oil-induced diarrhea mouse by regulating multiple signal pathways [J]. Journal of Ethnopharmacology, 2022, 298: 115560.

[447] MABBERLEY D J, NOLTIE H J. A note on *Valeriana jatamansi* Jones (Caprifoliaceae s. l.) [J]. Blumea, 2014, 59: 37-41.

［448］MARDER M, VIOLA H, WASOWSKI C, et al. 6-methylapigenin and hesperidin: new valeriana flavonoids with activity on the CNS ［J］. Pharmacology Biochemistry and Behavior, 2003, 75（3）: 537-545.

［449］MATHELA C S, CHANOTIYA C S, SAMMAL S S, et al. Compositional diversity of terpenoids in the Himalayan *Valeriana genera* ［J］. Chemistry and Biodiversity, 2005a, 2（9）: 1174-1182.

［450］MATHELA C S, PADALIA R C, CHANOTIYA C S. Kanokonyl acetate-rich Indian Valerian from Northwestern Himalaya ［J］. Natural Product Communications, 2009, 4（9）: 1253-1256.

［451］MATHELA C S, TIWARI M, SAMMAL S S, et al. *Valeriana wallichii* DC, a new chemotype from Northwestern Himalaya ［J］. Journal of Essential Oil Research, 2005b, 17（6）: 672-675.

［452］MATHUR J, AHUJA P S, MATHUR A, et al. *In vitro* propagation of *Valeriana wallichii* ［J］. Planta Medica, 1988, 54（1）: 82-83.

［453］MATHUR J, AHUJA P S. Plant regeneration from callus cultures of *Valeriana wallichii* DC ［J］. Plant Cell Reports, 1991, 9（9）: 523-526.

［454］MATHUR J. Plantlet regeneration from suspension cultures of *Valeriana wallichii* DC ［J］. Plant Science, 1992, 81（1）: 111-115.

［455］MAURYA A K, AGNIHOTRI V K. A new iridoid from the roots of *Valeriana jatamansi* Jones with α-glucosidase activity ［J］. Natural Product Research, 2023a: 1-6.

［456］MAURYA A K, DEVI K, AGNIHOTRI V K. Chemical profiling and α-glucosidase inhibitory activity of essential oils extracted with two methods from some North Western Himalayan aromatic crops ［J］. Natural Product Research, 2023b, 37（4）: 638-641.

［457］MAURYA A K, KUMAR A, AGNIHOTRI V K. New iridoids from the roots of *Valeriana jatamansi* Jones ［J］. Natural Product Research, 2022, 36（13）: 3360-3367.

［458］MAURYA A K, SHARMA A, KUMAR K, et al. Comparative studies of essential oils composition and cytotoxic activity of *Valeriana jatamansi* Jones ［J］. Journal of Essential Oil Research, 2021, 33（6）: 584-591.

［459］MING D S, YU D Q, YANGY Y, et al. The structures of three novel sesquiterpenoids from *Valeriana jatamansi* Jones ［J］. Tetrahedron Letters, 1997, 38（29）: 5205-5208.

［460］MOERKERCKE A V, STEENSMA P, SCHWEIZER F, et al. The

bHLH transcription factor BIS1 controls the iridoid branch of the monoterpenoid indole alkaloid pathway in *Catharanthus roseus* [J]. Proceedings of the National Academy of Sciences of the United States of America, 2015, 112 (26): 8130–8135.

[461] MONDAL H A. Lower altitude 'memorized' nodal explant mediated emergence orchestrated above ground and below ground characters in *Valeriana jatamansi*, a higher altitude–specific endangered medicinal plant [J]. Proceedings of the National Academy of Sciences, India Section B: Biological Sciences, 2022, 92 (3): 603–612.

[462] MORINAKA H, COLEMAN D, SUGIMOTO K, et al. Molecular mechanisms of plant regeneration from differentiated cells: approaches from historical tissue culture systems [J]. Plant & Cell Physiology, 2023, 64 (3): 297–304.

[463] MURAKAMI N, YE Y, KAWANISHI M, et al. New rev–transport inhibitor with anti–HIV activity from Valerianae Radix [J]. Bioorganic & Medicinal Chemistry Letters, 2002, 12 (20): 2807–2810.

[464] MURASHIGE T, SKOOG F. A revised medium for rapid growth and bioassays with tobacco tissue cultures [J]. Physiologia Plantarum, 1962, 15: 473–497.

[465] NARAYANAN C S, KULKARNI K S, VAIDYA A S, et al. Terpenoids–XLVI: Components of Indian valerian root oil [J]. Tetrahedron, 1964, 20 (4): 963–968.

[466] OCCHIUTO F, PINO A, PALUMBO D R, et al. Relaxing effects of *Valeriana officinalis* extracts on isolated human non–pregnant uterine muscle [J]. Journal of Pharmacy and Pharmacology, 2009, 61 (2): 251–256.

[467] PANDEA A, SHUKLA Y N. Naphthoic acid–derivative from *Valerian wallichii* [J]. Phytochemistry, 1993, 32 (5): 1350–1351.

[468] PANDEY S, PANT B. Establishment of *in vitro* cultures of valuable medicinal plant *Valeriana jatamansi* Jones, its protection and production of bioactive metabolites [J]. Ecology, Environment and Conservation, 2020, 26 (October Suppl. Issue): 33–38.

[469] PANDEY S, SUNDARARAJAN S, RAMALINGAM S, et al. Rapid clonal propagation and valepotriates accumulation in cultures of *Valeriana jatamansi* Jones, a high–value medicinal plant [J]. Journal of Applied Botany and Food Quality, 2020a, 93: 177–185.

[470] PANDEY S, SUNDARARAJAN S, RAMALINGAM S, et al. Effects of

sodium nitroprusside and growth regulators on callus, multiple shoot induction and tissue browning in commercially important *Valeriana jatamansi* Jones [J]. Plant Cell, Tissue and Organ Culture, 2020b, 142 (3): 653-660.

[471] PANDEY S, SUNDARARAJAN S, RAMALINGAM S, et al. Elicitation and plant growth hormone-mediated adventitious root cultures for enhanced valepotriates accumulation in commercially important medicinal plant *Valeriana jatamansi* Jones [J]. Acta Physiologiae Plantarum, 2022, 44: 4.

[472] PANDEY V, BHATT I D, NANDI S K. Seasonal trends in morpho-physiological attributes and bioactive content of *Valeriana jatamansi* Jones under full sunlight and shade conditions [J]. Physiology and Molecular Biology of Plants, 2021a, 27 (2): 327-340.

[473] PANDEY V, TIWARI D C, DHYANI V, et al. Physiological and metabolic changes in two Himalayan medicinal herbs under drought, heat and combined stresses [J]. Physiology and Molecular Biology of Plants, 2021b, 27 (7): 1523-1538.

[474] PANG Q F, WAN X B, CHEN S D, et al. Treatment of rotavirus infection in tree shrews (*Tupaia belangeri* Yunalis) with herbal *Valeriana jatamansi* (VJ) [J]. Journal of Traditional Chinese Medicine, 1984, 4 (4): 301-306.

[475] PARIHAR A, KUMAR A, PANDA U, et al. Cryopreservation: a comprehensive overview, challenges, and future perspectives Advanced Biology, 2023, 7 (6): 2200285.

[475] PARTAP M, KUMAR P, KUMAR A, et al. Effect of elicitors on morpho-physiological performance and metabolites enrichment in *Valeriana jatamansi* cultivated under aeroponic conditions [J]. Frontiers in Plant Science, 2020, 11: 1263.

[476] POPOV D M, DYUKOVA V V, BAKALOVA M V, et al. Control of the quality of valerian preparations by photocolorimetry [J]. Khimiko-Farmatsevticheskii Zhurnal, 1986, 20 (4): 464-467.

[478] PRAKASH V. Indian Valerianaceae [M]. New Delhi: Scientific Publishers; 1999.

[479] PRASAD R, NAIME M, ROUTRAY I, et al. *Valeriana jatamansi* partially reverses liver cirrhosis and tissue hyperproliferative response in rat [J]. Methods and Findings in Experimental and Clinical Pharmacology, 2010, 32 (10): 713-719.

[480] QI S G, QUAN L Q, CUI X Y, et al. A natural compound obtained

from *Valeriana jatamansi* selectively inhibits glioma stem cells ［J］. Oncology Letters, 2020, 19 (2): 1384-1392.

［481］ QUAN L Q, HEGAZY A M, ZHANG Z J, et al. Iridoids and bis-iridoids from *Valeriana jatamansi* and their cytotoxicity against human glioma stem cells ［J］. Phytochemistry, 2020, 175: 112372.

［482］ QUAN L Q, SU L H, QI S G, et al. Bioactive 3, 8-epoxy iridoids from *Valeriana jatamansi* Chemistry & Biodiversity, 2019, 16 (5): e1800474.

［483］ QUAN L Q, WANG Y, TANG J X, et al. Valeridoids G-Q, eleven *seco*-iridoids from *Valeriana jatamansi* and their bioactivites ［J］. Chemistry & Biodiversity, 2022a, 19 (9): e202200609.

［484］ QUAN L Q, ZHAO Q, LI R T, et al. The isolation of two new compounds from *Valeriana jatamansi* ［J］. Natural Product Research, 2022b, 36 (13): 3280-3285.

［485］ QUAN L Q, ZHOU Y, LIU D, et al. Iridoids and sesquiterpenoids from *Valeriana jatamansi* and their anti-influenza virus activities ［J］. Bioorganic Chemistry, 2022c, 121: 105692.

［486］ RAHMAT E, KANG Y. Adventitious root culture for secondary metabolite production in medicinal plants: A review ［J］. Journal of Plant Biotechnology, 2019, 46 (3): 143-157.

［487］ RANELLETTI F O, MAGGIANO N, SERRA F G, et al. Quercetin inhibits p21-RAS expression in human colon cancer cell lines and in primary colorectal tumors ［J］. International Journal of Cancer, 2000, 85 (3): 438-445.

［488］ RANI S., SHARMA T R, KAPILA R, et al. Identification of new cytotypes of *Valeriana jatamansi* Jones, 1970 (Valerianaceae) from North-Western Himalayan region of India ［J］. Comparative Cytogenetics, 2015, 9 (4): 499-512.

［489］ REHMAN K, HAMAYUN M, KHAN SA, et al. Heavy metal analysis of locally available anticancer medicinal plants ［J］. Biosciences Biotechnology Research Asia, 2019, 16 (1): 105-111.

［490］ SAH S P, MATHELA C, CHOPRA K. *Valeriana wallichii*: A phytopharmacological review ［J］. Journal of Pharmacy Research, 2010a, 3 (10): 23-37.

［491］ SAH S P, MATHELA C S, CHOPRA K. Elucidation of possible mechanism of analgesic action of *Valeriana wallichii* DC chemotype (patchouli alcohol) in experimental animal models ［J］. Indian Journal of Experimental Biology, 2010b,

48 (3): 289-293.

[492] SAH S P, MATHELA C S, CHOPRA K. Antidepressant effect of *Valeriana wallichii* patchouli alcohol chemotype in mice: Behavioural and biochemical evidence [J]. Journal of Ethnopharmacology, 2011a, 135 (1): 197-200.

[493] SAH S P, MATHELA C S, CHOPRA K. Involvement of nitric oxide (NO) signalling pathway in the antidepressant activity of essential oil of *Valeriana wallichii* Patchouli alcohol chemotype [J]. Phytomedicine, 2011b, 18 (14): 1269-1275.

[494] SAJID T M, RASHID S, AHMAD M, et al. Estimation of cardiac depressant activity of ten medicinal pant extracts from Pakistan [J]. Phytotherapy Research, 1996, 10 (2): 178-180.

[495] SAZEGARI S, NIAZI A, SHAHRIARI-AHMADI F, et al. CrMYC1 transcription factor overexpression promotes the production of low abundance terpenoid indole alkaloids in *Catharanthus roseus* [J]. Plant Omics Journal, 2018, 11 (1): 30-36.

[496] SCHNEIDER G, WILLEMS M. Weitere erkenntnisse über die abbauprodukte der valepotriate aus *Kentranthus rubber* (L.) DC [J]. Archiv der Pharmazie, 1982, 315: 691-697.

[497] SHALAM M, SHANTAKUMAR S M, NARASU M L. Pharmacological and biochemical evidence for the antidepressant effect of the herbal preparation Trans-01 [J]. Indian Journal of Pharmacology, 2007, 39 (5): 231-234.

[498] SHARMA P, PADH H, SHRIVASTAVA N. Hairy root cultures: A suitable biological system for studying secondary metabolic pathways in plants [J]. Engineering in Life Sciences, 2013, 13 (1): 62-75.

[499] SHARMA S, PARASHER K, MUKHERJEE P, et al. Cryopreservation of a threatened medicinal plant, *Valeriana jatamansi* Jones, using vitrification and assessment of biosynthetic stability of regenerants Cryo Letters, 2021, 42 (5): 300-308.

[500] SHARMA S S, MONDAL H A. Optimization of aerial node mediated emergence and field performance in lower altitude of a higher altitude specific endangered medicinal plant, *Valeriana jatamansi* Jones [J]. Indian Journal of Genetics and Plant Breeding, 2022, 82 (1): 81-88.

[501] SINGH B, SAHU P M, SHARMA R A. Anti-inflammation and antimicrobial constituents from the roots and their production in callus cultures of *Valeriana jatamansi* Jones [J]. Current Bioactive Compounds, 2020, 16 (5): 671-680.

［502］ SINGH R D, GOPICHAND MEENA R L, SHARMA B, et al. Season-
al variation of bioactive components in *Valeriana jatamansi* from Himanchal Pradesh,
India ［J］. Industrial Crops and Products, 2010, 32 （3）: 292-296.

［503］ SINGH S, KUMAR A, PAL P K, et al. CSIR－IHBT－VJ－05
（IC0630604; INGR20096）, a Tagar Indian Valerian （*Valeriana jatamansi*） germ-
plasm with high fresh root biomass yield of 2.71 kg/plot （6 sqm）. Essential oil
content: 0.31% ［J］. Indian Journal of Plant Genetic Resources, 2022, 35
（1）: 124.

［504］ SINGH S, PUROHIT V K, PRATTI P, et al. Micropropagation of
Valeriana wallichii DC. （Indian Valerian） through nodes ［J］. Indian Journal of
Biotechnology, 2015, 14 （1）: 127-130.

［505］ STRACHEY R. Catalogue of the Plants of Kumaon and of the Adjacent
Portions of Garhwal and Tibet ［M］. New Delhi: Periodical Experts, 1918.

［506］ SUBHAN F, KARIM N, GILANI A H, et al. Terpenoid content of
Valeriana wallichii extracts and antidepressant－like response profiles ［J］. Phyto-
therapy Research, 2010, 24 （5）: 686-691.

［507］ SUN P, SONG S, ZHOU L, et al. Transcriptome analysis reveals puta-
tive genes involved in iridoid biosynthesis in *Rehmannia glutinosa* ［J］. Internation-
al Journal of Molecular Sciences, 2012, 13: 13748-13763.

［508］ SUN T, XU Y, JIANG S, et al. Suppression of the USP10/CCND1 ax-
is induces glioblastoma cell apoptosis ［J］. Acta Pharmacologica Sinica, 2020, 42
（8）: 1338-1346.

［509］ SUNG P H, HUANG F C, DO Y Y, et al. Functional expression of ge-
raniol 10-hydroxylase reveals its dual function in the biosynthesis of terpenoid and
phenylpropanoid ［J］. Journal of Agricultural and Food Chemistry, 2011, 59 （9）:
4637-4643.

［510］ SUTTIPANTA N, PATTANAIK S, GUNJAN S, et al. Promoter analy-
sis of the *Catharanthus roseus* geraniol 10-hydroxylase gene involved in terpenoid in-
dole alkaloid biosynthesis ［J］. Biochimica et Biophysica Acta, 2007, 1769: 139-
148.

［511］ TAMURA S, SHIMIZU N, FUJIWARA K, et al. Bioisostere of val-
trate, anti-HIV principle by inhibition for nuclear export of Rev ［J］. Bioorganic
and Medicinal Chemistry Letters, 2010, 20 （7）: 2159-2162.

［512］ TAN Y Z, PENG C, HU C J, et al. Iridoids from *Valeriana jatamansi*
induce autophagy－associated cell death via the PDK1/Akt/mTOR pathway in

HCT116 human colorectal carcinoma cells［J］. Bioorganic Chemistry, 2019, 87: 136-141.

［513］TAN Y Z, WANG L X, LI H X, et al. Lignans from the root of *Valeriana jatamansi* and their biological evaluation［J］. Journal of Asian Natural Products Research, 2023, 25（8）: 810-817.

［514］TANG J X, QUAN L Q, XIE K, et al. Jatavaleridoids A-H, eight new iridoids from the roots and rhizomes of *Valeriana jatamansi* Jones［J］. Fitoterapia, 2022, 162: 105286.

［515］TANG Y, LIU X, YU B. Iridoids from the rhizomes and roots of *Valeriana jatamansi*［J］. Journal of Natural Products, 2002, 65（12）: 1949-1952.

［516］THAKUR B K, SHIVANI, MAHAJAN M, et al. Chemical diversity of essential oil of *Valeriana jatamansi* from different altitudes of Himalaya and distillation methods［J］. Molecules, 2022, 27（8）: 2387.

［517］THIES P W, FUNKE S. Über die wirkstoffe des baldrians: 1. Mitteilung Nachweis und isolierung von sedativ wirksamen isovaleriansäureestern aus wurzeln und rhizomen von verschiedenen valeriana- und kentranthus-arten［J］. Tetrahedron Letters, 1966, 11（11）: 1155-1162.

［518］THIES P W. Über die wirkstoffe des baldrians 2. Mitteilung Zur, kconstitution der isovaleriansau-reester valepotriat, acetoxyvalepotriat und dihydrovalepotriat［J］. Tetrahedron Letters, 1966, 7（11）: 1163-1170.

［519］THIES P W. Die constitution der valepotriate: Mitteilung über die wirkstoffe des baldrians［J］. Tetrahedron Letters, 1968, 24（1）: 313-347.

［520］THIES P W. Linarin-isovalerianate, a currently unknown flavonoid from *Valeriana wallichii* D. C. 6. Report on the active substances of *Valeriana*［J］. Planta Medica, 1969, 16（4）: 363-371.

［521］TIAN S, WANG Z, WU Z, et al. Valtrate from *Valeriana jatamansi* Jones induces apoptosis and inhibits migration of human breast cancer cells in vitro［J］. Natural Product Research, 2019, 34（18）: 1-4.

［522］TOOLIKA E, BHAT N P, SHETTY S K. A comparative clinical study on the effect of Tagara（*Valeriana wallichii* DC.）and Jatamansi（*Nardostachys jatamansi* DC.）in the management of Anidra（primary insomnia）. Ayu, 2015, 36（1）: 46-49.

［523］TORTAROLO M, BRAUN R, HUBNER G E, et al. *In vitro* effects of epoxide-bearing alepotriates on mouse early hematopoietie progenitorcells and human T-lymphocytes［J］. Archives of Toxicology, 1982, 51（1）: 37-42.

［524］ TRAM L H, THONG N V, THUY L T, et al. Secondary metabolites from *Valeriana jatamansi* with their anti-inflammatory activity ［J］. Natural Product Research, 2022, 36 （18）: 4614-4623.

［525］ TRAM L H, VAN T N, THUY L T, et al. Secondary metabolites from *Valeriana jatamansi* with their anti-inflammatory activity ［J］. Natural Product Research, 2021, 36 （18）: 10-11.

［526］ VON DER HUDE W, SCHEUTWINKEL-REICH M, BRAUN R. Bacterial mutagenicity of the tranquilizing constituents of Valerianaceae roots ［J］. Mutation Research, 1986, 169 （1-2）: 23-27.

［527］ WAGNER H, JURCIC K, SCHAETTE R. Comparative studies on the sedative action of *Valeriana* extracts, valepotriates and their degradation products ［J］. Planta Medica, 1980, 39 （4）: 358-365.

［528］ WAGNER H, JURCIC K. On the spasmolytic activity of valeriana extracts ［J］. Planta Medica, 1979, 37 （1）: 84-86.

［529］ WALIA S, RATHORE S, JAMWAL S, et al. The combined response of elevated CO2 and temperature on *Valeriana jatamansi* Jones with worm manuring in the western Himalaya: Integrating growth, biomass, and quality ［J］. Horticulture, Environment, and Biotechnology, 2022, 63: 161-172.

［530］ WANG C, ZHAO S. Deep sequencing and transcriptome analyses to identify genes involved in iridoid biosynthesis in the medicinal plant *Valeriana jatamansi* Jones ［J］. Notulae Botanicae Horti Agrobotanici Cluj-Napoca, 2020, 48 （1）: 189-199.

［531］ WANG C, ZHENG Z, DENG X, et al. Flexible and powerful strategy for qualitative and quantitative analysis of valepotriates in *Valeriana jatamansi* Jones using high-performance liquid chromatography with linear ion trap orbitrap mass spectrometry ［J］. Journal of Separation Science, 2017, 40 （9）: 1906-1919.

［532］ WANG H, SONG Z, XING H, et al. Nitric oxide inhibitory iridoids as potential anti-inflammatory agents from *Valeriana jatamansi* ［J］. Bioorganic Chemistry, 2020a, 101: 103974.

［533］ WANG L, SUN Y, ZHAO T, et al. Antidepressant effects and mechanisms of the total iridoids of *Valeriana jatamansi* on the brain-gut axis ［J］. Planta Medica, 2020b, 86 （3）: 172-179.

［534］ WANG L X, CHEN H L, YAN H L, et al. Modulation of the 5-HT$_3$A receptor current by desacylbaldrinal ［J］. Natural Product Research, 2021a, 35 （16）: 2758-2762.

［535］WANG R, SHI S, TAN Y, et al. Chemical constituents from *Valeriana jatamansi* ［J］. Biochemical Systematics and Ecology, 2021b, 94: 104177 .

［536］WANG R, XIAO D, BIAN Y H, et al. Minor iridoids from the roots of *Valeriana wallichii* ［J］. Journal of Natural Products, 2008, 71 (7): 1254-1257.

［537］WANG S N, YAO Z W, ZHAO C B, et al. Discovery and proteomics analysis of effective compounds in *Valeriana jatamansi* jones for the treatment of anxiety ［J］. Journal of Ethnopharmacology, 2021c, 265: 113452.

［538］WANG Y, LIU Z Y, ZHOU Y, et al. The chemical constituents from *Valeriana jatamansi* and their anti-influenza virus and anti-inflammatory effects ［J］. Phytochemistry Letters, 2022a, 52: 20-26.

［539］WANG Y, SHI D Q, JIANG N, et al. A new acylated iridoid and other chemical constituents from *Valeriana jatamansi* and their biological activities ［J］. Natural Product Research, 2023, 37 (2): 248-255.

［540］WANG Z, SONG X, ANANE R F, et al. Detection of orthotospoviruses in medicinal plants in China ［J］. Journal of Phytopathology, 2022b, 170 (6): 422-427.

［541］WANGER H, JURCIC K, SCHAETTE R. Vergleichende Untersuchungen über die sedierende Wirkung von Baldrianextrakten, Valepotriaten und ihren Abbauprodukten ［J］. Planta Medica, 1980, 39 (4): 358-365.

［542］WASOWSKI C, MARDER M, VIOLA H, et al. Isolation and identification of 6-methylapigenin, a competitive ligand for the brain GABA acceptors, from *Valeriana wallichii* ［J］. Planta Medica, 2002, 68 (10): 934-936.

［543］WIENSCHIERZ H J. Experience with cultivation of *Valeriana wallichii* (D. C.) in the Federal Republic Germany ［J］. Acta Horticulturae, 1978, 73: 315-321.

［544］XIONG D, LIU H, PANG R, et al. The effect of iridoids effective fraction of *Valeriana jatamansi* Jones on movement function in rats after acute cord injury and the related mechanism ［J］. Neuroreport, 2021, 33 (1): 33-42.

［545］XU J, GUO P, GUO Y, et al. Iridoids from the roots of *Valeriana jatamansi* and their biological activities ［J］. Natural Product Research, 2012, 26 (21): 1996-2001.

［546］XU J, ZHAO P, GUO Y, et al. Iridoids from the roots of *Valeriana jatamansi* and their neuroprotective effects ［J］. Fitoterapia, 2011, 82 (7): 1133-1136.

［547］XU K, LIN Y, ZHANG R, et al. Evaluation of safety of iridoids rich fraction from Valeriana jatamansi Jones: Acute and sub-chronic toxicity study in mice and rats [J]. Journal of Ethnopharmacology, 2015, 172: 386-394.

[548] YAN Z Y, ZHANG T E, XIAO T, et al. Antianxiety effect of *Valeriana jatamansi* Jones extract via regulation of the hypothalamus-pituitary-adrenal axis [J]. Neural Regeneration Research, 2010, 5 (14): 1071-1075.

[549] YANG X, GUO J Y, JIANG Y N, et al. *Valeriana jatamansi* Jones ex Roxb. against post-traumatic stress disorder, network pharmacological analysis, and *in vivo* evaluation [J]. Frontiers in Pharmacology, 2021, 12: 764548.

[550] ZHANG B, WANG Y, JIANG C, et al. *Valeriana jatamansi* Jones inhibits rotavirus-induced diarrhea via phosphatidylinositol 3-kinase/protein kinase B signaling pathway [J]. Journal of Microbiology and Biotechnology, 2021a, 31 (8): 1115-1122.

[551] ZHANG L, WANG L, HUANG L, et al. Antidepressant effects of total iridoids of *Valeriana jatamansi* via the intestinal flora-blood-brain barrier pathway [J]. Pharmaceutical Biology, 2021b, 59 (1): 912-921.

[552] ZHAO C, WEI X, GUO J, et al. Dose optimization of anxiolytic compounds group in *Valeriana jatamansi* Jones and mechanism exploration by integrating network pharmacology and metabolomics analysis [J]. Brain Sciences, 2022, 12 (5): 589-589.

[553] ZHAO C L, CUI X M, CHEN Y P, et al. Key enzymes of triterpenoid saponin biosynthesis and the induction of their activities and gene expressions in plants [J]. Natural Product Communications, 2010, 5 (7): 1147-1158.

[554] ZHAO S, TANG H. Enhanced production of valtrate in hairy root cultures of *Valeriana jatamansi* Jones by methyl jasmonate, jasmonic acid and salicylic acid elicitors [J]. Notulae Botanicae Horti Agrobotanici Cluj-Napoca, 2020, 48 (2): 839-848.

后 记

历时四年，《传统中药材蜘蛛香探究》终于编著完成、交付出版，该书凝聚着我们研究团队每位成员的心血，承载着每位成员服务国家、造福民众的梦想，更寄托了各位领导、专家和同事的关心与祝福！

本书对文献的引用和著录以及对专有术语的叙述均力求准确、规范和统一。引自文献的研究材料、方法、操作参数、结果及其支撑数据、插图、表格、结论和观点等均严格忠实于原始文献；本着严谨和高度负责的态度，编者没有引用与蜘蛛香相关但出处不确切且真实性和有效性均难以稽考的网文或评论；本书将原始文献的表格统一规范为三线表，将插图进行合理编排、合并和必要的清晰化处理，将图注的序码格式统一，以便读者及时、准确查阅。本书论及的蜘蛛香的性、味、归经、药理功效、主治、临床使用和涉及的病症等均源于原始文献，而非编者试验研究的结果、成果，所以读者在参阅本书，并拟对蜘蛛香进行临床使用、运用时，须实时查阅、核定原始文献，以确保使用、运用的安全与有效。

本书的撰写和出版得到云南农业大学农学与生物技术学院李富生书记和李建宾院长的热情关怀和大力支持，云南农业大学资产与实验室管理处黄春文老师在编著资格审查和出版合同审批与签订方面提供了耐心细致的指导，北京盈科千信科技有限公司的张硕先生热情帮忙检索与核对了文献，云南农业大学农科实验教学中心的李孙文高级实验师审定了显微图谱，云南农业大学农学与生物技术学院的吴毅歆教授在大田种植蜘蛛香的病虫害的甄别与防治方面提出了宝贵的意见。在此，编者对上述各位领导、专家、老师和朋友一并致以最诚挚的谢意！

尽管引用文献涉及的时空跨度巨大，本书仍仅是对国内外蜘蛛香研究、开发、利用和产业发展的阶段性总结，故不论在广度和深度方面均亟待拓展、更新。当前，在中药现代化发展的大背景下，我国传统中药材蜘蛛香迎来了前所未有的发展良机，蜘蛛香各领域、各环节和各层次的研究成果和实践认知必将层出不穷、日新月异，大大推动国内外蜘蛛香产业的蓬勃发展。我们恳请蜘蛛香种植与营销人员、主管部门领导、药企技术人员、高校师生、科研院所专家和蜘蛛香相关产品的消费者等对本书给予批评指正！

编者

2023 年 11 月于中国昆明